꿈을 잃어버린 의대생에게 보내는 성찰 편지

성찰은 인생의 선물상자

염호기

박영사

성찰을 나눈 학생들과 꿈을 찾는 아들에게

추천사

40여 년 전 의대 임상실습의 첫 경험을 떠올려 봅니다.

기대와 설렘과 더불어, 불안과 긴장으로 떨렸던 기억, 그리고 알 수 없는 두려움에 잠 못 이뤘던 기억이 아직도 생생합니다. 쉽지 않은 도전들의 연속이었고 성취도 컸지만 좌절도 있었습니다. 그때 이 책을 읽었더라면 얼마나 큰 도움이 되었을까 하는 생각을 가져 봅니다. 의학도들이 임상실습의 두려움을 극복하고 온전히 배움에 몰입해 꿈을 키워가는 좋은 방법이 바로 여기 들어있으니 말입니다.

그 비법과도 같은 해답은 다름 아닌 '성찰'이라고 이 책은 말합니다. 내 자신의 내면에 집중해 찬찬히 들여다보면 어느새 '나'는 '그'가 되는 것을 체험할 수 있습니다. 이러한 성찰의 과정을 통해 '그'에게 필요한 것이 보이고, 또한 원하는 것을 알게 됩니다. 대화하고 소통하게 됩니다. 저자가 의대생들과 주고받은 10년간의 편지 3천통에 달하는 성찰의 결과물들은, 나를 알아가는 과정이고 내 꿈을 향해 나아가게 하는 동력입니다. 우리 의사들이 마땅히 해야 하는 '수련'의 과정이기도 합니다.

'교과서와 현실 사이에서 균형을 유지하는 것이 의술이란 이름의 예술이고 과학이다'라며 새내기 의사들에게 따뜻하게 말을 걸어오는 저자는, 마지막 페이지를 넘길 무렵에는 가장 믿을 수 있는 선배 의사이자 인생의 멘토로 성큼 여러분 곁에 다가와 있을 것입니다.

의과대학에서의 배움과 실습을 거쳐 임상에 적용해나가는 과정은 진정한 의사가 되기 위한 '성장통'과도 같습니다. 의대생들이 이 선물과도 같은 책을 통해 실습의 두려움을 이겨내고 자신이 그리는 이상적 의사의 꿈을 실현해나가길 기원합니다.

— 대한의사협회 회장 이필수

의과대학생의 임상실습은 그저 떨리는 마음으로 시작하고, 모든 것이 낯선 환경에서 시작된다. 그런데 성찰일지를 내라면 얼마나 부담스러울까? 아마도 반성문 쓰듯이 써서 내기도 했으리라.

성찰, 오늘 한 일을 다시 한번 살펴보고, 내 마음을 들여다보는 일…. 그리 쉽지는 않았으리라. 의사는 최첨단 정보를 가지고, 늘 성장하고 있어야 한다는 부담감을 갖고 있어 새로운 지식만을 급히 따라가는 것에 익숙하다. 스스로 생각하고, 미래를 계획할 기회를 갖게 하는 의학교육은 하루가 다르게 변하는 의료환경에 더욱 필요하지만 이를 실천하는 현장은 드물다. 선배들은 어떤 고민을 했을까, 동료들은 무슨 생각을 했을까? 간접 경험이지만 이 책을 통해 얻을 수 있으리라. 좋은 의사가 되는 길은 멀리 있지 않다. 좋은 의사, 존경받는 의사에게는 훌륭한 멘토가 있다. 힘든 의료 환경에서 오랫동안 학생을 이끌고 있는 염교수에게 박수를 보내고, 이런 교수를 따르는 학생들에게 부러움을 전한다.

— 대한의학회장 정지태

의사가 되기 위해 꼭 거쳐야 하는 임상실습. 예비의사로서 면허를 취득하기 전 환자를 직접 만나며 임상의 생생한 현장을 알아가는 귀중한 시간들. 흰 가운을 걸치고 의사로서 환자를 생각하게 하는 체험학습. 진정한 좋은 의사가 되기 위해 이 소중한 시간을 알차게 활용해야 하지만 환자 앞에서 한없이 작아지는 예비의사들에게 10년간의 성찰편지를 통해 신선한 지혜와 용기를 잔잔하게 부어주는 샘물과 같은 책. 더 나아가 인생에 대한 고민과 성찰을 강하게 요구하는 책. 내 생각의 향기가 어떤지 궁금하게 하는 책. 이 책을 의대생들과 의사가 어떻게 만들어지는지 그리고 성찰이 왜 중요한지 알고픈 모든 이에게 권하고 싶다.

— 한국의과대학·의학전문대학원협회 이사장 한희철

홍익인간(弘益人間)은 우리나라 교육이념이다. 널리 인간세계를 이롭게 하려면 재세이화(在世理化)가 필요하다. 세상에 나아가 이치대로 가르치려면 격물치지(格物致知) 해야 한다. 사물에 대하여 깊이 연구하여 지식을 넓히려면 이치에 맞게 재구성하여야 한다. 의학을 대하는 방법도 이와 다르지 않다. 젊은 날 고민이 묻어나는 성찰의 편지를 통하여 의학적 진실을 재구성하는 기회가 되길 바란다. 의학도들이여 성찰하라.

−인제대학교 상계백병원 호흡기내과 교수 최수전

의과대학 교육은 방대한 의학지식을 학생들에게 기계적으로 주입하여 학생들을 수동적으로 만든다. 의과대학은 학생들을 바보로 만들어 졸업시킨다는 자조적인 말이 있다. 의과대학 교육을 개선하기 위한 노력으로 교육과 평가의 기술적 측면이 강조되었지만, 무언가 부족하다는 느낌을 지울 수 없었다.

인제의대 호흡기내과 염호기 교수는 의대생들이 단순히 의학지식을 암기하여 기계적으로 환자를 진료하는 의료기술자가 되는 것을 안타까워했다. 저자는 의학지식과 진료능력을 기본적으로 갖추면서 지속적인 성찰로 비판적 사고와 문제해결능력을 갖추고, 자기주도적인 평생학습능력을 배양하여 직업전문성을 확보하면서 나아가 의사소통능력과 리더십까지 갖출 수 있도록 지도하였다. 의대생이 처음으로 직접 환자를 대하는 임상실습 첫 날의 설렘부터 임상실습 기간 동안 하루하루 부닥치는 문제들에 대한 성찰일지와 저자의 회신이 이어지면서 학생들이 어떻게 성장하는지를 잘 보여주고 있다.

학생들의 성찰일지를 통한 교육은 대단히 신선하고 진정한 의사로 성장할 수 있도록 도와주는 매우 효과적인 교육방법이다. 학생들로부터 성찰일지를 받고 일일이 회신해주는 것은 결코 쉽지 않은 일이다. 그러나 의대생들이 진정한 의사로 성장하기를 기대하는 의대교수라면 자신의 시간과 노력의 투자는 교육자로서 사명과 보람이다. 임상실습을 앞둔 의대생뿐 아니라 의대생을 지도하는 의대교수들에게도 학생지도를 위하여 반드시 읽어야 할 필독서로 추천한다.

−서울의대 명예교수 박병주

중고등학교 학창시절을 '의과대학 입학'이라는 목표로 살아온 의과대학 입학생들은 입학 후 인생의 목표를 잃어버리고 '의사'라는 맹목적인 목표를 위하여 또 다시 공부만 하게 됩니다. 성찰편지 형식을 빌린 이 책은 목표를 잃어버리고 방황하는 의과대학생을 위하여 성찰을 통하여 자신을 되돌아보고, 사람과 사람 사이의 관계를 살피고, 의사로서 삶의 목표를 다시 세우는 과정을 담고 있습니다. 임상실습 현장에서 10년간 학생들의 성찰과 소통을 기록한 성찰편지는 의과대학생뿐만 아니라 의학교육 현장의 교수들에게도 많은 도움을 주는 지침서가 될 것입니다.

— 인제대학교 의과대학 학장 최석진

　바쁜 일상 속에서 밀려오는 물결에 몸을 맡기고 생각없이 살다 보면, 애초의 목표와는 동떨어진 엉뚱한 곳으로 떠밀려 와있는 나를 발견하게 됩니다. 성찰을 통해서 목표를 다시 한번 생각하고 왜, 무엇을, 어떻게를 다듬어 보는 것은 의미 있는 삶을 살기 위한 필수불가결한 요소입니다.

　이 책은 10년간 한 교수님이 지도 학생들과 성찰일기를 통하여 주고받은 내용과 조언을 담은 소중한 기록입니다. 의대생이 아니더라도 모든 청년들이 공통으로 경험하게 되는 불안, 고민, 방황에 대한 성찰과 멘토와의 소통, 조언이 담겨있습니다. 이 책을 읽고 성찰을 내면화 할 수 있다면 의미 있는 인생을 살기 위한 가장 중요한 무기를 갖추게 될 것입니다. 하루가 너무 바쁘고, 시간이 부족하다고 생각하는 의대생, 젊은이들에게 인생의 나침반이 될 이 책을 권하고 싶습니다.

　한 줄 지식보다 더 중요한 진정한 교육을 실천 해오신 참다운 교육자 염호기 교수님께 존경과 감사를 드립니다.

— 인제대학교 일산백병원 원장/내과 교수 이성순

<에밀이 전혀 다치지도 않고 고통도 모른 채 자랄까 봐 걱정이다. 녀석이 설령 칼을 잡게 되어도 칼자루를 들 힘이 없어 깊게 벨 리 없다...>라는 구절은 교육학자 루소의 <에밀>이라는 저서에 나오는 것으로 제가 처음 실습 나온 의대 3학년생들을 보면서 떠올린 책 문구입니다. 이 책을 읽기 전까지는 <어쩌다 보니 의대생>이 된 어린 학생들로 생각하였으나 나름의 성찰을 통해 점차 어른이 되어가고 있는 학생들을 바라보며, <어쩌다 어른>이 되어버린 제 자신을 돌아보는 계기가 되었습니다.

막연한 불안감을 가지고 의대실습 과정에 입문하는 모든 의대생에게 응원의 메시지로 이 책을 추천합니다. 또한 <인제대학교 서울백병원 내과>를 거쳐간 졸업생들에게도 본인의 풋풋한 날들을 되돌아보는 <성장 앨범> 같은 선물이 되기를 바랍니다. 풋내기 의대생의 성장을 위해 실습 나온 의대생들과 수년간 편지와 답신을 주고받는 데 그치지 않고 책으로 정리하신 선생님의 노고에 후배의사로서 감사드립니다.

출간을 진심으로 축하드립니다.

－인제대학교 의과대학 호흡기내과 교수 박이내

성찰은 인생의 선물상자

《들어가면서, 성장하려면 성찰하라.》

학생들과 대화는 언제나 즐겁다. 주어진 시간이 많지 않아 아쉽기까지 하다. 학생들과 대화를 이어 가는 방법으로 하루를 돌아보는 성찰 일지를 이메일로 주고받았다. 지금은 많은 의과대학에서 성찰하라고 형식을 정해주고 있다. 의과대학에서 시행하기 오래 전부터 우리는 성찰의 중요성을 알고 있었다. 의대생은 의학적 지식과 술기를 습득하기도 빠듯한 학사일정을 보낸다. 병원 실습에 임하는 예비의사들과 성찰 이메일을 주고받았다. 거창하게 들릴지 모르지만 성찰을 통하여 학생들은 성장한다. 성찰은 낯선 환경에 처한 학생들의 마음을 열리게 한다. 학생들이 마음을 열고나면 어색함은 사라진다. 성찰은 불안한 미래에 대한 걱정과 감당하기 어려운 학습량에 대한 무기력증을 스스로 극복하게 만든다. 병원실습의 막연한 두려움을 극복하고 더 큰 꿈을 갖게 한다.

성찰을 통하여 스스로 학습에 몰입하는 과정을 여러 번 목격했다. 시키는 공부, 의무적으로 하는 공부가 아니라 스스로 판단하고 결정하고 결과를 확인하여 성취감을 한번이라도 느껴보면, 지금까지 공부를 하는 방법이 잘 못되었다는 것을 깨닫게 된다. 성찰만 잘하면 더 이상 공부하라는 말이 필요 없다. 성찰은 스스로 공부하기를 넘어 스스로 꿈을 키워가게 한다.

학생들은 성찰주제를 스스로 정한다. 특별한 제한이 없다. 실습 중 경험한 웃프지(웃기지만 슬픈) 못 할 사건과 하루를 돌아보는 소소한 일상의 느낌도 좋다. 때로는 지금까지 살아온 자신의 성장일기를 되돌아 볼 수도 있다. 그렇기 때문인지 몰라도 실습 중에 말이 없는 학생들도 수다스러워 진다. 대면하여 말로 표현하지 못하는 주옥같은 글들이 매일 쏟아진다. 왜 학생들은 평소 속마음을 말하지 않고 성찰일기를 통해서 마음속에 든 이야기를 할까?

글은 말을 다 담지 못하고, 말은 뜻(마음)을 다 담지 못한다고 한다. 학생들의 말에는 마음이 느껴지지 않지만, 오히려 글에서는 영혼을 느낄 수 있다. 얼굴을 맞대고 나누는 대화보다 이메일로 나누는 대화에서 머리보다 진정성 있는 마음을 느낄 수 있었다. 이런 것도 시대변화이고 세대차이인지도 모른다. 한마디 말보다 손 편지가 진솔해 보인다. 이메일은 현대판 손 편지이기 때문에 학생들이 더 진정성 있는 말을 하는 것 같다. 진정 그들이 하는 고민을 엿볼 수 있는 기회가 성찰일지이다. 개인적인 내용도 있어 책에 다 담지 못하는 아쉬움이 있다.

성찰의 형식에도 제한이 없어 사진 한 장에 담긴 사연도 있다. 실습 중 일어난 사건은 물론이고, 집안 사정, 가족 이야기, 어린 시절, 재수, 삼수 한 이야기 등 감동적인 성찰을 만나면 마치 보물 상자 선물을 받은 듯 마음이 들떠서 답장을 했다. 답장을 쓰면서 좋았던 기억이 많은 이유는 그들과 함께 대화하고 고민하며 나도 성찰하게 되었기 때문이다. 매일 성찰하면서 학생들과 나도 성장하였다.

돌이켜 보니 성찰메일을 주고받은 지 10년이 되었다. 학생들과 성찰의 대화를 책으로 엮게 된 몇 가지 이유가 있다.

첫째는 미래 주역이 될 예비 의료인에게 주는 선배의 선물이다. 성찰기록을 추억만으로 기억에서 사라지는 것이 안타까워 정리를 시작하였다. 정리를 하다 보니 아름답고 소중한 성찰 기록을 새로이 예비 의사가 될 사람들에게 꼭 전해 주고 싶은 마음이 들었다. 혼자 보기에 아까운 생각과 고민들을 나의 답장과 함께 후학들에게 남긴다. 어떻게 의사가 되어 가는지, 의사가 된 선배의 이야기를 장차 의사가 될 사람에게 들려주는 것이다. 선배들의 고뇌에 찬 고백이 의업에 들어서는 후학들에게 막연한 두려움을 버리고, 시행착오를 줄이며, 용기를 갖고 미래에 도전하는 계기가 되기를 바란다.

성찰은 인생의 선물상자

두 번째 이유는 글쓰기 연습 때문이다. 성찰은 말하기와 글쓰기 연습이다. 성찰 일지를 보면 무슨 뜻인지 모르는 문장이 많다. 주어가 여러 개인 경우, 문장이 길어 읽기 어려운 경우, 불필요한 접속사와 형용사들, 요점이 없는 글 등 문제가 한둘이 아니다. 성찰은 바른 글쓰기를 배우게 한다.

마지막으로 성찰은 계속되어야 하기 때문이다. 이메일 정리를 하다가 지나간 메일에서 장문의 성찰 일기를 보게 되었다. 바쁘다는 핑계로 답장을 못한 것이다. 고민이 많은 성찰이었기 때문에 왠지 미안한 마음을 지울 수가 없었다. 바로 지나간 이메일에 답장을 썼다. 하지만 워낙 오래되어 답장을 읽어 볼까하는 걱정을 하게 되었다. 어쩌면 이 책을 쓰게 된 가장 큰 동기는 진솔한 성찰 일기를 보고도 답을 쓰지 못한 선배의 죄책감 때문일지도 모른다. 늦게 답장한 것을 이 책을 통하여 너그럽게 이해해 주길 바란다. 혹시라도 이 책을 읽다가 성찰메일을 보냈던 학생이 답장과 성찰의 해답을 찾게 되길 바란다. 선배들의 성찰 고민을 통하여 더 나은 성찰이 이루어지길 바란다. 성찰은 계속되어야 한다.

《성찰이 좋은 이유》

1. 성찰은 자신의 내면을 본다.

학생들의 꿈은 다양하다. 의대생들은 성적이 우수해서 의대에 들어왔다. 하지만 자신의 꿈은 의대에 없는 웃지 못할 사연을 어렵지 않게 만난다. 자신의 꿈이 아니라 부모님의 바람과 사회의 보이지 않는 압력 때문에 의대에 온 사람도 있다. 공부를 하지만 그다지 흥미를 느끼지 못한다. 법대를 지원했던 사람, 건축가, 발레리나, 연극연출가, 축구선수가 되고 싶었던 사람, 유도나 주짓수가 공부하는 것보다 더 흥미로운 친구도 있다.

고등학교 시절 해당지역에서 일등을 놓치지 않아 수석 합격한 친구는 왜 이 자리에 있는지 모른다. 장래 목표가 의과대학 입학에만 몰입하였기 때문이다. 진정 왜 의과대학에 가려고 하는지, 의과대학을 졸업하면 또 무엇을 할지에 대한 성찰 없이 의과대학을 다니며 적성에 맞지 않다고 한다. 자신이 누구인지 삶의 목표가 무엇인지 모른다. 성찰이 부족하기 때문이다. 성찰은 학생들이 처음부터 나태한 0.01%가 아니었다는 것을 입증한다. 성찰은 자신의 내면을 들여다보고, 주변을 둘러보게 해서 삶의 목표를 깨닫게 한다.

2. 성찰은 더 나은 교육을 만든다.

성찰은 학생들을 이해하게 만든다. 학생 상담이 필요 없을 정도로 학생의 내면을 알게 된다. 어떤 고민이 있는지도 알게 되고, 지식의 깊이나 사고방식을 이해하게 된다. 그래서 교육의 방향을 결정하는 중요한 자료로 활용된다. 어떤 학생에게 어느 정도의 수준으로 교육을 해야 할지 가늠할 수도 있다. 성찰에는 가르치는 자와 배우는 자의 진솔한 대화와 고민이 담겨있다. 성찰은 학생들의 고민을 스스럼없이 말하게 하여 좋은 의사가 되도록 인도한다. 때로는 해결할 수 없는 문제들도 있었지만, 문제 해결이 되지 않아도 성찰을 통하여 더 많은 것을 얻는다. 성찰은 더 나은 교육을 만든다.

3. 성찰은 소통이다.

매일 성찰을 하고 소통을 하지만 마지막까지도 성찰이 잘 안 되는 경우가 있다. 마치 왜 지식을 가르쳐 주지 않고 혼자 학습하고 성찰하라고 하는지 모르겠다고 항변하는 것 같다. 시험공부에 도움이 되지 않는 3분 발표는 왜 하는지 의문을 품는다. 그럴 때면 나는 내 이야기를 털어 놓는다. 내가 발표와 토론을 강조하는 이유는 내가 가장 취약하였기 때문이다. 나의 청년기는 시키는 것을 잘 따라하는 착한 학생이었다. 이것이 나의 가장 큰 핸디캡이었다. 다양한 관점과 소통을 통해서 문제 해결을 하기보다 정해진 틀 안에서 혼자서 조용히 해결하려고 하였다. 그러다 보니 자연 발표와 토론을 가까이 하지 않게 되었다. 내가 아는 것보다 내가 남에게 보이는 것으로 평가 절하되었다. 상위권인 시험성적에 비해 의학입문에서 발표를 해야 하는 골학 (骨學, osteology) 발표성적을 받고 진지하게 고민하였다.

학생들에게 말한다. 최소한 공정한 평가를 받아야 한다. 어떤 이는 아는 것은 별로 없어 보이는데 소통은 잘한다. 실제 이런 사람이 더 좋은 평가를 받을 때가 종종 있다. 평가는 평가로 끝나지 않는다. 사회에서 평가는 성공과 실패를 좌우한다. 어떤 지식이든 아는 것을 넘어 말하지 못한다면 그것은 쓸모없는 지식이고 행동하지 못하면 죽은 지혜이다. 말은 소통을 의미하고, 말하기는 글쓰기와 다르지 않다. 글쓰기를 통한 의사소통 능력 향상은 또 다른 세계를 만나는 것이다. 성찰은 소통을 잘 하게 만든다. 성찰은 자신과의 소통이기 때문이다.

4. 성찰은 자신을 탐험하는 것

성찰을 통하여 우리는 세상에 어디에도 없는 자신만의 생각을 나눌 수 있다. 진부한 일상을 특별한 성찰로 만들어 주기도 하고, 때로는 특이한 상황이 진지한 성찰을 유도한다. 학생들의 성찰이 우스꽝스러울 때나, 깜짝 놀라울 만큼 숭고할 때에도, 교수를 곤란하게 의표를 찌르는 성찰일 때에도, 강력한 은유적 표현을 발견할 때에도, 아무런 이유나 근거도 없는 절박함의 표현이라고 해도 성찰은 성찰로서 성공적이다. 왜냐하면 우리는 성찰하는 과정을 통하여 인생이라는 긴 여정에서 자신을 탐험하는 길로 이제 막 접어들었기 때문이다. 성찰은 자신을 탐험하는 것이다.

⟪이 책을 쓰는 목적⟫

　의과대학에서 처음 임상실습을 시작하는 것은 매우 흥분되는 일이다. 임상실습을 나오기 전에 선배들이 흰 가운을 입혀주는 의업입문 의식을 치른다. 그만큼 성스러운 직업의 초입에 들어서는 자체가 영예로운 일이다. 그럼에도 불구하고 임상실습에 대한 정보는 부족하다. 단지 열심히 해 보겠다는 마음으로 임하지만, 반복된 실수를 통해서 배우는 구조를 벗어나지 못한다. 이 책에는 현장에서 임상실습을 한 학생들의 실수와 소감이 녹아져 있다. 어떤 마음으로 임상실습을 준비하고 임상실습 과정에서 발생될 여러 가지 문제를 어떻게 헤쳐 나아가야 하는지 미리 점검해 볼 수 있다. 긴장을 풀고 소설 읽듯 재미있게 읽기를 바란다. 첫 임상실습에서 긴장하여 감염 차단 출입금지구역에 들어가는 실수를 줄일 수 있을 것이다.

　학생들은 성찰에 대하여 오해를 한다. 첫 번째 오해는 반성문으로서 성찰이다. 결론부터 말하면 성찰은 반성문이 아니다. '임상실습을 처음 해 보아서 무엇을 잘 못했고 다음에 열심히 해야겠다'고 하는 것이 많은 학생들의 성찰이다. 진정성 있는 성찰이 아니다. 생소한 환경과 새로운 인간관계에서 느끼는 자신만의 독특한 느낌과 감정이 없다. 성찰은 무엇을 잘 못했는지가 아니라 자신을 돌아보고 자신의 꿈을 설계하는 것이다. 두 번째 오해는 과거를 회상하는 것이다. 성찰하는 이유는 미래를 설계하기 위한 현재 진행형이다. 진정한 성찰은 과거에 머물러 있는 것이 아니다. 과거를 돌아보더라도 그것이 미래에 대한 계획과 행동 변화로 나아가야 한다. 과거회상과 반성만 있고 사고의 진전과 행동의 변화가 없는 성찰은 의미가 없다. 진정 왜 그런지 생각하고, 숙고하고, 고민한 흔적이 없이 마음이 없는 머리로만 성찰하기 때문이다. 인지와 인식이 부족하다. 지식 습득만으로는 기형적인 의사가 탄생된다. 내가 누군지, 나는 왜 의사라는 직업을 선택하였는지, 의사의 직업은 무엇을 하는 것인지, 실습은 왜 하는지, 의료는 어떻게 발전했고 앞으로 어디로 갈 것인지 성찰이 필요하다. 성찰을 통하여 자신을 발견하기 바란다.

마지막으로 아쉬운 것은 의학적 영역에서 성찰이 부족하다. 대부분의 학생들은 자신이 배운 자세한 의학적 지식이 없음을 걱정한다. 의학적 지식을 모른다는 핑계로 새로이 알게 된 의료 지식들을 맹목적으로 믿으며 의심하지 않는다. 임상실습은 과정학습의 반복이 아니다. 임상실습에서 맞닥뜨리는 환자의 질병 원인 몇 가지를 암송하는 것이 실습시간이 아니다. 선택형 시험지처럼 단답형 암기식 질문과 대답으로 임상실습을 학과 교과과정 수업의 연장으로 평가 절하시켜서는 안 된다. 현장에서 무심코 이루어지는 선배들의 관행과 의학적 법칙에 대하여 의문을 품는 것이 의학적 성찰의 시작이다. 배우는 위치에 있기 때문에 또는 너무 긴장한 탓에 무엇이든 주어지는 그대로 습득하지 않기를 바란다. 학생들은 배움에 대한 흡수력이 높다. 잘못된 관행마저 진실인양 습득한다. 습관화된 기록과 처방에 의심을 품는 것이 성찰의 시작이다. 의학의 배움에도 성찰이 더욱 필요하다.

학생과 성찰한 대화를 책으로 엮는 이유는 교수로서 열정을 갖고 학생 교육에 임하였지만 반복되는 일상에 스스로 지쳐가는 것을 느꼈기 때문이다. 영혼 없는 성찰 일지를 보면 학생이나 교수에게 모두 유익하지 못하다. 도대체 성찰을 왜 하는지도 모른다. 글쓰기, 말하기, 생각하기의 기본을 다시 가르쳐야 하는가라는 의문이 들기도 한다. 우리나라 고등교육의 문제라고 지적하고 외면할 수 없었기 때문이기도 하다.

한 사람의 완전한 의사를 만드는 실습 시간은 매우 소중하다. 어찌 보면 시간이 많은 것 같아 잠시 한눈을 팔다보면 온전한 의사가 되는 길을 잃고 만다. 나중에 내가 아파 병원을 찾았을 때, 국가시험을 통과한 전문지식꾼을 만나고 싶지 않다. 의과대학 교육목표에 기록된 의학 지식과 진료능력 외에도 의사소통능력, 리더십, 비판적 사고 및 문제해결능력, 자기 주도적 평생학습 및 성찰과 직업전문성 등으로 무장된 완전한 의사를 만나고 싶다. 안타까운 현실은 의학지식과 진료능력을 키우는 데 집중되어 있다. 의학지식과 술기 탐구에 몰입된 예비 의료인이 또 다시 성스러운 의업의 초입에 들어설 때 실수를 반복하지 않게 하기 위하여, 의료기술자가 아닌 진정한 좋은 의사로서 거듭나기 위하여, 미래의 의사가 이 책을 만난다면 뭔가 달라지지 않을까 기대해본다.

차 례

CHAPTER 1 의사되기 첫째 날의 성찰

CHAPTER 2 성찰하는 방법과 마음가짐

CHAPTER 3 성찰하는 이유

CHAPTER 4   성찰보다 공부, 공부보다 성찰

CHAPTER 5 성찰의 태도와 아쉬운 성찰

CHAPTER 6 성장이 느껴지는 성찰

CHAPTER 7 3분 발표와 토론

CHAPTER 8 멘토링의 위력

not end, to be continued

※ 알림: 학생들의 글은 편지체로 표시했다. 대부분 문장이 길어 의미 전달을 위하여 축약했다. 단문으로 만들고 어법에 맞도록 수정하였다. 여러 학생들의 비슷한 내용을 요약 정리하였다. 학생들의 편지는 모두 경어체로 되어 있었지만 평어체로 바꾸었다. 때로는 의미 전달을 위하여 경어체를 그대로 두었다. 학생들의 성찰 편지에 답장한 내용을 수정 보완하였다. 편지에 자신의 이야기도 있지만 살아오면서 체득한 남의 이야기들이 많다. 출처가 기억나는 것은 표기하였지만 기억나지 않는 것도 많다. 출처를 찾아보기도 하였지만 찾지 못한 경우도 있다. 의도하지 않게 출처를 표기하지 못한 것을 이해해 주기 바란다.

CHAPTER 1

의사되기 첫째 날의 성찰

임상실습 첫날 첫 만남은 자기소개로 시작된다. 학생들의 자기소개는 진부하다. 어디 출생이고, 의대생이고 임상실습 나온 3학년 학생이 전부이다. 자기소개를 하고 난 학생들은 곧 당황한다. 왜냐하면 질문이 쏟아지기 때문이다. 자신이 누구인지 아는 사람도, 자신을 제대로 소개하는 사람도 드물다. 배움에 지쳐 자신이 누군지 잊고 살았던 것이다. 고매한 교수님이 한낱 학생이 누군지 관심도 없을 것이라고 짐작하는 것 같다. 교수들은 실습 나온 학생이 어떤 사람인지 궁금하다. 학업성취도와 학구열도 궁금하다. 학생 교육을 잘 하려면 어떤 특징이 있는 사람인지도 지식의 정도가 어느 정도인지 파악하는 것이 중요하다. 정작 학생들은 스스로를 모른다.

『세상 70억 인구 중에 학생은 어떤 사람으로 기억되기를 바라는가?』라고 물어본다. 많은 학생들은 진정한 자신이 아닌 학교나 사회가 덧씌워준 껍데기를 자신이라고 소개하는 것이다. 부산에서 모 고등학교를 졸업하고, 음악을 좋아하는 학생이 당신뿐이냐고 돌발적인 질문을 던진다. 왠지 학생들이 당황하고 혼란스러워 하는 것 같다. 대답을 못하고 우물거리면, 자신이 누군지 생각해 보라는 질문을 숙제로 받게 된다. 며칠 생각한다고 정리되는 질문들이 아니지만 그래도 생각하는 습관을 들이기 위해 첫 만남에서 당신은 누구인지 질문한다. 알버트 아인슈타인이 말했다. 단순하게 설명할 수 없다면 아직 잘 모르는 것이다. 자기소개에 정답은 없다. 정답은 내가 나를 정의하는 것이다. 다른 사람의 시각이 아닌 나만의 시각으로 나를 판단하는 것이다. 눈이 밖으로 나 있으니 내가 나를 보기 어렵다. 내가 나를 정의하려면 마음의 눈으로 나를 바라볼 수 있어야 한다. 누구에게나 당당하게 나는 누구인지 설명할 수 있기를 바란다. 발레리나가 되고 싶었던 학생은 아직도 기억에 남아 있다.

임상실습 첫날은 긴장된다. 전날부터 잠을 설친다. 새벽 같이 일어나 새로운 사람들을 만난다. 드디어 환자를 보러 간다. 설렘이 있지만 막연한 두려움이 엄습한다. 처음 입어 보는 흰 가운은 몸에 맞지 않는 옷을 입은 기분이다. 어릴 때 소풍가는 날 빼고는 일찍 일어나본 기억이 없는 사람처럼 새벽에 일어나 준비를 한다. 과연 나는 잘 할 수 있을까? 마음은 흥분 상태고 머리는 복잡하고 무거운 어깨가 나를 짓누르고 걸음은 왠지 느려진다. 임상실습 첫째 날은 잊지 못할 설렘과 두려움이 교차한다. 의과대학 첫 실습은 이렇게 시작된다.

자신을 소개한다.
첫 번째 질문 나는 누구인가?

『오늘은 호흡기 첫 날이었다. 첫날은 언제나 긴장된다. 처음엔 설렘과 두려움이 교차하기 때문이다. 교수님께서 나를 설명하라고 하셨을 때는 많이 당황해서 내가 무슨 말을 하고 있는지도 모르게 말을 했다.』

『학생들에게 나는 누구인가?』
『나만의 특별한 점은 무엇인가?』라고 질문을 한다.

학생들은 당황한다. 다른 사람에게는 없지만 나에게 있는 것은 무엇일까? 생각하기 시작한다. 왜 나만의 특징이 생각나지 않지? 나와 남이 다른 점과 또 비슷한 점은 무엇인지 고민하기 시작한다. 이렇게 실습 중에 학생들은 자신을 찾기에 열중한다. 금방 찾을 것 같기도 하지만 쉽지 않다. 자신을 찾으려면 자신을 들여다보아야 한다. 불행하게도 눈은 밖을 보게 되어 있어 자신을 보는 것이 어렵다.

생각보다 어려운 자기소개 시간은 오래 기억에 남는다. 스스로를 정의함에 있어 부족함을 느낀다. 나를 특정할 수 있는 무엇이 없기 때문이다. 부산에서 ○○고등학교를 나와 3수한 학생이 한사람 밖에 없는지 되물어 본다.

어떤 사실이 참이 되려면 역도 성립해야 한다는 단순한 진리에서 막힌다. 자신을 설명하는 데 있어서 필요조건뿐만 아니라 필요충분조건이 필요하다고 말한다. 자신을 설명하기가 이렇게 어려운 것인데 너무 쉽게 생각한 것이다. 학생들은 독백처럼

『'나는 누구인가? 인간은 이상을 좇는 존재이다.
그러므로 나는 나의 이상을 좇는 사람이다.'』

같이 알 듯 모를 듯 선문답 같은 말을 남긴다.

나 자신을 직접 볼 수 없기 때문에 자신을 비춰볼 거울을 찾게 된다. 거울은 실물의 거울일 수도 있다. 다른 사람을 통하여 자신을 들여다 볼 수도 있다. 좋은 스승을 만나는 것도 좋은 거울 만큼 자신을 알 수 있다. 자신을 돌아보기에 오늘 실패했다면 내일은 다르게 접근해야 한다. 육일약국으로 성공한 김성오 대표는 이렇게 말했다. "어제와 다르게 남과 다르게" 뭔가 놓치고 있는 부분은 없는지 성찰이 필요하다. 부족한 점을 수정하려면 어떻게 할지 고민이 필요하다. 때로는 욕심을 내어 찾아보고 때로는 욕심을 버려야 한다. 자신의 인생을 경영하는 입장에서 보면, 반드시 해야 할 일인지, 반드시 지금 해야 할 일인지, 반드시 내가 해야 할 일인지를 구분하여 다른 사람의 삶 속의 내가 아니라 나 자신의 삶을 살아야 한다. 배경 속의 내가 아니라 나를 인지하고 배경을 보자.

『나는 누구인가?』
『의사되기 첫날 자신이 다른 사람과 다른 자신만의 특징은 무엇인가?』
『어떻게 당신이 기억되고 싶은가?』
이렇게 물어 보면 학생들은 당황한다.

이 주제는 성찰의 단골 메뉴이다. 실습은 자신을 찾는 여정이다. 학생들에게 자신의 단점과 장점을 적게 한다. 많은 학생들의 장점은 적고 단점은 많다. 장점은 그대로 살리고 단점 중 지금 당장 고치고 싶은 한가지만 고른다. 가장 고치기 쉬운 것이 좋다. 실습기간 동안 고쳐 보자고 목표를 정한다. 이런 합의는 매우 쉽게 이루어진다. 학생들도 의욕을 갖고 고쳐 나간다. 아무리 고치기 쉬운 것도 바쁜 실습 일정으로 실천이 어렵다. 매일 실패하였다고 좌절하지 말고 내일은 다른 방법으로 도전해 보라고 한다. 왜냐하면 어제 실패하는 방법을 알았기 때문이다.

계획은 많지만 실천이 없는 학생들이 많다. 왜냐하면 계획이 너무 장황해서 스스로 지키지 못할 약속을 하기 때문이다. 계획부터 뭔가 좀 이상하다. 생각만 하고 한발도 못 나간다. 제자리 걸음만 하든지, 같은 원을 돌고 있다. 오늘 못 찾았다면 내일은 다르게 접근해야 한다. 뭔가 놓치고 있는 부분은 없는지 확인한다. 부족한 점을 수정하려면 어떻게 할지에 대한 고민해야 한다. 욕심이 많을 수도 있다. 워렌 버핏은 지금 해야 할 일을 20가지 적는다고 한다. 그 중에 5가지만 추리고 다시 그 중에 한두 가지만 추려서 한다. 학생들도 이런 방법을 써보기 바란다.

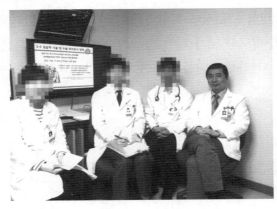

성찰은 인생의 선물상자

계획이 없으면
실패를 계획하는 것과 같다.

『오늘 제가 얼마나 한심한지 알 수 있었습니다.
힘든 일이 닥쳐오자 몸이 편한 것만 찾았습니다.
안타까우면서도 화가 났습니다.
계획이 없다면 실패를 계획하는 것과 같다는 교수님의 말씀 감사합니다.
실습 후 제가 어떤 모습으로 변해있을지 곰곰이 생각해보았습니다.
계획을 세우고 그에 따라 행동해 보려 합니다.』

임상실습 첫날 학생들에게 계획이 뭔지 물어 본다. 계획이 없으면 실패를 계획하는 것과 같다. 꿈은 크게 계획은 치밀하게 잡아야 한다. 학생들에게 계획을 잡으라고 하면 열심히 하겠다는 것이 계획이다. 계획이 좀 더 구체적이어야 한다. 무엇을 어떻게 왜 정도가 계획에 들어 있어야 한다. 언제까지는 바라지 않는다. 예를 들어, 루브르 박물관에 가서 관람을 한다가 아니라 거기서 무엇을 보고 어떻게 보고 왜 보는지 계획이 필요하다. 그렇게 하려면 내가 무엇을 모르는지도 알아야 한다. 시작부터 나를 돌아보아야 한다. 시작이 반이라면 계획하는 것만으로도 목표에 다가갈 수 있다. 나머지 시간 동안 계획에 따라 행동하고 수정해 나가는 것이다. 모자란 것을 보충하고 새로운 의문을 갖고 마지막에는 새로운 과제를 찾을 수 있어야 한다. 생각만 해서는 이룰 수 없는 것처럼 계획만 세우다가 시간을 다 보낼 수 없다. 늦었다고 생각하는 때가 가장 빠른 때이다. 지금 행동하면서 생각해야 한다.

지나고 보면 많은 학생들이 계획대로 실습을 돈 것 같지 않다. 하지만 우선 계획을 세웠고, 계획대로 실천하는 것이 만만치 않음을 느꼈을 것이다. 계획을 실천에 옮기는 데 실패할 수도 있다. 하지만, 계획을 세웠기 때문에 왜, 무엇 때문에 실패했는지 어디에서 문제가 있는지 돌아 볼 수 있다. 멋진 실패를 하기 위하여 계획은 필요하다. 실패는 그냥 실패가 아니라 다음 성공을 위한 밑거름이 된다. 실패는 성공의 어머니라는 말이 괜히 생겨난 것이 아니다.

계획을 세우자. 계획이 구체적이지 않으면 구체적이지 않은 실행만 나온다. 계획이 없으면 실패를 계획하는 것과 같다. 재미있게도 학생들에게 계획을 구체적으로 세우라면 학습계획표를 짜온다. 입시 준비하듯 아침부터 잠들기까지 시간표이다. 성찰이 없는 시간표 계획이다. 너무 많이 준비해서 뭐라고 할 수도 없다. 난감하지만 성찰로 풀어야 한다.

너무 구체적이라 가능할까 싶다. 욕심을 조금 줄여야 한다. 거절할 줄 알아야 성공한다. 나중에 의사 일을 하다보면 많은 일들이 한꺼번에 주어진다. 기분 나쁘지 않게 거절하는 법을 익혀야 한다. 지금 이 일을 하게 된다면 지난번에 맡아 진행하고 있는 일은 미루어도 될지 물어 볼 수 있어야 한다. 둘 중에 하나는 선택해야 함을 업무를 지시한 사람에게 정중히 물어 보는 것이다. 모든 것을 다하겠다는 계획은 모든 것을 포기하는 계획이다. 잘 쉬어야 더 멀리 갈 수 있다. 하루 일정도 중요하지만 2주간 전체 또는 한 학년 또는 의과대학 생활 전체를 계획해 본다. 주중에 열심히 했으면 주말에 무엇을 할지 계획도 필요하다.

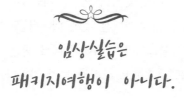

임상실습은
패키지여행이 아니다.

『여행을 하려면 계획을 세워야 한다. 시키면 하고 안 시키면 안 한다는
마인드의 수동적 삶을 살아 왔다.』

임상실습은 자유여행인가 패키지여행인가? 지금까지 과정 수업은 잘 구성
된 패키지여행이었다. 과정 수업은 주입식이고 수동적인 학습이다. 강의실에
앉아 있으면 교수들이 가르치러 찾아와 주었다. 패키지여행을 가면 그들이
보여 주고 싶은 것만 본다. 판에 박힌 듯 사진과 단체여행의 감동이 있을지
모른다. 패키지여행을 다녀오고 나면 내가 뭘 했지라는 생각이 들기도 한다.
하지만 임상실습은 자유여행과 같다. 자신이 무엇을 볼지, 어떤 환자를 볼지
정해야 한다. 환자를 보고 무엇을 공부할 지 자신이 정한다. 아무런 준비 없
이 여행을 떠나 본 적 있는가? 배낭여행을 가도 최소한의 준비를 한다. 하지
만 학생들은 임상실습을 나올 때 아무런 준비를 하지 않는 사람처럼 보인다.
공부할 준비가 필요하다. 이 책을 쓰는 이유도 이런 준비가 부족한 학생들을
위한 것이다. 처음 가는 여행이니 무엇을 할 지 잘 모를 수 있다. 그래서 여행
을 다녀온 사람들에게 물어 보거나, 인터넷을 통해 어디로 가서 무엇을 보고
무엇을 해야 할지에 미리 알아본다. 그래도 현지에 가면 계획대로 되지는 않
는다. 즐겁고 알찬 여행을 하려면 미리 준비를 해야 한다. 아는 만큼 보이는

것이 여행이고 임상실습이다. 늦지 않았다. 지금부터 고민하고 실행해 보기 바란다. 패키지여행처럼 그냥 가봤다는 것에 의미를 두고 소중한 임상실습을 허비하지 않아야 한다. 임상실습이라는 여행이 비록 짧은 시간이지만 본인 스스로 무엇을 배울 것인지 목표를 정하고 도전해 보기 바란다.

학생들은 정규 교과과정 때보다 실습에서 여유를 느낀다. 과정학습에서 배운 지식을 확인하거나 보충하려고 한다. 당장 따라 가야 할 수업이 없기 때문이다. 하지만 이것도 큰 착각이다. 실습은 노는 시간이 아니다. 술기도 배우고 환자를 보고 지식과 접목을 시도해야 하지만 생각보다 쉽지 않다. 왜냐하면 과정학습처럼 범위가 정해져 있지 않기 때문이다. 적당히 시간을 보내도 누구도 알지 못한다. 게으름을 피워도 표가 나지 않는다. 스스로 뭔가 찾아서 하지 않으면 시간이 빠르게 지나간다. 스스로 찾아서 하기에는 아직 동기가 부족하다. 동기부여를 하느라 자신이 누구인지 왜 여기 왔는지 무엇을 해야 하는지를 질문을 던진다. 첫 시간에 '여행을 하려면 계획이 있어야 한다' 라고 말한다.

임상실습은 순식간에 지나간다. 학생도 바빴겠지만, 일상이 늘 바쁜 병원 생활은 2주가 하루 같이 느껴진다. 아쉬운 것은 좀 더 학생들과 많은 시간을 보내지 못했다. 회의가 많아져 정신없이 지나갔다. 학생들은 평소 하지 않던 여러 가지 생각을 하느라 힘들었을 것이다. 여행을 하는 이유는 자신을 발견하는 기회라고 한다. 여행에서 만나는 다른 환경의 사람들을 통하여 자신을 돌아보는 계기가 되기 때문이다. 한마디로 여행의 목적은 자신의 발견이다. 여행이 그렇듯 임상실습에서 다른 환경과 다른 사람들이라는 거울에 비친 자신의 모습을 발견하기 바란다. 거울에 비친 나의 모습과 내가 생각하는 나를 비교하는 좋은 기회라고 생각한다. 임상실습이 자신의 진짜 모습을 찾기 위한 여행이 되길 바란다.

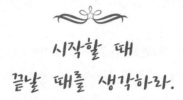

시작할 때
끝날 때를 생각하라.

『이제 새로운 시작이구나.
짧은 시간이었지만 새로운 시작을 할 수 있는 큰 변화가 있었습니다.』

첫 번째 질문에서 말문이 막혔던 학생들은 두 번째 질문을 받는다. 두 번째 질문은 임상실습에서 목표가 무엇인가이다. 학생들은 이제 조금 자신이 생긴다. 임상실습 전 준비도 하고 한번쯤 생각해 보았기 때문이다. 답변을 하고 나면 첫 번째보다 더 당황한다. 왜냐하면 대부분의 학생이 구체적인 목표가 없기 때문이다. 임상실습에 임하여 열심히 하겠고, 실제 환자를 통하여 이론과 실제를 겸비한 실력을 쌓겠다고 한다.

임상실습이 끝난 뒤 변화된 자신의 모습은 어떨지 물어 본다. 실습 기간 동안 계획이 무엇이냐? 여행을 가려고 해도 준비를 해야 하는데 어떤 준비를 하고 여기에 왔는가? 등등 질문을 하면 대략 난감해 한다. 왜냐하면 대부분 임상실습을 나오기 전 반듯한 가운과 청진기 정도를 준비한다. 무엇을 할 수 있고 배워야 할지 계획은 없다. 주입식 교육에 철저하게 훈련되어 있기 때문이다. 임상실습에서도 교수님들이나 선배 전공의 선생님들이 알뜰히 챙겨서 가르쳐 줄 것이라고 믿는다. 그 믿음은 임상실습 첫 날 허무하게 깨진다. 가르쳐 주기는커녕 모른다고 핀잔을 주는 사람이 더 많다. 첫 날부터 주눅이 든다. 기가 죽지 않으려면 임상실습을 시작할 때 실습 후 자신이 어떻게 변해 있을지를 상상해야 한다.

의사 일을 함에 있어 첫 번째 단추를 잘 꿰어야 한다. 인생의 목표를 정하듯 의업에 종사함에 있어 그냥 의사가 아니라 어떤 의사가 될지 학생들의 임상실습에서 정해진다. 꿈이 없다고 말하는 사람들은 결국 이러한 과정에서 진정성 있는 성찰이 부족했기 때문이다. 목표를 정하고 그 목표를 일기장에 쓰거나 책상 머리맡에 붙여 놓고 도전하는 것이다. 당장 몇 주 지나 실습 후 나의 모습과 더 나아가 10년, 30년 후 자신의 모습을 상상해 보라. 가슴이 뛰는 것을 느낄 것이다.

새로운 마음이다.
달성할 목표를 정하라.

『목표를 정하고 보니 지금까지 인생의 목표가 없이 살았다는 생각이 든다.
중요하다는 것을 알면서도 귀찮고, 막연한 두려움이 있었다. 계획하고
살아가는 것이 한 번밖에 없는 내 인생을 더욱 의미 있게 만든다.』

성찰은 인생의 선물상자

병원에서 임상실습을 처음 시작할 때 각오는 하늘을 찌른다. 눈매가 초롱 초롱하고 뭐든 하나라도 놓치지 않으려는 모습이 절절하다. 각오만큼 긴장의 연속이다. 20년 이상 실습학생을 지도하다 보면 대충 짐작할 수 있다. 33년 전 나의 모습을 떠올리면서 이들의 마음과 비교한다. 때론 너무 긴장하여 실수를 연발하거나 말을 더듬는 학생도 있다. 성찰의 처음도 이와 유사하다.

'처음처럼'이라는 술이 있다. 이렇게 신선한 이름을 하필 술 이름으로 정했는지 모르겠다. 그렇다. 누구나 '처음처럼'이라고 하면 처음 맞았던 긴장감이 떠오른다. 학생들은 처음 병원에 오면 마음이 떨린다고 한다. 어떤 기대와 두려움 때문에 긴장이 되기 때문이다. 처음에는 뭐든지 다 할 수 있을 것 같은 각오가 보인다. 이런 마음을 마지막까지 간직하고 배운다면 좋은 의사가 될 것이다. 학생마다 목표는 조금씩 다르다. 목표를 설정하면서 스스로 목표 없이 살았다는 것을 느낀다. 목표를 종이에 써서 책상에 붙인다. 목표를 하나씩 실천해 가는 학생들을 상상하면 내 가슴도 설렌다.

임상실습을 하면서 이런 순간이 찾아온다. 의사된 보람을 미리 느끼는 것이다. 임상실습은 실제 환자와 마주하는 것이다. 학생들은 임상실습 나오기 전에 모의 환자로 연습을 한다. 아무리 연습을 많이 해도 실제 환자를 보는 기분은 사뭇 다르다. 학생들이 느끼는 것은 처음이라는 것처럼 신선하기도 하고 긴장된다. 학생들은 소주이름처럼 처음이라는 말을 많이 쓴다. 첫 임상실습, 첫 환자, 첫 병력, 첫 청진, 첫 발표 등등에서 묻어나는 처음처럼은 긴장의 표현이고 서투를 수밖에 없다는 애교 섞인 투정이다.

임상실습의 목표를 정한다. 이미 목표를 달성한 것처럼 말이다. 미래에 일어날 일을 마치 과거에 이미 일어난 것처럼 표현한다. 이조시대 사대부들은 신년에 덕담으로 이런 표현을 썼다고 한다. '올해는 꼭 과거 급제 하세요.' 가 아니라 '올해 과거 급제 했다며 축하하네.' 이미 올해 달성할 목표를 달성한 것처럼 목표를 위하여 노력하라는 의미이기도 하고 목표를 달성한 기쁨을 덕담으로 표현하는 것이다. 학생들이 실습에서 달성하고 싶은 목표를 정하면 그렇게 이미 된 것처럼 행동해 보라고 한다. 그래야 진짜 동기가 생길 것 같다. 목표는 양궁선수 과녁과 같다. 목표를 뚫어지게 바라보아야 목표가 무엇인지 알게 되고 목표로 향하게 된다.

가슴이 설레이는 임상실습 첫날을 마치고 보내는 성찰의 글은 매우 주옥같다. 예비의사로 첫 임상 실습처럼 긴장된 날도 드물 것이다. 첫날을 준비하기 위해 잠을 설치고 새벽에 일어난다. 긴장한 탓에 하루가 어떻게 지나가는지 몰랐다는 내용이 많다. 너무 긴장한 탓에 감염환자 격리 병실로 들어가는 사고도 생긴다. 마치 하얀 도화지에 그림을 그리듯 첫 날의 감정을 쏟아 내면서 많은 것을 배웠다고 한다. 사실은 무엇을 배울지 각오를 다진 하루였다.

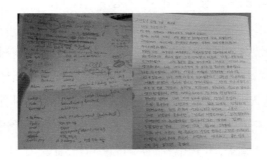

손 글씨로 쓴 성찰일지를 보면 감동적이다. 모두들 혼신의 힘을 다하여 열심히 하겠다고 한다. 처음부터 잘하기를 바란다. 하지만, 누구든 처음부터 잘 할 리도 없거니와 첫날의 마음처럼 하다가는 열흘도 지나지 않아 지치게 된다. 열심히 하는 것보다 새로 배우는 이 직업을 좋아하고 즐길 수 있기를 바란다. 공자도 "知之者不如好之者, 好之者不如樂之者."라고 하였다. 지금부터 임상실습 즐기는 법을 배워야 한다.

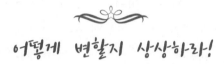

어떻게 변할지 상상하라!

『실습 후 나는 이렇게 변했다.
나는 임상실습 후 환자를 보는 것에 대한 자신감이 생겼다.』

흔하고 단순한 질병을 가진 환자를 진료하는 그럴 듯한 목표를 세운 학생이 있었다. 성찰을 하는 동안 질병의 이해가 단순하지 않다는 것을 느꼈다. 단순히 질병이 아니라 환자에 대하여 의료전반적인 접근이 필요함을 인지하게 된 것이다. 자신의 변화된 모습을 구체화할 수 없지만 계속 성찰해 나가겠다고 한다. 솔직한 마음이 보이는 성찰이다. 성찰이 없었다면 목표를 막연하게 추구하였을 것이다. 이런 기회에 자신을 돌아보는 것이야말로 진정한 발전의 계기가 된다. 자신의 모습을 그리지 못하는 것은 가보지 않은 길을 예측하기 어려움 때문만은 아니다. 무슨 일을 하던 자신만의 목표 설정에 대한 습관이 들지 않아서 그럴 수 있다.

학생들의 목표가 명확하지 않은 점이 아쉽다. 목표는 가능한 구체적으로 잡는 것이 실천함에 있어 동기를 유발하고 지표가 된다. 성취감도 맛볼 수 있다. 이제까지의 삶이 그러하지 않았기에 갑자기 변하기는 쉽지 않다. 목표가 없으면 계획이 없고 계획(action plan)이 없이는 실천과 행동이 쉽지 않다.

명확한 목표를 잘 세우지 못하는 성격도 있다. 늘 대충 일을 처리하는 습관의 문제일 수도 있다. 그렇다고 하더라도 일단 저질러 보는 것도 좋은 방법이다. 뭐라도 한번 정해 보는 거다. 노트에 크게 써 놓던지 누가 보더라도 책상 앞에 크게 써 보자. 꿈을 크게 가지라고 하지 않았던가? 목표를 세우고 오늘 하루 목표를 향해 얼마나 전진했는지 아무도 모른다. 단지 나 자신만 알고 있다. 무엇이 목표에 장애물이 되었는지, 문제 해결 방안은 내 안에 있다. 나는 진정 목표에 다가가기를 원하고 있다.

『위대한 탐험가나 위인들과 나의 차이는 무엇인가?』

『단지 목표가 있는 것 외에 뭐가 다른가?』

『시간은 지나간다. 아무리 붙잡으려고 해도 흘러간다.』

『임상실습 후 무엇이 남을까?』

학생들은 임상실습 후 어떻게 변해 있을까? 지금 그 모습을 상상하고 그려 보는 것이 목표이다. 하지만, 가능한 목표만 세우지 않기를 바란다. 지금 생각해서 불가능한 것으로 정해 본다. 불가능을 가능하게 하는 것이 목표이기 때문이다. 매일 성찰하는 내용을 한 달이 지난 뒤 다시 본다면, 목표로 가려는 노력과 과정을 돌아 볼 수 있다. 목표를 달성했다면 성공이고 축하할 일이다. 목표에 도달하지 못해도 괜찮다. 실패한 것이 아니라 이제 목표에 도달하지 못한 이유를 알게 되었다. 다시 도전하면 된다. 단, 내일은 다른 방법으로 시도한다. 오늘부터 학생들의 역사를 만들어 보길 바란다.

임상실습 후 자신의 변화된 모습을 상상해 보라. 좋은 성찰을 하는 학생들은 여기서 한발 더나가 30년 뒤의 자신의 모습까지도 상상하게 된다. 의과 대학 입학을 위하여 고등학교 시절 공부하다가 졸릴 때마다 故이종욱 전 WHO사무총장의 책을 읽은 학생이 있다. 의료 행정가의 꿈을 다시 꺼내 다짐하는 날이 임상 실습 첫날이다. 의대에 들어온 학생들은 치열하게 달려온 입시에서 해방감을 느낀다. 하지만 의대 입학 후에 자신의 치열함과 열정이 부족함을 느낀다. 학생이 보내준 책의 제목은 '옳다고 생각하면 행동하라'이

16
성찰은 인생의 선물상자

다. 요즘처럼 혼란한 시대에 나에게도 딱 맞는 책이다. 어떤 일이 가능한지는 자신의 마음에 달렸다.

시작이 반이다.
아니 시작이 모든 것을 결정한다.

『임상실습 첫날이었습니다. 긴장도 많이 하고
아직도 실습에 정신이 없습니다. 주어진 시간은 많지만
얕은 지식을 가지고 따라 가려니 버거움을 느낍니다.』

학생들은 알고 있는 지식이 얕아서 힘들다고 한다. 아는 게 없어서 어려운 것이 아니라 미리 겁을 먹는 것이다. 아는 것이 없으니 조금 더 알 때까지 도전해 보지 않으려는 핑계처럼 들린다. 학생이라면 얕은 지식이 당연한 것이다. 그래서 힘든 것도 맞다. 누구나 그랬다. 그러니 배우는 것이다. 모두 다 아는 것은 진부하다. 힘들다고 해도 도전하는 것이 아름답다. 당연히 학생이기 때문에 뒤로 물러서지 않고, 학생이지만 앞으로 나가고 있는 모습이 도전정신이다. 지식과 지혜는 얻어가는 것이 아니라 스스로 알게 되는 것이다. 조금이라도 이해가 되지 않는 부분이 있다면 질문이 필요하다. 임상실습에서 학생들에게 주고 싶은 것은 지식만이 아니다. 공부하는 이유와 방법을 스스로 알게 되길 바란다. 물고기보다 낚시하는 법을 가르쳐 주고 싶다.

오늘을 인생의 마지막 날인 것처럼 살자.

『오늘을 인생의 마지막 날인 것처럼 살자. 성공한 사람들의 구절을 인용하고 사람들에게 나도 성공한 사람들의 가치관을 바라보며 살고 있다! 따라서 나는 괜찮은 사람이다! 이런 논리로 제자신과 남을 속였을지 모르겠다. 실천이 필요하다.』

좋은 좌우명이다. 스티브 잡스는 절체절명의 순간에 매일 거울을 보면서 '오늘이 인생의 마지막 날이라면 과연 오늘 하려던 일을 하고 싶을까?'라는 질문을 던졌다고 한다. 여러 날 동안 '아니오'라는 대답을 듣고 무언가 바뀌어야 한다고 결심했다고 한다. 우리는 위대한 사람이 완전한 사람이라는 착각을 갖고 있다. 항간에는 스티브 잡스의 기이한 행동이 더 유명하다. 엘리베이터에서 만난 사람을 별일 아닌 일로 해고한다거나, 다른 사람들과 화합하지 않는 성격 등이다. 그러나 그는 분명 나름의 리더십을 발휘하여 아무것도 없는 상태에서 세계적인 기업을 이루었다.

스티브 잡스가 맥킨토시 사업을 할 때 이야기다. 직원들에게 '해군이 아니라 해적이 되라'는 슬로건을 내세웠다. 무슨 일을 하던 목표를 정하고 해군이 아니라 해적처럼 목표를 달성하려는 투지와 의지를 가진다면 스티브 잡스처럼 큰 일도 해낼 수 있을 것이다. 좋은 글을 읽고 감동에 그치지 않고 행동으로 옮겨야 한다. 이 말은 로마시대로 거슬러 올라간다. 로마의 한 장군이 전쟁에서 큰 승리를 하고 돌아오는 길에 장군의 뒤에서 노예가 계속 'Memento mori'라고 하였다.

Memento mori(죽는다는 것을 기억하라). Hora fugit(The hour flies, 시간을 쏜살같이 날아간다)를 계속 외친다. 승리에 도취되어 있는 장군에게 교만하지 말고 겸손해야 함을 강조하였다. 스티브 잡스는 Memento mori 라는 말을 응용하였다. 죽음 앞에 도전하지 못할 일이 없다고 생각했다. 내일 죽는다면 오늘 꼭 하고 싶은 일을 하는 것처럼 결심을 할 수 있었다. 위대한 사람과 평범한 사람의 차이는 좋은 목표보다 목표의 실천에 있다.

생각대로 살지 않으면
사는 대로 생각하게 된다.

『의사가 누릴 수 있는 명예감, 경제력을 더 바라본다.
마음이 혼란스럽다. 나의 이상은 의술로서 선교자의 삶이다.
의대에 진학하기 전에는 마냥 의대만 들어가면
사람을 살리는 의사가 될 수 있을 거라 생각했다.』

의대생의 삶은 불행하다. 방대한 지식이 삶을 억압하기 때문이다. 자신을 돌아보는 삶에 대한 성찰을 할 시간이 부족하다. 중고등학교를 거치면서 암기 위주의 지식을 배웠다. 의과대학에서도 5지 선택형 시험 문제에 맞춘 교육을 받으니 객관식에 익숙한 의료기술자로 양성된다.

학생들에게 은지성 작가의 저서 '생각대로 살지 않으면 사는 대로 생각하게 된다.'를 권한다. 교과과정보다 임상실습에 나와 학생들이 혼란스러워 하는 이유를 짐작할 수 있다. 학생들이 지금처럼 생각해 본적이 있는지 궁금하다. 사람들이 사는 궁극적인 목표가 뭔지 생각해 보았다면 공부도 의사도 어떻게 해야 할지 답을 찾을 수 있었을 것이다. 자신이 왜 의료선교사가 되고 싶은 것인지에 대한 생각이 부족하다. 선교사라고 하면 정답이라고 판단하고 다음 생각이 멈추었다. 왜 선교사인지 자신에게 더 물어 봐야한다. 지금 수준에서 최선을 다하고 있다고 생각할 수 있다. 그것은 마치 반에서 1등하기 때문에 최선이라고 말하는 것과 같다. 선교사에서 멈춘 생각이 목표를 찾지 못하고 혼란스러워 하고 있다. 사는 대로 생각하기 때문이다.

　학생들에게 생각을 많이 하라고 가르친다. 생각에는 돈이 들지 않는다. 생각은 누구에게나 평등하게 주어진다. 생각은 또 다른 생각을 낳고, 위대한 계획이 되고 행동으로 이어지면 예상치 못한 결과를 얻게 된다. 모든 것이 생각에서 출발한다. 생각은 나누면 반이 되는 것이 아니라 배가 된다. 다른 사람들과 생각을 나누어 나의 생각을 발전시켜 나갈 수 있다. 영국의 작가 제임스 앨런은 이런 말을 했다. '생각하는 대로 살지 않으면 사는 대로 생각하게 된다.' 학생들이 이 말의 뜻을 품고 살았으면 한다.

> 생각하는 대로 살지 않으면 사는 대로 생각하게 된다.
> 당신이 이루거나 이루지 못하는 것들의 모두는
> 당신이 품는 그 생각들의 직접적인 결과물이다.
> 오늘 당신은 당신의 생각들이 데려다 준 그곳에 있고,
> 내일 당신은 당신의 생각들이 데려다 줄 그곳에 있을 것이다.
> 마음 속의 생각이 나를 만들고　미래의 모습을 만들고,
> 기쁨을 만들기도, 슬픔을 만들기도 합니다.
> 마음속으로만 생각해도 현실로 나타납니다.
> 생각이 우리의 미래를 결정합니다.
> － 제임스 앨런, 영국 작가(1864~1912)

'생각하다'라는 말에는 여러 가지 의미가 포함된다. 영어로 말하면 think, feel, guess, suppose, believe, doubt, suspect, hope, wish, be afraid, fig－ure, realize, reckon, wonder, expect, imagine, find, see, take라는 것이 모두 생각하다에서 출발한다. 또한 생각하다는 assume, presume, conceive, speculate, infer, estimate, surmise, project, conjecture, hypothesize, de－duce, extrapolate, fathom, divine, theorize 등으로 발전할 수도 있다. 모두 생각에서 출발한다. 생각하는 것이 이렇듯 다양하고 또 변형된다.

의대생들은 우수하다. 또한 성실하기도 하다. 잘 짜여진 학습계획을 충실하게 따른다. 개인의 생각 따위 중요하지도 않고 개입될 여지도 없다. 온실의 화초처럼 양육되고 있다. 대학의 학습 방침과 권유에 따르기를 강요받는다. 생각 없이 사는 것이 불편하지 않다. 특별히 고민이나 걱정을 할 필요가 없기 때문이다. 이렇게 하루하루 지나간다. 오랫동안 이런 생활이 반복되면, 많은 학생들이 지금까지 삶이 무미건조하다는 것을 느낀다. 임상실습에서 자신을 발견했다면 늦은 것은 아니다. 왜냐하면 의사의 삶은 이제부터 시작이기 때문이다. 교수의 임무는 학생들이 실습을 돌면서 이런 자신을 발견하고 변화를 시작하도록 자극하는 것이다.

마음에서 생각이 나오고, 생각에서 말이 나오고 말에서 습관이 나온다. 습관이 성격이 되고 성격은 운명을 만든다. 행동하지 않는 생각은 헛된 꿈이다. 하버드대학 윌리엄 제임스 교수는 이렇게 말했다. 『생각이 바뀌면 행동이 바뀌고, 행동이 바뀌면 습관이 바뀌고, 습관이 바뀌면 성품이 바뀌고, 성품이 바뀌면 운명이 달라진다.』시작은 생각이다. 끝은 운명이다. 생각으로 운명을 바꿀 수 있다. 학생들은 자신이 생각 없이 살고 있음을 느끼게 된다. 자신을 돌아보게 되는 마음의 흔들림이 느껴진다. 성찰은 학생들의 마음을 흔들어 미래를 설계하도록 자극한다.

행동하지 않는 생각은 헛된 꿈이다. 대부분 사람들은 생각을 하고 산다고 착각한다. 왜냐하면 무슨 일을 하든 생각은 저절로 일어나기 때문이다. 음식을 먹을 때 맛이 있는지 생각하고 어느 식당에 갈지 고민한다. 이것도 생각이다. 사람의 생각이라면 침팬지 같은 동물의 생각과 달라야 한다. 그래서 지나친 비교이긴 하지만 침팬지도 바나나를 먹으며 생각한다. 뺏기지 않으려고 생각하고 맛있다고 생각한다. 이런 생각을 사는 대로 생각한다고 한다. 인간이 생각한다는 의미는 다르다. 생각하여 계획하고, 판단하여 결정하고, 행동하고 확인한다. 결과를 확인하여 수정하고 보완하여 발전하는 것이 생각의 결과이다. 여기에는 수없이 많은 생각의 과정이 필요하다. 과정이 문제없이 수정되도록 또 다른 생각이 필요하다. 특히 병원에서 생각하지 않고 실습하면 실습하는 대로 생각하게 된다. 생각하는 대로 살지 않으면 사는 대로 생각하게 된다.

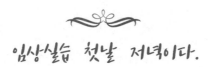

임상실습 첫날 저녁이다.

『첫날을 무사히 마치고 밤이 되었다. 새로운 환경과 사람들 속에서 정신없이 하루가 지나갔다. 어떻게 돌아도 시간은 지나간다.
열심히 돌아도, 대충 돌아도…라는 말은 큰 자극이 되었다.』

임상실습 첫날 저녁은 성찰의 보고이다. 새로운 환경에서 의업에 입문하였다. 아침 일찍 준비하느라 잠도 잘 못자고 생소한 환경 탓에 하루를 피곤하게 보냈음에도 첫날밤의 성찰은 신혼처럼 빛난다. 대부분 학생들은 이날 어떤 의사가 될지를 진지하게 고민한다. 낯선 환경에서 힘든 하루를 보냈다. 지쳐서 쓰러질 것 같다. 하지만 아직 흥분이 가시지 않는다. 마음은 날을 새서 공부를 하고 싶지만, 어느새 쓰러져 잠이 든다. 어디든 기대면 잠이 드는 것은 의사생활의 입문이다. 임상실습 첫 날 밤의 성찰은 어느 때보다 가치가 있다.

둘째 날, 학생신분임을 두려워한다.

『문진에서 2번이나 실패하였다. 환자의 성격, 환자의 상태가 문제라고 생각했었다. 이 말은 핑계일 수밖에 없다. 실패의 원인은 저의 불안한 마음이었다. 학생이라는 신분 때문에 '학생이라고 못미더워하시면 어떡하지' 하는 불안감이 있었다. 자신감 없는 말투와 태도를 통해 환자분에게 신뢰감을 잃었던 것이다.』

처음 만난 사람의 마음을 여는 비결은 깔끔한 복장이나 태도 이전에 웃는 얼굴이다. 밝은 미소가 마음을 열리게 하고 신뢰의 싹을 트게 만든다. 에디슨은 전구 필라멘트를 만들 때 1000번도 넘게 실패했다. 그 때 그는 실패라고 생각하지 않고 안되는 방법을 오늘도 알게 되었다고 생각했다. 오늘의 실패는 안 되는 방법을 알게 된 것이다. 단지 2번의 박대에 대하여 무엇이 문제였는지 돌아보자. 두 번의 시도로 안 되는 방법을 알게 되었다. 내일은 다른 방법을 시도해 보기 바란다. 오늘의 경험이 소중한 이유는 환자에게 문진하러 가서 문전박대 당해봐야 학생이 성장하고, 훌륭한 의사가 되는 길이다. 시작이 반이다. 문진이라는 여행을 가기 전에 계획을 세워야 한다. 새로운 방법으로 보완을 하고 다시 시도해 보기 바란다.

환자의 상태에 따라 학생이 다가가기에 어려운 환자가 있다. 당장 숨이 차고 열이 나는데 의사가 아닌 누군가가 자신을 괴롭힌다고 생각되면 좋은 반응을 얻기는 어렵다. 첫 만남에서 "안녕하세요? 학생의사입니다." 이렇게 말하면 스스로 목소리가 작아진다. 명찰에는 이것도 가리기 위하여 'student intern'이라고 적혀 있다. 학생이 당당해지지 못하게 하는 언어적 술수이다. 차라리 배우는 의과대학생이라고 하면 더 좋은 반응을 얻을 것이다. 무엇하나 잘 못 한 것도 없으니, 주눅 들지 말고 당당해지자. 환자나 보호자가 엉터리 '학생의사'보다 '의과 대학 실습학생'이라는 말에 더 호의와 존중을 보일 것이다. 환자들 중에는 어떤 이유로 학생들을 만나기 싫어하는 사람도 있다는 것을 알아야 한다. 대학병원에 입원하였으니 당연히 학생의 문진을 받아 주어야 한다는 것은 오해이다. 환자의 권리도 존중해 주어야 의대생의 권리도 보호 받을 수 있다. 그래서 사전 동의를 구하는 것이 중요하다. 그래야 모든 것이 정당하고 자신이 당당해진다.

『학생의사입니까?』

『의사학생입니까?』

어느 것도 아닙니다. 학생의사라는 이상한 말이 오히려 학생들을 주눅 들게 하였던 것 같다. 그냥 임상실습 나온 의대생이 맞다. 그래야 환자에게 당당해진다. 의사와 환자의 관계 이전에 사람과 사람의 관계를 먼저 생각해야 한다. 처음 만난 사람과 친해지려면 어떻게 해야 할까? 당연히 반갑게 인사하고, 상대의 입장에서 말해야 한다. 내가 하고 싶은 말보다 상대의 말을 먼저 들어 주려고 하면 대화는 성공한다. 의사학생은 학생이지 의사가 아니다. '안녕하세요? 저는 ○○교수님께 배우고 있는 의과대학 학생'이라고 하는 것이 더 정확하고 신뢰를 준다. 아닌 것을 갖고 그렇게 봐달라고 하니 늘 긴장된다. 신뢰는 정직함에서 비롯된다.

임상실습 나온 의대생의 고민은 의사가 아니면서 의료행위에 투입된다는 모호함에 있다. 고도로 훈련되고 검증된 사람에게 주어지는 의사 면허증이라는 것을 취득하려면 실습이라는 과정을 거쳐야 한다. 어떤 사회 어떤 의사든지 이러한 과정은 대부분의 사회에서 용인된다. 그럼에도 불구하고 의대생들은 자신의 행동이 환자에게 부정적인 영향을 미치지 않을지 우려하는 마음을 갖게 된다. 우리의 교육체계는 이러한 문제를 사전에 차단할 수 있는 체계를 갖추고 있다. 그런 의미에서 미래의 의료를 위하여 임상실습 학생들은 당당히 실습을 받을 자격과 권리가 있다. 다만, 그 위에 환자의 권리가 있음을 잊지 말아야 한다. 대학병원에서 실습에 임하는 의대생들이여 용기를 내기 바란다. 대한민국 0.01% 의과대학 임상실습 의대생임을 당당하게 밝히자.

환자를 대하는 방법

『환자에게 자신을 소개하고 문진을 하였다. 어디가 불편해서 오셨는지 물어봤다. 불편한 곳이 없다고 하셨다. 당황스러웠다.』

처음 환자들에게 문진을 다녀본 사람은 안다. 임상실습 학생이라고 하면 귀찮아하면서 불편한 곳이 없다고 한다. 심술 맞은 환자를 맞을 수도 있고, 또 사람마다 의대생을 대하는 태도도 다르다. 마치 의사에게 적대감을 표시하듯 의대생에게도 적대감을 보이는 환자도 있다.

어디가 불편하신지요?라고 물어 보지만 대답은 시원찮다. 한마디로 대답하기 귀찮다는 것이다. 불편한 곳이 없단다. 의대생은 여기서 한번 좌절을 맞본다. 환자들은 자신이 아픈 것을 알리기 싫어한다. 자신이 아픈 것을 부정하기도 한다. 많은 경우 사람들은 입원하여 환자복을 입고 있어도 모르는 사람이 와서 물어 보면 아픈 곳이 없다고 한다. 이런 사정을 임상실습 학생들이 알 리가 없다.

학생들은 착각한다. 환자들이 학생에게 문진의 기회를 주었다고 완전히 신뢰하는 것은 아니다. 다만, 사회의 일원으로서 마땅한 일을 한다는 생각이다. 미래의 의사가 될 사람에게 환자가 교육의 기회를 제공하는 것이다. 환자는 자신이 처한 상황에 대하여 말을 할 권리도 하지 않을 권리도 있다. 처음 만나 교수처럼 신뢰가 쌓이길 바라는 것은 욕심이다. 또한 환자의 언어는 전문가와 다르기 때문에 말의 진위와 의미를 새겨듣지 않으면 중대한 실수나 오해를 할 수 있다.

임상실습을 하면서 학생들은 환자를 대하는 방법을 체득하게 된다. 이론적으로 배웠지만 실제 자신의 태도에 따라 환자의 반응이 달라진다는 것을 느낀다. 환자가 처한 여러 가지 상황에서 자신의 모습을 비춰보기도 한다. 어릴 때 병원에 입원해 본 경험과 자신을 간호했던 어머니를 떠올리면서 환자를 대한다. 간병인 없이 불편한 병원 생활을 하는 환자를 보면서 공감을 한다. 임상실습을 통하여 환자의 병을 하루라도 빨리 낫게 하는 것이 의사의 일이라는 것을 알게 된다. 임상실습은 학생들에게 시키지 않아도 공부를 하게 한다. 그러다 보면 좋은 의사가 되어간다. 환자를 위한 마음을 잊지 않는 것이 좋은 의사를 만든다. 이런 성찰은 스스로에게 힘을 준다.

환자를 대할 때 특별한 기술이 필요하다. 왜냐하면 환자는 질병으로 약해져 있고, 걱정이 앞서고 또한 전문지식이 없기 때문이다. 환자를 대하거나 사회의 어떤 사람들과 만나든지 원칙은 같다. 자신의 마음을 열고 상대를 배려하면 대화는 쉽게 풀린다. 많은 의사와 의사가 되려고 하는 의대생들이 오해하는 것이 있다. 환자와의 대화는 경험이 쌓이면 저절로 잘 될 거라고 생각한다. 질병의 진단은 중요하지만, 환자와 의사소통은 중요하지 않다고 생각한다. 환자는 의미 없는 말을 많이 하기 때문에 귀담아 듣지 않아도 된다고 생각한다. 이런 오해 때문에 환자와 의사소통이 어렵다. 환자와 의사소통을 잘하려면 환자를 이해해야 한다. 환자와 대화하는 특별한 의사소통의 기술이 있고 그 기술을 배워서 익혀야 한다. 환자와 의사소통은 의료의 경험이 쌓이더라도 저절로 잘 되지 않는다.

의사소통은 첫 대면에서 첫 인상으로 결정된다. 의사가 바른 자세로 웃으면서 인사하고, 눈을 마주치면 소통은 90% 이상 성공한다. 왜냐하면 환자는 의사가 자신을 기쁘게 맞아 주고, 자신의 말을 들을 준비가 되어 있다고 생각하기 때문이다. 이제부터 환자는 안심하고 자신의 이야기를 풀어 놓는다. 미소는 사람을 행복하게 만든다. 여기에 의사가 환자의 말을 동음, 동의 반복해 주면서 추임새를 넣는다면 이제 무슨 일을 하여도 그 환자는 의사를 신뢰하게 된다. 왜냐하면 환자는 의사가 나의 불편한 점을 알고 정확히 (동음, 동의 반복했기 때문에) 이해했다고 생각하기 때문이다.

환자의 일상 언어는 의학적 의미와 다르다.
'빈혈기가 있어요'라고 하면 실제 빈혈이 있을 수도 있지만 대부분 어지럽다는 표현이다. 환자에게 그건 빈혈이 아니라고 강요할 필요는 없다. 의사가 알아듣고 나중에 설명하면 된다. 아니면 그 자리에서 어지러운지 물어 보고 교정하면 된다.

임상실습에서 학생들은 환자를 직접 만나야 한다. 의사가 얻고 싶은 정보와 환자가 말하는 정보는 다르다. 임상실습에서 학생들이 가장 어려워하는 부분이 환자와 의사소통하기이다. 환자뿐만 아니라, 교수와 전공의 그리고 간호사 등 여러 직종에 있는 사람들과의 의사소통도 어렵기는 마찬가지이다. 학생들은 다른 사람과 소통에 문제가 없는데 환자와 소통이 어렵다는 착각을 한다. 소통의 기본을 이해하지 못하기 때문이다. 학생들은 환자에게 속는다고도 한다. 환자가 학생에게 솔직하게 말하지 않을 수도 있다. 학생들은 상대적으로 시간이 많아 병력 청취에서 꼭 필요하지 않은 정보와 필요한 정보를 더 많이 들을 수 있다. 환자가 학생들을 신뢰하지 않아서가 아니라 학생들이 자신감이 없기 때문에 의사소통이 어려운 것이다. 의사소통의 기술이 부족하기 때문에 정작 필요한 정보와 불필요한 정보를 구별하지 못하고 시간만 보낸다. 좋은 정보를 얻으려면 질문과 청취의 기술이 필요하다.

환자들의 대화 일면을 소개한다.

(상황: 환자가 X-선 촬영을 하고 의사와 결과를 상담하고 있다.)

의사 : 흉부 X-선 촬영 사진에서 폐렴이 의심됩니다.
환자 : 제 병명이 무엇인가요?
의사 : 폐렴입니다. 폐에 염증이 생겼어요.
환자 : 그럼 호흡기는 괜찮습니까?
의사 : ??? 폐가 호흡기입니다. ???
환자 : 기관지는요? 괜찮습니까?
의사 : 네, 폐에는 기관지도 포함됩니다. 하지만 기관지 문제가 아닙니다.
환자 : 오늘 찍은 X-선 촬영에는 문제가 없나요?
의사 : 폐렴 소견이 관찰됩니다.
환자 : 폐렴이 뭐죠?
의사 : 폐에 염증이 생깁니다. 주로 세균이 들어가서 폐에 염증을 일으키는
　　　 겁니다.
환자 : 그럼 가래는 왜 나오나요?
의사 : 폐에 염증이 생겨서 가래가 나옵니다.

　위의 대화는 전문가가 보기에 말장난처럼 들린다. 하지만 하루에 몇 번씩
이런 대화를 해야 한다. 왜냐하면 환자들은 질병에 대하여 모르기도 하고 전
문적인 용어에 대한 이해도 부족하기 때문이다. 의료에서 일상적으로 사용하
는 용어도 가능한 쉽게 설명해야 한다. 예전에는 의사가 하라면 무조건 따르
는 시절도 있었다. 이해가 되지 않아도 의사에게 질문을 하지 못하였다. 그러
나 지금은 그렇지 않다. 때론 무조건 따르는 환자도 있지만 오히려 의사에게

좋은 환자가 아니다. 꼬치꼬치 물어 보는 환자가 의사의 진료를 더 도와준다.

> 『환자분들과 이야기하는 게 이전보다는 나아졌다. 하지만 여전히
> 가장 어려운 부분이다. 학생이라고 움츠러들면서 어색하게 문진하지
> 말고, 자신감을 갖는 것이다. 환자분들이 편하게 말할 수 있도록
> 교과서적 질문보다 자연스럽게 이어나가야 한다.』

세상살이가 모두 내 마음 같지 않다. 만일 학생이 환자 입장이라면 새내기 임상실습 의대생에게 친절해질 수 있을지 의문이다. 학생 스스로 환자의 거부감을 극복하고 친절하게 접근하는 방법을 고민해야 한다. 환자는 자신의 증상을 숨기는 경우가 있다. 어떤 환자는 의사에 대한 믿음으로 인하여 환자의 얼굴만 봐도 안다고 짐작한다.

어디가 아프면 의사를 하늘같이 보는 경향이 있다. 그래서 '지난 주 추울 때 안 가려고 했는데 할 수 없이 외출을 했더니 이렇게 되었어요.'라고 뜬금없는 말을 한다. 한마디로 '어디가 아픈지 맞춰보세요.'라고 말하는 것과 같다. 보호자가 원하는 것은 또 다르다. 아픈 것이 문제가 아니라 환자가 술이나 담배를 끊게 말해 주기를 원한다. 우선 원하는 말을 들어야 소통이 시작되는 것이다. 의사소통이 어려운 이유이다. 의사소통을 잘하려면 몇가지 유의사항이 필요하다. 첫째가 진료 준비이다. 학생 입장에서 무턱대고 병실환자를 문진하러 가는 것은 위험하다. 입원환자는 다양하고 복잡한 질병구조를 갖고 있다. 미리 의무기록과 검사를 확인하면 실제 상황과 다른 실습이 되지 않을지 우려를 한다. 그런 걱정은 나중에 외래와 응급실 실습에서 충분히 보완할 수 있다.

지금은 임상실습, 즉 실전에 대비한 예행연습이다. 환자를 보기 전 자료가 있다면 뭐든 보고 시작해도 실제상황과 달라지지 않는다. 환자의 상태, 진료기록검토, 검사결과, 검사주기, 환자의 요구상황 등을 파악하고 병실로 가면

두려울 것이 없다. 내가 존경하는 교수님의 이야기이다. 전문의가 된 지 30년 되신 교수님도 환자를 철저히 보기 위하여 하루 전날 외래 예약환자의 기록을 미리 검토하여 다음날 진료에 임하신다. 나중에 익숙해지면 아무런 정보 없이도 환자를 능숙하게 만날 수 있다. 환자를 대면하는 진료를 하고 나중에 결과를 확인하고 다시 또 환자를 봐도 된다.

　학생이 환자를 처음 만난다. 첫 만남의 찰나 같은 순간에 일어나는 생물화학적, 사회적, 물리적 반응은 폭발적이다. 원시시대의 화산이 폭발하는 것과 같이 숙명적 만남의 시작이다. 그 첫 시작은 눈을 맞추는 것이다. 눈을 보면서 웃으면서 인사를 하고 눈을 보면서 환자의 말을 듣는다. 그리고 눈을 보면서 환자의 언어로 대답한다. 고개를 살짝 끄덕이면서 동의 또는 동음 반복을 하는 것이다. 환자가 머리가 깨질 듯 아프다고 하면 '머리가 깨질 것 같아요?'라고 되물어 주는 것만으로 의사소통은 성공이다. 왜냐하면 의사가 자신의 말을 들어 주었기 때문이다. 눈 맞추기는 소통에서 가장 중요한 비언어적 소통이다. 다음으로 태도이다. 긍정적 태도, 웃는 얼굴, 겸손한 자세, 정갈한 옷차림이 상대에게 대화하고 싶은 사람으로 인식된다. 학생들이 부러워하는 라포르(Rapport)는 이런 과정으로 생기고 쌓여간다. 환자에게 진료 목적을 이해시키고, 중간에 결정을 공유하여 올바른 의료가 진행되고 있음을 상기시킨다. 성공적인 진료는 의사에게 달렸다. 선의의 마음만으로는 부족하다. 진료를 잘 하려면 성공하는 기술이 필요하다.

　환자와의 의사소통 측면에서 환자는 세 종류로 분류된다. 모든 환자가 이 분류에 맞는 것은 아니기 때문에 주의해야 한다. 때로는 두 가지 이상의 특징을 동시에 가진 환자도 있다. 첫째가 내재론자이다. 내재론자는 건강의 책임은 자신에 있다고 믿는다. 그래서 스스로 철저한 관리를 한다. 이런 환자에게는 논리적으로 설명하고 단계별로 많은 대화가 필요하다. 진료에 있어 여러 가지 문제를 의사와 환자가 함께 해결할 수 있는 장점이 있다.

두 번째는 운명론자이다. 운명론자는 인명은 하늘에 달렸다고 믿는 사람이다. 이미 정해져 있으니 의사의 권고를 무시하고 술을 마시고 담배를 계속 핀다. 질병이 나빠져도 의사 탓을 하지 않으니 편한 점도 있다. 하지만 질병을 관리하기 어렵다.

마지막으로 타인 의존형이다. 의사에게 기대는 환자이다. 의사가 자신의 건강을 책임진다고 믿는다. 불분명한 증상으로 의사를 괴롭힌다. 쉽게 치료되는 병이라면 명의 소리를 듣지만, 난치성 질환이라면 매일 병원에 오는 것을 감수해야 한다. 이런 환자를 영어로 'heartsink'라고 한다. 번역하자면 '심쿵' 환자이다. 의사는 이런 환자를 보기만 해도 심장이 쿵 내려앉는다. 환자를 볼 때 어떤 환자의 부류인지 구별해 보면 각각 어떻게 대처해야 할지 참조가 된다.

많은 학생들이 낯을 가린다. 자신의 대인관계 능력이나 내성적인 성격 탓을 한다. 환자를 마주할 때도 중요한 발표나 토론에서도 말이 없다. 자신을 감추려는 마음이다. 심지어 말을 잘 못한 적이 있어 야단 맞아본 경험이 축적되어 방어적인 성격이 된 것처럼 행동한다. 학생이라면 시험만 잘 보면 된다. 책과 노트 그리고 시험지와 대화가 전부다. 책도 종이도 말을 하지 않는다. 하지만 임상실습은 처음부터 끝까지 말하기이다. 이제 방법을 바꾸어야 한다. 임상실습이 어려운 이유는 학생들의 성격이 내성적이거나 대인관계를 기피하는 성격이거나 낯을 가려서 그런 것이 아니다. 대화하는 방법이 지금까지와 달라졌기 때문이다. 책과 노트에서 환자로 대화의 상대가 바뀌었다. 자신의 성격 탓을 하지 말기 바란다. 환자와 좋은 관계를 가지려면 실패를 두려워하지 말고 대화를 시작해야 한다.

의사소통의 원칙은 환자를 대할 때에도 다르지 않다. 어제 실패했다면 내일은 다른 방법으로 시도해야 한다. 사람들은 안 된다고 하면서 매일 같은 방법으로 시도한다. 실수를 반복하는 것이다. 실수라는 행동에 익숙해지기 때문이다.

환자와 라포르를 쌓는 방법

『회진 때 교수님을 뵈면 환하게 웃으며 농담도 하고, 같이 사진도
찍자며 반기는 환자들을 보았다. 저도 언젠가는 환자들과 그렇게
라포르를 잘 형성할 수 있는 의사가 되고 싶다.
진료를 위해서는 어떻게 환자와 라포르를 쌓아가야 할까요?』

환자와 라포르(Rapport)를 쌓으려면 어떻게 해야 할까요?

환자와 라포르를 쌓으려면 여러 가지 노력이 필요하다. 자신의 태도와 상
대를 위한 배려와 이해 그리고 존중이 중요하다. 태도는 사실보다 중요하다. 그만
큼 소통에서 태도는 처음부터 마지막이다. 정중하게 말을 하기 위하여 경청
을 해야 한다. 남 이야기를 듣지도 않고는 절대 정중하게 말을 할 수 없다. 환
자를 처음 만날 때 만남을 시작하는 것은 말이 아니라 눈이다. 서로 눈을 살
짝 마주치고 말을 시작해야 한다. 보지도 않고 말하는 것은 실례이다. 눈을 보
면서 내가 미소를 짓는다면 상대에게 웃는 나를 발견하는 것이 아니라 미소 짓는
상대를 발견하게 된다. 첫인상, 첫만남, 첫사랑처럼 모두 처음이 성공을 좌우한다.

학생들은 교수들이 환자와 대화하는 모습에서 돈독한 라포르(Rapport)를
부러워한다. 환자들은 왜 학생들에게 하지 않은 이야기를 교수에게만 하는지
궁금하다. 라포르는 신뢰관계를 의미한다. 심리학적으로 라포르는 정신감응
으로 해석된다. 서로 마음이 통해야 라포르가 생긴다. 또한 신뢰는 오랫동안

관계를 유지하여야 생긴다. 학생들은 환자를 오랫동안 보지도 않고, 환자와 마음을 통하지도 않기 때문에 라포르를 형성하기 어렵다. 담당환자와 라포르를 형성하고 싶다면, 오늘 환자에게 다가갈 때 '나는 환자 보는 것을 좋아하고, 담당 환자를 좋아한다'고 정신 감응할 준비를 하고 편안한 자세로 자신감 있게 도전해 보라.

본격적인 대화를 시작하면 상대를 존중하는 배려가 필요하다. 상대가 알아듣기 쉽게 말해야 한다. 상대의 말을 먼저 듣고 상대의 언어로 확인한다. 이해하고 있는지 차근히 설명한다. 필요한 정보가 있으면 아끼지 않고 제공한다. 상대가 편안하게 말할 수 있는 분위기를 만든다. 환자의 불만을 수용하고 긍정하며 이해를 표현한다. '만일 나라도 그런 상황이라면 화가 났을 겁니다.' 이런 위로 한마디면 불편했던 마음이 절반 이상은 사라진다. 그렇다고 다른 사람을 폄하하는 말은 하지 않는 것이 좋다. 환자의 요구가 있으면 환자의 언어로 확인시켜주고 기억하여 변화가 일어나도록 행동으로 보여 주어야 한다. 어떤 환자이던 환자이기 전에 존중받아 마땅한 인간이기 때문이다.

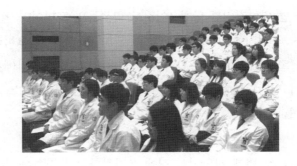

『환자를 대할 때면 불안한 마음이 남아있다.
환자분의 순응도가 별로 안 좋으면 어쩌지?
보호자가 나를 괴롭히면 어쩌지? 당황하면 어쩌지? 걱정이 앞선다.』

환자와 관계형성이 생각보다 쉽지 않은 이유는 낯선 사람들을 대하는 것이 어렵기 때문이다. 임상실습을 하면서 예상되는 문제이다. 문제의 원인이 어디에 있는지 아는 것이 중요하다. 내가 부족하기 때문이라면 나를 단련시켜 나가면 된다. 하지만, 이유를 다른 곳으로 돌리면 고치기가 쉽지 않다. 생각부터 바꿔야 한다. 외부적 환경을 내가 이해하고 적응하도록 나를 고쳐야 한다. 왜냐하면 내가 외부 환경을 고칠 수 없기 때문이다. 환자와 소통이 되지 않는 이유를 환자나 질병으로 돌리면 안 된다는 말이다. 환자가 몸이 아프거나 질병으로 심약해 있기 때문에 학생들이 접근하기 어렵다고 하는 것은 원인을 밖으로 돌리는 것이다. 임상실습에서 환자 진료에 대한 어려움을 의사소통 문제로 핑계 삼는다. 내가 환자 입장이라도 학생이나 낯선 사람을 만나고 싶지 않을 것 같다고 스스로 위로한다. 경험이 없는 학생 입장이라면 증상을 호소하는 환자에게 다가가기 두려울 것이다. 게다가 교수, 주치의, 인턴 등 이미 여러 번 병력청취를 당한 (이것도 학생들의 표현이다. 실제 당한다고 생각하는 환자도 있지만, 대부분 그렇게 생각하지 않는다. 오히려 다시 자세히 물어 주어 고맙게 생각하는 환자들이 훨씬 더 많다.) 환자에게 같은 것을 또 물어보기가 민망하고 소모적이며 하찮은 일일 것이라고 스스로 폄하하는 사고에서 벗어나야 한다.

권투 선수가 첫 번째 시합에서 링에 올라갔다고 생각하자. 눈을 내리깔고 두려움을 보일 것인지 허리를 꼿꼿이 세우고 머리를 들고 상대의 눈을 쳐다볼 것인지 마음먹기에 달렸다. 당당하게 맞서라! 상대는 무슨 질병이든지 고통 받고 있는 환자이다. 그들에게 관심을 갖고 공감해주며 진심으로 대하면 환자의 마음을 열 수 있다. 우선 이렇게 말해 보자.

한 학생의 성찰이다.

『"어제 못 주무셔서 피곤하실 텐데 낮에 조금 주무시라고
말씀드렸더니 환자분께서 너무나 고마워하셨습니다."』

학생이 당당하면, 청진기를 꺼내기도 전에 옷을 위로 올리면서
"수련하시는 분들은 많이 들어 봐야 해요"라며 청진을 격려해 주는 환자
를 만날 수 있다.

환자와 대화할 때 기본은 경청

『예진 환자는 많은 정보를 알려주고 싶어 했다. 한 가지를 물어보면 열
가지를 대답했다. 환자는 다른 대학병원에서도 나와 같은 학생 의사들의
예진을 경험하신 적이 있었다. 묻지 않아도 가족력, 과거력, 사회력 등에
관해 정말 상세하게 언급해주셨다. 질병에 대한 질문도 많이 하셔서 답변을
하느라 예진시간 10분을 훌쩍 넘겼다. 환자의 말을 적절하게 중간에
중단하는 법이 익숙하지 않다.』

환자의 말을 들어 주는 것, 경청은 매우 중요하다. 하지만, 시간이 무한정 있는 것이 아니다. 정해진 시간 내에 의미 있는 정보를 수집해야 한다. 환자의 불필요한 정보를 취득하는 것이 진료에 방해될 가능성도 있다. 적절한 선에서 마무리 하는 기술이 필요하다. 그러면서도 환자가 의사에게 자신의 이야기를 충분히 전달했다고 느끼게 해야 한다.

진료의 과정을 의사중심에서 환자중심으로 나아가 상호관계로 이어 나가야 한다. 상호관계는 환자와 의사 모두에게 이롭다. 무작정 오랫동안 경험한다고 잘되지는 않는다. 경험만으로 배우기에는 시간이 부족하고 상황이 달라지면 또 다른 경험이 필요하게 된다.

어떻게 해야 할까?

한 가지 의문은 이런 고민을 우리만 했을까? 스스로 답을 찾기 바란다. 경청을 하라고 하면서 10분에 예진을 마치라고 한다. 분명 잘못된 제도이다. 의료현장에서 3분 진료를 하니 학생들 예진이 10분이면 긴 편이다. 의업을 시작하는 의대생에게 3분 진료 예비 훈련이 아니길 바란다. 임상실습에서 학생들 예진이 10분이 된 사연이 있다. 원래 예진은 30분 정도였다. 학생들이 30분 동안 제대로 예진을 못한 것도 있지만 더 큰 이유는 환자들이 불편해하기 때문이다. 한번도 겪어 보지 못한 장시간의 문진과 진찰 시간이다. 현대인들은 바쁘다. 의과대학 학생들을 위하여 진료 대기 시간에 잠깐 봉사하기로 하였지만 30분을 참아 내는 것은 대한민국 의료체계에 익숙한 국민들에게는 낯선 상황이다. 아니, 견디기 힘든 시간이다. 그래서 예진시간이 10분이 되었다. 의료전문가라도 처음 만나는 환자 진료시간은 최소 15분이 소요된다.

『나는 흰 가운만 입었다고 의사가 되는 거라며 착각하고 있다.』

의사가 되기 전 환자의 말을 끊는 법을 배워야 하는 의과대학 교육에 한숨이 나온다. 학생들에게 시간은 많이 갖되 허투루 쓰지는 말라고 한다. 제대로 예진을 하려면 철저한 문진, 시진, 청진, 타진, 촉진을 하면서 시간을 알차게 써야 한다.

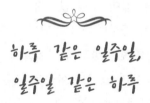

하루 같은 일주일, 일주일 같은 하루

『하루가 빠르게 지나간다. 중환자실과 병동에서 술기를 관찰하고, 직접 해보는 것은 모형과 전혀 다르다. 회진 돌고 PBL(Problem Based Learning) 준비를 하고 나면 저녁이다. 문득 내일이 금요일이란 것을 알고 소스라치게 놀란다. 한주가 이렇게 빠르게 지나가다니 귀신에 홀린 듯한 느낌이다. 별로 한 일도 없이 일주일이 지나갔다.』

임상실습이 시작되면 시간은 쏜살같이 지나간다. 별로 한 것도 없이 바쁘게 다녔는데 벌써 주말이다. 내가 한 것보다 할 수 없다는 것을 더 많이 느낀다. 학생들은 자신이 초라하고 부족하다는 생각에 주말에도 쉬지 못한다. 하루 빨리 선배들처럼 익숙해지고 싶어서 욕심을 낸다. 욕심은 화를 부른다. 과도한 스트레스로 지치거나 육체적으로 몸이 불편해질 수 있다. 평생 할 일이니 하루아침에 하려고 하지 말고 천천히 하자. 멀리 가려면 혼자 가지 말고 친구와 함께 가는 것도 좋다.

공부는 스스로 하는 것이 최선이다. 임상실습은 공부하는 재료를 제공하고 방법과 목표를 제시한다. 배우고 난 뒤 익히는 것은 각자의 몫이다. 임상실습 학생들을 만나면 이렇게 안내한다. 임상실습은 한마디로 고기 잡는 법을 가르치는 곳이지 고기를 잡아 주지 않는다. 학생들은 배우러 왔는데 가르쳐 주기는 고사하고 스스로 공부하라니 황당한 심정일 것이다. 대충 병원 구경하려고 흰 가운 입고 어깨 힘주려고 임상실습에 임하는 학생들에게 정신이 번쩍 들게 하는 일침이 필요하다. 임상실습은 힘든 교과과정을 마치고 휴식하러 오는 것이 아니다. 학생들은 다른 임상실습과 달리 호흡기내과 임상실습을 유격훈련에 비유한다. 군대 훈련 기간 중 가장 힘든 시기임을 자신들끼리 나누는 은어적 표현이다. 호흡기내과 임상실습이 유격훈련 만큼 힘들었다고 한다. 군대 유격훈련과 차이점은 시키는 것이 아니라 스스로 하게 만드는 것이다. 어려운 과정을 지나 의과대학 과정의 꽃이라고 하는 병원 임상실습에 나와 폼 좀 잡으려고 왔다가 모진 시어머니를 만나는 격이다.

교수가 주제를 던져 주면 교과서와 인터넷을 뒤져서 앵무새처럼 암기하여 발표한다. 이런 학습은 암기력 테스트 시간이지 진정 자신만의 실력이 함양되지 않는다. 돌아서면 잊어버린다. 그래서 모든 것을 학생 자율에 맡긴다. 자신이 공부하고 싶은 것을 공부하게 하는 것이다. 학생들은 자율적인 학습에 익숙하지 않다. 학습 주제를 찾는 데 2−3시간 걸린다고 한다. 평소 자신이 의학을 대하는 인식이 부족하기 때문이다. 배우기는 하지만, 주입식 교육에 익숙하여 의문을 갖지 않는 습관이 몸에 붙어있다. 의문을 갖질 않으니 무엇을 해야 할 지 길을 잃은 사람처럼 주제 선정에 3시간이 걸린다. 겨우 주제를 선정하고 자료를 찾고 공부를 하지만 신통치 않다. 의문을 품은 만큼 정리된 자료를 찾기가 쉽지 않다. 또한, 정작 중요한 문제인지 확신이 서질 않는다. 확신이 서질 않는 주제를 발표하기는 더 어렵다. 때로는 의문을 위한 의문처럼 학생이 배워야 할 주제를 한참 벗어나기도 한다.

임상실습 중 학생들에게 공부하라는 말을 하지 않는다. 왜 공부해야 하는지와 스스로 공부하는 법을 익혀 나가도록 지도한다. 학생들은 자신이 원하는 공부를 하기 때문에 밤을 새다시피 공부를 한다. 임상실습 1주가 지나면 다들 지쳐가는 기색이 역력하다. 왜냐하면, 스스로 학습을 하는 재미가 붙어서 꼭 찾고 말겠다는 의지와 내일은 좀 더 잘 해 보겠다는 필사의 노력 때문이다. 이렇게 수없이 밤을 새면서 좋은 의사가 되어가고 있다는 것을 그들은 알게 될 것이다. 스스로 학습 주제를 선정하고, 학습 자료를 찾고 정리하고, 주제에 대하여 어떻게 학습할 것인지 고민하게 된다. 매일 실습 중에 의문점을 학습주제로 정해도 되고 평소 잘 몰랐던 부분이라도 좋다. 때에 따라서 시사성 있는 주제도 좋고, 의학이 아니라도 좋다. 학습한 내용을 정리하여 다음날 3분 발표를 해야 한다. 어떻게 발표할지도 학생에게 전적으로 일임되어 있다. 틀어박힌 교육과정에서 벗어나 스스로 학습한다는 것이 어렵기도 하지만 공부하는 맛을 느끼게 된다. 많은 학생들이 스스로 찾아하는 공부에 밤잠을 설친다. 스스로 힘든 과정을 이겨 내는 것이다.

학생들의 가장 큰 고민은 공부이다. 하지만 공부에 대한 동기를 찾기 쉽지 않다. 의사가 공부하는 이유는 간단하다. 첫째는 환자를 치료하기 위해서이다. 둘째는 의사의 생계를 위해서이다. 마지막으로 의사가 공부하는 이유는 나의 이익보다 환자의 진료가 우선인 의사의 사명 때문이다. 공부는 의사의 일이고 일 자체는 삶이 주는 선물이다. 일이 없다면 공부도 없고 의사도 없다.

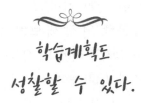

학습계획도
성찰할 수 있다.

	임상실습 중 학습 계획 사례
A	기침의 합병증, 기침과 요통에 대한 연관성을 스키마 작성(기침의 경우 지속 기간에 따라) 심장천식, 기관지천식 발작, 간질성 폐질환, 간질성폐질환의 조직검사, 동맥혈가스검사 해석, 기관지확장제의 부작용(심장, 신장)
B	천식의 진단과 치료, 호산구성 천식의 증상 및 검사 소견, 호흡음에 따른 의심질환, 폐렴의 원인균과 증상, 원인균에 따른 치료, 과민성 폐렴과 호산구 폐침윤, 만성 폐쇄성폐질환의 검사 소견과 치료, 기관지확장증의 증상과 영상 검사, 검사실 검사 소견, 기흉의 원인과 치료, 흉부 영상의 소견에 따른 진단적 접근, 간질성 폐질환의 종류와 그에 따른 치료, 폐혈색전증의 병태생리와 임상증상 및 진단, 폐혈색전증의 영상소견 및 치료, 폐기능검사에서 유발검사 소견에 따른 진단방법, 결핵의 영상 소견과 진단, 치료, 폐암의 종류에 따른 항암제의 선택
C	비후루증과 폐렴은 아무런 관계가 없는가? 비전형적인 병원균에 의한 폐렴이 비전형 폐렴이라고 하면 옳지 않은가? 노인의 폐기능 변화는 어떤 양상인지 또 왜 그렇게 변하게 되는지? 노인 환자의 경우, 실제 검사 결과나 영상 소견보다 환자들이 호소하는 임상증상이 다르다. 왜 그럴까?

성찰은 학습 외적인 것으로 치부된다. 하지만 의학적 학습과 지식도 성찰할 수 있다. 의과대학의 성찰 보고서에 임상실습 후 학습계획을 기록한다. 첫 번째 A의 성찰이 바로 전형적인 학생들의 성찰이다. 임상실습이 의과대학 강의의 연속처럼 보인다. 그나마 자발적으로 학습계획을 세웠으니 이를 나무랄 의도는 없다. 하지만 주도적 학습에는 늘 의문이 따라야 한다. 그래도 B형 학습계획보다는 낫다. 과연 하루에 이것들을 다 볼 수 있을지 의문이 간다. 무성의한 교과내용 나열처럼 보이기도 한다. 범위도 많고 내용도 다양하다. 과유불급이다. 공부욕심이 많은 것인지, 아니면 교과서 제목을 나열한 것인지 모르겠다. 임상실습을 하면서 이런 것들을 다 보려면 시간이 부족하다. 소위 족보라고 하는 요약본에 나온 제목과 시험문제 중심의 핵심들만 훑어보는 학습을 하겠다는 의미이다. 시험을 치기 전에 벼락치기로 공부할 때 계획인 것 같기도 하다. 이렇게 공부해서 몇 날이 채 지나기도 전에 잊어버리는 것을 또 반복하고 있는 것이다. 시험공부를 미리 하지만 정작 시험시간에 생각이 날지 의문이다. 임상실습과정 중에 배움은 교과과정학습과 다르다.

마지막 C형 성찰에는 실습 중 환자를 보면서 고민한 흔적이 보인다. 제대로 된 질문을 하고 있다. 지금까지 배운 지식이 다져지는 기회를 갖게 된다. 바로 학습계획도 성찰할 수 있다는 것을 증명하는 성찰이다. 위와 같은 학습계획의 성찰을 만나면 내 가슴이 뛴다. 학생들이 궁금해 하는 것이 바로 이것이구나! 한방 먹은 듯 잠시 호흡을 가다듬고 답장을 쓴다. 우선 칭찬을 빼놓을 수 없다. 학생의 성찰은 감동적이다. 교과서에 나오는 주제 나열식 학습계획만 보다가 진정 고민한 흔적을 발견하는 것은 마치 산삼을 발견한 심마니의 심정이 된다.

학습계획이 '폐기능 검사의 종류, 원리 및 적응증에 대하여 학습한다'보다 내가 맡은 '만성폐쇄성폐질환 환자의 동맥혈가스검사, 흉부 X-ray, 폐기능

검사 결과를 연관 지어 해석해 본다' 정도는 되어야 한다. '무엇을 공부해야겠다'보다 이러한 의문형 학습계획이 성찰의 결과이다. 학생들은 스스로에게 질문을 던져야 한다. 때로는 바보 같은 질문일 수도 있다. 지금 이런 질문을 하지 않고 그냥 지나친다면 다시는 이런 질문을 할 기회가 오지 않을지도 모른다. 질문을 해야 답을 얻을 수 있다. 의문이 생기면 문제해결을 하기 위하여 스스로 해답을 찾는 과정이 바로 성찰이고, 진정한 실력을 쌓아 가는 공부이다. 감동적 성찰을 소개한다.

『비전형적(atypical) 병원균에 의한 폐렴이
비전형(atypical) 폐렴이라고 하면 옳지 않은가?』

우선 질문에 대한 답을 스스로 찾기 바란다. 지금쯤 학생이 고민하고 나름의 결론을 갖고 있을 지도 모른다. 다음날 회진 시간에 토론을 할 것이다. 그 동안 자신만의 생각을 정리하기를 바란다. 이런 감동적 성찰에 바로 답장을 하지 않는 이유는 해답을 찾는 과정도 소중하기 때문이다. 학생들의 의견과 교수의 설명을 비교해 본다면 성찰의 과정을 방해하지 않고 영원히 잊지 못할 지식을 채득하게 될 것이다.

이번 성찰에서 질문은 현상(진단)과 원인의 문제이다. 비전형적 병원균은 원인이고, 폐렴, 즉 비전형폐렴은 현상(진단)이다. 그러므로 참이 되려면 원인과 결과 관계가 성립해야 한다. 아울러 역설이 성립하는지도 봐야 한다. 학생의 질문은 매우 감동적이다. 질문에서 언어의 적용 다양성을 고려하지 않았다. 비전형(atypical)이란 단어의 다양한 해석이 존재한다. 즉, 첫 번째 비전형적 병원균(atypical pathogen)은 병원균이 전형적이지 않다는 의미이다. 두 번째 비전형폐렴(atypical pneumonia)은 진단적 의미이다. 비전형 폐렴으로 보이는 현상(진단)은 증상, 영상, 검사소견 등을 종합하여 결정된다. 전형적

인 증상, 영상소견, 검사소견을 모두 갖고 있지 않은 폐렴을 말한다. 비전형
폐렴의 원인은 대부분 바이러스나 마이코플라즈마, 레조넬라, 결핵 등이다.
하지만 어떤 경우 심지어 전형적인 세균성 폐렴이라고 하여도 전형적인 진단
소견이 나타나지 않으면 비전형 폐렴으로 진단될 수 있다. 원인 균이 전형적
이든 비전형적 세균이든 비전형 폐렴 소견을 보일 수 있다. 비슷하지만 다른
의미가 된다. 비슷한 것은 다른 것이다. 이해가 되었기를 바란다.

『오늘 나는 지쳤다. 기관지동맥색전술의 적응증을 찾을 수가 없었다.
폐 상엽에 결핵으로 인한 후유증으로 피가 났다. 환자에게 맞는
적응증을 찾을 수 없었다. 하루 종일 집착하듯 문헌을 뒤졌다.
많은 시간낭비를 하고 나서 포기하고 전공의 선생님이나 교수님께
질문하는 편이 빠르겠다고 판단하였다.』

학생 스스로 의문을 제기하고 문제해결을 하려는 것이 진정한 학습이다.
그런 만큼 오래 기억된다. 이러한 과정은 때로 학생들을 지치게 만든다. 잘
정리된 교과서나 요약본으로 암기식 교육을 받았기 때문이다. 교과서는 모든
환자의 경우를 설명하지 않는다. 그래서 실습이 필요하고 또 실습 중 성찰이 필요
하다. 학습과제도 이렇게 성찰할 수 있다.

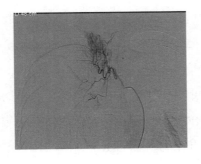

의사되기 첫째 날의 성찰

기관지동맥색전술 사진이다. 어디가 어딘지 모를 사진이다. 추상화같은 이 사진은 학생들의 마음을 표현한 것 같다. 대량객혈이 아니어도 색전술을 시행할 수 있다. 특히 결핵 합병증으로 인한 객혈은 만성적이고 반복적이기 때문이다. 교과서에는 글자(text)가 있다. 글자에 담긴 내용(context)을 이해하는 것이 실습이다. 만일 의사가 아닌 사람이 글자대로만 해석한다면 굳이 심도 있는 실습을 할 필요가 없다. 임상실습을 하면서 적응증에 함의된 내용을 이해하는 것이 중요하다. 적응증은 하나만으로 적용되는 경우도 있고, 두세 가지 원인이 합병된 경우에도 적용 가능하다. 환자가 처한 나이, 동반질환, 수술기왕력, 폐기능 등을 참고하여 적응증을 확대 또는 축소해야 한다. 다음날 학생은 객혈이 반복되었다는 병력을 찾게 되었고 적응증도 다시 확인하였다. 이렇게 집중하여 머리가 아닌 마음과 몸으로 공부한 경험은 쉽게 잊혀 지지 않는다. 의료 현장에서 임상가의 경험과 지혜가 필요하다. 학생들의 성찰은 가르치는 교수를 성찰하게 한다.

『만성 폐쇄성 폐질환의 급성 악화가 진행된 환자를 담당하게 되었다.
환자는 과거력에서 천식을 진단 받고 치료받아 왔다.
예상치 못한 대답에 혼란을 겪었다. 환자가 잘못 알고 있을까?
기록이 잘못 되었나? 천식과 만성폐쇄성폐질환이 동반되었나?
생각은 여기에서 멈추었다. 오후에 이런 상황을 보고 드리고
판단을 유보하였다. 학생 스스로 진단 내릴 생각은 안 했는지
교수님의 질문을 받고 또 한 번 당황하였다.』

처음에는 누구나 당황스럽다. 그렇게 어렵지 않을 것 같은 간단한 질병도 환자에게 가면 교과서와 다르다. 검사결과도 다르고 증상도 다르다. 환자가 알고 있는 것과 의무기록에 나온 내용도 다르다. 무엇이 진실인지 혼돈스럽다. 교과과정 시험에 나온 전형적인 환자를 찾기 어렵다. 오히려 전형보다 비

전형이 더 많다. 그래서 의학은 어렵다. 지금까지 배운 지식을 의료현장에서 환자를 통하여 확인하려 하지만 오히려 혼란스럽기까지 하다.

검사에서 결과가 양성으로 나왔다면 질병을 의심할 수 있다. 하지만 음성으로 나왔다고 해서 질병이 없다는 의미는 아니다. 양성의 결과도 특이도를 따져봐야 한다. 그래서 세상에서 요구하는 것처럼 확진은 없다. 진단만 있을 뿐이다.

『폐렴과 독감을 어떻게 구별해야 하는지 모르겠다. 환자의 임상증상은 독감에 가깝다. 검사결과에서 독감검사와 폐렴균이 모두 나오지 않았다. 추정진단을 어떻게 붙여야 할지 고민이다. 환자들은 교과서나 과정 시험문제처럼 전형적인 임상증상을 보이지 않는다.』

『폐렴 환자에게 빈혈이 있었습니다. 왜 혈색소가 떨어졌는지 의문이 갔습니다. 환자는 폐렴환자였기 때문입니다. 교과서나 논문들을 통해 폐렴 환자에게서 헤모글로빈 수치가 떨어질 수 있을지에 대해서 공부해보았습니다. 환자가 다른 질환이 있는지 병력청취를 다시 했습니다. 하루 종일 찾았지만 원인을 찾지 못하였습니다.』

학생들은 의료에 정답이 없다고 귀에 못이 박히도록 듣는다. 하지만, 객관식 시험에 정답이 있어 그런지 이 말을 믿지 않는다. 임상실습에 나와서도 정답을 찾고 있다. '예, 아니오, 진단명, 특효약, 비방, 확진, 완치' 뭐 이런 것들을 찾고 있다. 정답을 찾으려 하지 말고 나타난 현상에 대한 해석과 이해를 해야 한다. 현상은 단순히 학생들이 생각하는 한두 가지 원인에 의해서 나타나지 않는다. 나타난 자료들이 말하려고 하는 것을 그대로 받아들이고, 그 것이 나의 기준으로 설명되지 않는다면, 왜?라고 묻고 또 물어 보기 바란다. 복잡한 것들을 분리하여 한 가지 또 한 가지 해석을 해보라. 이런 과정을 반복하면 길이 보이기 시작하고 복잡한 문제를 다루는 데 익숙해진다. 문제 해결에서 성취감이 생기고 자신의 일을 좋아하게 된다면 복잡한 문제들이 예전보다는 달리 보인다. 유홍준 교수의 말을 빌리자면, 사랑하면 알게 되고 알면 보이나니 그 땐 예전과 같지 않다.

『급성 부비동염에 항생제를 사용해야 하나?
써서 나쁜 것보다 안 써서 나쁜 것이 제게는 더욱 크게 다가오기만 합니다.』

학생들은 환자와 질병을 글자로만 이해하는 수준이다. 폐렴 환자에게 빈혈이 있어도 폐렴과 빈혈을 연관 짓는다. 오히려 폐렴은 관련이 없으니 다른 질환을 의심해야 함에도 불구하고 말이다. 그래도 이렇게 스스로 질문을 던지는 학생도 많지 않다. 답이 없는 질문을 던지고 힘든 과정을 거치면서 학생은 성장한다. 이런 엉뚱한 고민을 하는 학생이 장래에는 좋은 의사가 될 것이다.

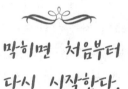

막히면 처음부터
다시 시작한다.

『하루 종일 환자의 호흡곤란 원인을 찾기 위해 많은 노력을 기울였다.
뇌수술과 척추협착으로 수술했던 분이다. 전신 통증과 마비증상이 있었다.
동맥혈가스검사, 흉부 X선 촬영, 폐기능검사 모두 문제가 없었다.
아무리 생각해도 원인을 알 수 없었다. 처음으로 돌아가서 환자의
병력부터 다시 했다. 환자는 어떤 일에 집중할 때는 호흡곤란이 없었지만
혼자 가만히 누워있으면 호흡곤란이 있었다. 난관에 봉착했을 때
처음부터 다시 시작하는 것이 중요한지 알게 되었다.』

모르면 처음부터 다시 시작해야 한다. 막히면 돌아가라는 말이 있다. 환자
를 보다가 막히면 돌아가야 한다. 하지만 그냥 돌아가면 안 된다. 지금까지
온 길을 되돌아봐야 한다. 처음부터 다시 시작이다. 이런 경험은 임상에서 어
렵지 않게 종종 만나게 된다. 언젠가 노교수님으로부터 당신께서 입원시킨
기관지 천식 환자를 봐달라는 요청을 받은 적이 있다. 환자는 70세 된 작가였
다. 천식은 한동안 잘 조절되다 최근에 심해졌다고 한다. 성격이 차분하고 정
말 마음씨 좋은 할아버지였다. 의무기록과 검사소견 등을 검토하고 환자를
만났다. 병원에 오래 다녔는데 이번처럼 낫지 않고 오래 가기는 처음이라고
말씀하셨다. 노교수님의 치료 지침에는 크게 문제가 없어 보였다. 환자의 말

처럼 호흡곤란이 심하고 천명이 크게 들렸다. 얼핏 보면 이유를 알 수 없었다. 잠시 고민을 하다가 모르면 처음부터라는 교수님의 가르침이 문득 생각났다. 처음부터 문진을 다시 시작했다. 노교수님의 가르침이 옳았다. 환자는 10년간이나 끊었던 담배를 최근 다시 피기 시작했다. 병원에 입원하고서도 하루 반 갑씩 흡연을 하였다. 호흡기 환자가 치료를 하다 낫지 않으면 혹시 담배를 피우고 있지 않나 의심해보아야 한다. 그리고 막히면 처음부터 다시 해야 한다.

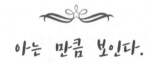

아는 만큼 보인다.

『실습은 아는 만큼 보인다. 단순히 참관을 하더라도 지식이 많을수록
더 많은 것을 보고 이해할 수 있다. 검사를 참관하기 전에
그 검사가 무엇인지, 무엇을 보려고 하는지를 미리 공부했어야 했다.』

아는 만큼 보인다고 했다. 조선 정조시대 유한준이라는 문인의 글이다. "사랑하면 알게 되고, 알면 보이나니 그때에 보이는 것은 전과 같지 않으리라." 학생들이 하는 일을 좋아하게 된다면 알게 되고, 알게 되면 그때부터는 이전과 달리 보이지 않는 것이 보인다. 보는 시각도 깊이도 달라질 것이다. 특히 실습에서 단순히 참관을 하더라도 참관하기 전 내용을 미리 알고 가면 참관이 흥미로워지고 질문이 떠오른다.

『흉부 X선 발표에 대해 강의를 들었다. 지금까지 흉부 X선 발표를
두리뭉실하게 알고 있었다. 정확하게 표현하는 방법을 배웠다.
아직 병변에 대해서 표현하는 것은 어렵다.
어떤 소견이 보이는지 매일 많이 봐야 한다.』

임상실습에서 학생들이 모른다고 좌절하지 않아야 한다. 학생들이 알면 얼마나 알겠는가? 임상실습에서 만나는 다양한 환자들의 원인과 진단, 검사와 치료에 대하여 모두 다 알고 있기는 어렵다. 아는 만큼 보인다. 학생들에게는 이런 말은 의미 없다. 오히려 학생들에게 부족한 것은 지식이 아니라 임상실습에 임하는 태도이다.

무엇이 두려운가?

아는 것이 없다고 해도 나는 의과대학생이다.

오늘도 배우러 다닌다.

무엇이든 배우겠다.

무엇이든 찾아보겠다.

무엇이든 물어 보겠다. 왜냐하면 나는 아는 것이 없기 때문이다.

여행을 하다가도 모르면 묻지 않는가? 질문은 답을 얻을 수 있다. 스펀지처럼 그냥 받아들이지 말고 조금이라도 이해되지 않는다면 질문을 해 보자. 처음부터 잘 할 수는 없지만, 그렇다고 관행을 그대로 받아들이는 것도 문제다. 왜 그런지는 알아야 한다. 이해되지 않으면 학습되지 않는다.

학생들은 의사가 되기 전에 의료사고를 걱정한다. 정확히 말하면 걱정만 한다. 티베트 속담에, '걱정을 해서 걱정이 없어지면 걱정이 없겠다'라는 말이 있다. 걱정만 하지 말고 어떻게 하면 이런 일이 다시 일어나지 않게 할까에 대한 고민을 시작하자. 보이는 현상은 원인이 아니다. 의료사고는 피치 못하게 일어난다. 우리는 사고가 생기면 '누가'라고 생각한다. 병원에서 누가? 어느 부서인지가 관심의 초점이다. 사람이 원인이라는 것이다. 사고를 낸 사람을 바꾸거나 교육시켜도 사고는 또 일어난다. 오히려 사고 낸 사람은 언제 어떻게 사고가 난 소중한 경험을 갖고 있기 때문에 사고를 예방할 수도 있다. 그럼에도 불구하고 사회나 의료사회에서는 사고자를 문책하고 사고자를 교체한다. 그러면 마치 사람들에게 문제가 해결된 것으로 착각하게 만든다. 사고가 나는 이유는 따로 있다. 대부분의 사고는 사고가 날 수밖에 없는 환경과 체계이다. 이러한 환경과 체계에서는 누구라도 실수를 할 수 있다. 학생의 조부가 조영제 사고로 신장이 나빠져 소천하셨다고 한다. 조영제는 병원에서 일상적으로 사용된다. 원인을 밝히고 똑같은 일이 일어나지 않게 하려면 우리는 무엇을 해야 하는지 고민해야 한다. 단지 슬픔에 젖어 각오를 다진다고 문제가 해결되지 않는다. 조영제를 투여하기 전 합병증을 예방하는 체크리스트가 있고 예방을 위한 처방 프로토콜이 있다.

『평소에 폐음 청진을 하면서 쌕쌕거리는 소리는 천명(wheezing)이구나, 거품소리는 수포음(crackles)이라고 생각했습니다. 경험이 쌓이다 보면 알게 되겠지라고 생각했습니다. 소리는 교과서에서 공부할 수 없고 글로 읽힌다 해서 알 수 없는 것입니다. 전공의 선생님이 폐음 청진을 할 때도 환자의 병력, 신체진찰, 영상소견, 검사결과 등을 한꺼번에 확인하여 통찰이 필요하다고 했습니다.』

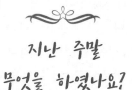

지난 주말
무엇을 하였나요?

『주말은 항상 좋다. 활기차게 다가와서 우리를 맞이한다. 구속하는 것이 없다. 여유를 가져다준다. 열심히 달려왔으면 잠깐 숨을 돌릴 차례다. 일을 하던 공부를 하던 중간에 휴식을 취해야만 일이 잘 돌아간다. 쉬는 것도 어떤 의미에서 보면 '일'의 연장선이다. 우리는 현명하게 쉴 줄 아는 능력을 갖춰야 한다.』

　실습 1주가 지나고 월요일이 되면 새로운 마음이다. 주말에 공부를 많이 해서 3분 발표 준비를 철저히 한 모습이 역력하다. 하지만, 월요일에는 학생들에게 의표를 찌르는 질문을 던진다. 학생들에게 지난 주말에 무엇을 하였는지 묻는다. 주말에 무엇을 하였는지 보다 무엇을 하면서 자신만이 느낀 점은 무엇이었는지 물어본다. 돌발적인 질문에 대부분의 학생들은 당황한다. 내가 주말에 뭘 했지? 주말은 쉬라고 있는 건데 뭘 했는지가 그리 중요한가? 주말에 쉴 때도 생각하라는 말인가? 대충 이런 생각으로 대답을 한다.

　주말은 삶의 쉼표이다. 누구에게나 쉼표는 필요하다. 글을 쓸 때도, 말을 할 때도 쉼표가 중요하다. 쉼표는 한 가지를 끝내고 다음으로 넘어 가도록 이끌어 준다. 쉰다는 것은 단순히 일을 중단한다는 의미 이상이다. 오히려 일을 지속가능하게 하는 원천적인 힘을 제공한다. 마치 15라운드를 해야 하는 권투선수에게도 1분 휴식이 있어야 더 나은 경기를 하는 것과 같다. 권투선수는 1분 쉬는 동안 체력만 보완하는 것이 아니라 코치의 지도와 상대의 전략을 파악하고 나의 전략을 수정한다. 쉬는 주말에 무엇을 하는지는 다음 주중에 할 일에 대한 준비이고, 재충전이며, 전략이고, 계획이다. 미술관에 가서 그림을 감상을 하려면 멈추는 것처럼, 무슨 일을 하던 잘 하려면 멈춤, 쉼이 필요하다. 휴일은 지난주를 돌아보며 새로운 한 주에 대한 예의를 갖추는 성스러운 시간이다. 자신이 하고 있는 일에 대한 근본적인 이유를 찾고 에너지를 받을 수도 있다. 휴식은 더 멀리 가기 위한 쉼표이다.

하느님도 열심히 천지 창조를 하고, 주말에 쉬셨는지 모른다. 유태인들은 매주 안식일을 갖는다. 그냥 쉬는 것이 아니라 아무것도 하지 않을 구속된 자유이다. 심지어 안식일을 철저히 지키는 유태인들은 22층의 건물 엘리베이터를 매 층에 세운다. 버튼을 누르는 것도 하지 말라는 의미란다. 매주 안식일을 지키는 유태인들은 다른 민족보다 하루를 적게 일하고도 더 많은 업적을 이룬다. 큰 일을 이루기 위해서 쉼표가 필요한 이유이다.

미국에서 연수하는 동안 가까이 사는 유태인의 삶을 배웠다. 나는 유태인의 안식일과 다른 나만의 안식일인 매주 일요일을 지키려고 노력한다. 나는 아무것도 하지 않을 자유와 뭐든지 할 수 있는 좀 더 자유로운 안식일을 지킨다. 나만의 안식일인 일요일 대부분의 시간을 아무것도 하지 않고 지낸다. 나에게 주말 하루의 안식은 주중에 최선을 다해 일을 할 수 있는 에너지를 충전하는 날이다.

사람마다 사는 방식이 다르다. 언제부터인가 나는 일요일에 일을 하지 않는다. 유태인들의 책을 읽고 나서 부터인지, 미국 연수 후 아니면 이스라엘에서 공부한 친구를 알게 된 뒤부터인지, 제7안식교를 믿는 고등학교 짝의 영향인지 모른다. 유태인의 안식일은 토요일이지만 나의 안식일은 일요일이다. 우리 가족은 일요일에 아무것도 하지 않으려고 노력한다. 일요일에 자신을 위하여 무슨 일을 하던 간섭을 하지 않는다. 가능한 집에서 식사도 하지 않는다. 식사를 준비하게 되면 결국 노동하게 되는 것이고 먹는 사람은 편할지 모르지만 준비하는 사람과 또 치우는 수고를 하게 된다. 안식일의 장점은 하루 종일 말하여도 모자란다.

학생들에게는 주말에 공부해야 할 이유를 찾으라고 한다. 공부를 해야 할 재료는 병원에 있다. 하지만, 정작 공부해야 할 이유는 병원에 있지 않고 병원 밖에 있다. 의학 전공자로서 힘든 과정을 거쳐 의사가 되어야 하는 이유를 아픈 환자를 보면서 느끼는 것도 중요하다. 아울러 세상 사람들에게 사회가 의학을 배우는 학생에게 무엇을 요구하는지를 알려면 주말에 그들의 이야기를 들어야 한다. 서점, 미술관, 영화관, 공원, 산행, 운동 등 무엇을 하든 사람들과 부딪히며 왜 훌륭한 의사가 되어야 하는지 물어 보아야 한다. 그래야 왜 공부하는지 알게 된다. 주말이 있는 이유는 주중이 있기 때문이다.

내가 왜 일을 해야 하는지, 내가 왜 공부를 해야 하는지를 알게 해 주는 것이 주말이다. 세상 사람들은 무슨 생각을 하고 사는지, 사람들이 의사에게 바라는 것은 무엇인지를 병원 안에서 찾기란 쉽지 않다. 해외에 나가 보면 우리나라에 대해 잘 아는 것처럼, 병원을 벗어나야 병원을 알게 된다.

주말에도 공부만 하는 학생들이 있다. 다음 주 있을 발표 준비는 시간이 걸리는 작업이다. 특히 학생들 입장에서는 평일에 감당하기 어렵다. 주말에 작업을 하고 병원에서 당직 전공의에게 검토를 받는다. 이런 열성적인 학생들은 주말도 공부를 한다. 의대생은 당연히 이 정도 해야 한다고 스스로를 위로한다. 계획없이 보내는 것보다 낫지만 주말에만 할 수 있는 일을 못하는 것 같아 안타깝다. 좋은 의사가 되기 위하여 공부는 끝이 없고 평생 해야 한다. 의사의 일이 지나쳐 지치지 않아야 한다. 참고로 임상실습에 나온 학생들에게 주말 보내는 법을 설명한다. 로마에 가면 로마법을 따르라는 말이 있다. 서울백병원에서 임상실습을 하고 있다면 지역의 장점을 살릴 수 있는 일이 있다. 서울백병원 주변은 모든 것이 역사이고 박물관이고 미술관이다. 여기는 대한민국 수도 서울 한복판이고 여기에서만 할 수 있는 일이 있다. 파리에 가면 루브르, 오르세, 오랑주리 미술관에 갈 것이다. 파리에서 테니스를 치는 것도 좋지만 그곳에 가야만 즐길 수 있는 문화를 경험하기 바란다.

다양한 책을 읽는 것은 다양한 사람을 만나는 것처럼 다른 사람의 생각을 이해할 수 있게 한다. 사람들의 생각이 다양함을 깨닫게 된다. 여러 가지 음식을 다양하게 먹는 것처럼 마음의 양식도 골고루 섭취해야 한다. 먹기 싫은 야채도 나름 맛이 있고 야채를 즐기는 사람도 있다. 채식주의자들을 이해하려면 다양한 야채를 먹어 봐야 한다. 서울 시내에는 볼거리가 많다. 주말답게 지낼 수 있도록 계획을 세워야 한다. 주말에 사람들과 만나고 또 휴식과 여가를 즐기는 목적이 무엇인지 생각해 보아야 한다.

2주차 자신감이 생겼다.

『환자를 대하는 데 어느 정도 자신감이 생겼다. 2주차에 들어오니
환자분들과 대화가 수월해졌다. 중요한 것은 학생이라고 움츠러들면서
어색하게 문진하지 말고, 자신감을 가지고 대응해야 한다.』

정신없는 1주가 지나면 점점 공부할 것들이 쌓인다. 하겠다는 의지와 충만한 사기만으로 그 많은 공부를 소화해 내지 못한다. 환자 한명에 붙어 있는 각종 검사들이 모두 공부해야 할 주제가 된다. 서서히 지쳐 가지만, 환자를 보는 것에 점점 익숙해진다. 확인해야 할 것들은 점점 쌓여가고 있다. 무엇을 해야 할지 임상실습 2주차에서 학생들의 방황이 시작된다.

학생들은 2주차가 되면 자신이 생긴다. 이제는 잘 할 것 같다. 하지만 또 다른 장벽을 만난다. 비협조적인 환자를 만나게 되는 것이다. 학생들에게 환자를 배정하고 나서 종종 듣는 말이 있다. 환자가 협조를 하지 않는다는 것이다. 처음에 서툰 것은 어쩔 수가 없다. 학생들의 실수는 병원 생활에 익숙해질 때 더 많이 나타난다. 대부분의 환자들은 학생이라고 하여도 잘 협조한다. 하지만 어디나 그렇지만 문제는 곳곳에 숨어 있다. 이유는 다양하지만 학생들이 문진을 어렵게 하시는 분들을 만나게 된다. 상황에 익숙해진 학생들이 원칙을 지키지 않기 때문에 발생되기도 한다.

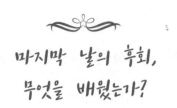

마지막 날의 후회,
무엇을 배웠는가?

『마지막 주가 시작되었다. 살면 살수록 시간은 빨리 지나간다. 많이 배우고
직접 체험도 해봤다. 나의 단점은 일을 미룬다는 것이다. 포트폴리오를
미루어 놓았다. 미루는 습관을 버리고 졸업을 해야겠다.』

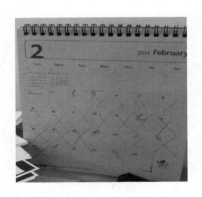

『오늘은 아침에 일어나서 병동에 나가 환자에게 불편한 것은 없는지
밤 사이에 어떤 변화가 있는지 알아보고 부지런히 하루를 썼던 것 같습니다.
그래도 24시간이 모자란 느낌은 항상 듭니다.』

회진 준비를 하기 위하여 새벽같이 출근한다. 환자에게 밤새 무슨 변화가 있었는지 확인한다. 하루 일과는 새벽에 시작하여 저녁 늦게 끝이 난다. 왜 인턴 선생님들이 늘 졸린 표정인지 알게 된다. 기대면 잠든다는 말이 실감난다. 해야 할 일은 24시간으로도 부족하다. 학생들은 짧은 시간에 자신이 어떻게 변해 가는지 알게 된다. 변화하는 모습이 진정 임상실습에 임하는 학생의 모습이다. 학생이 보낸 사진처럼 세상의 모든 것이 달리 보이기 시작할 것이다. 나는 왜 여기에 있는지. 이해하고 생각하고 또 생각한다. 점점 강해져 가는 학생 스스로의 모습을 상상해 본다. 그 모습을 목표로 삼고 정진하자. 나도 그런 학생의 모습을 상상한다.

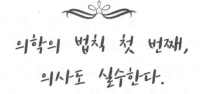

의학의 법칙 첫 번째,
의사도 실수한다.

『하루하루가 너무 아쉽다. 딱 1주일만 더 있으면 진짜 어느 정도는
할 수 있을 것 같고, 대답도 잘 할 수 있을 것 같은데
괜히 분한 마음이 든다. 매일매일 잘못한 것이 너무
머리에서 많이 맴도는 것 같다.』

    의사도 실수할 수 있다. 왜냐하면 의료는 불완전한 자료로 완전한 판단을 요구하기 때문이다. 의료현장은 처음부터 완전한 자료가 존재하지 않는다. 환자의 질병은 달리는 자동차와 같아서 시간에 따라 연속적으로 변한다. 변화는 누적되고 복잡 다양하다. 처음에 나온 결과도 시간이 지남에 따라 다르게 해석될 수 있다. 정확한 진단을 기다리기에 시간이 허락하지 않는다. 환자에게 치료가 필요하기 때문이다. 특별한 경우를 제외하고 아픈 환자를 마냥 검사만 하고 볼 수는 없다. 의사는 우선 잠정 진단을 내리고 치료에 들어가야 한다. 치료를 시작하면 환자의 질병은 새로운 양상으로 변화한다.

    최근에 나온 판결처럼, 모든 과정이 끝난 환자의 완전한 자료를 갖고 급박하게 진행되었던 불완전한 진료과정을 판단하여 형사적인 책임을 묻는 판결은 의료의 속성을 이해하지 못한 것이다. 모든 자료와 의무기록, 영상 사진과 판독지를 참조하고, 또한 잘 모르는 부분을 지적 자만심이 투철한 전문가들에게 자문하고 나온 완전한 결과로 판결한 것이다. 복통으로 찾아온 환자에게 완전한 검사 결과나 판독결과, 자문결과를 통하여 진료한다면 판사의 판결처럼 완전한 치료가 가능하다. 그러나 현실은 다르다. 의료는 질병과 촌각을 다투는 상황이다. 제한된 정보와 검사결과로 판단을 해야 한다. 잠정진단(판단)으로 행해지는 의료에 대하여 오진이라는 누명을 씌워서는 곤란하다.

    의사는 환자의 진단을 위하여 여러 가지 시도를 한다. 문진, 신체진찰, 병력청취 등과 더불어 각종 검사와 촬영도 하지만 흔한 질병이 아닌 경우 원인을 찾기 어려울 때가 있다. 질병이 몸 깊숙이 숨어 있거나, 처음 머리카락만 보이는 경우도 있다. 더욱 난처한 것은 전혀 다른 모습으로 결과가 나오거나, 검사를 했지만 결과가 나오지 않는 경우이다. 자료가 부족할 뿐만 아니라 검사결과가 상반된 경향을 보일 경우 아무리 경험이 많은 의사라도 완전한 판단을 하기 어렵다. 불완전한 자료에 의한 진료는 의료현장에서 매일 같이 일어난다. 의료의 속성이 완전하지 않기 때문이다.

판사에게 1주일 만에 판결하고 선고(의사의 처방처럼)를 해야 한다면 오판이 많이 생길 것이다. 판사가 오판하였다고 재판에 회부되어 죄를 묻지 않는 것은 판사의 일이 선의와 공공의 목적으로 하는 일이기 때문이다. 판사처럼 의사의 일은 선의와 공공의 이익을 목적으로 한다. 의사의 책임을 묻지 말자는 뜻은 아니다. 명백한 잘못에 대한 보상과 조치는 이루어져야 한다.

예를 들어, 의사가 의료 행위를 함에 있어 명맥한 잘못이 있는 경우도 있다. 좌측 수술을 오인해 우측을 수술하는 경우나, 혈액형이 A형 환자에게 B형 혈액을 수혈하거나, 수술 후 수술기구나 거즈를 배속에 놓고 나오는 경우이다. 어떻게 이런 어처구니없는 일이 생길까 싶지만 현대 의료를 행하는 모든 국가에서 드물지 않게 보고된다. 의료선진국이라 함은 사고가 전혀 일어나지 않는 것이 아니라, 의료사고의 재발을 막기 위하여 환자안전 보고학습체계를 가동하여 근본원인 분석과 재발방지 대책을 세우는 체계가 있는 것이다. 형사처벌은 근본원인 분석과 재발방지를 하는 것처럼 보일지 모른다. 문제를 개인에게 돌려 피해를 당한 사람의 한풀이는 될지 모른다. 그러나 문제를 해결한 것처럼 착각하게 만들어 근본원인을 찾지 못하게 되고 의료사고는 재발된다. 왜냐하면 의료체계가 불완전하기 때문이다. 의사를 처벌한다고 이런 일이 해결되거나 재발이 방지되지 않는다. 현대의학은 불완전한 자료로 완전한 판단을 요구하는 역설적 부조화의 예술이다. 의료가 완전하지 않음을 인정한다면 의사의 오류가 선의와 공익을 위한 행위의 결과라는 것을 살펴야 한다.

CHAPTER 2

성찰하는 방법과 마음가짐

66

성찰을 시작하면 학생들에게 인지가 생겨난다. 인지가 생기면 혼란이 온다. 지금까지 공부가 잘못되었기 때문이다. 분명 배운 것 같은데 써먹을 지식이 없다. 배우지도 않은 것 같아 과정 책을 다시 펴면 빼곡히 적혀 있다. 시험만을 위한 공부가 머리에 남아 있을 리 없다. 처음부터 다시 시작해야 하는데 두렵기까지 하다. 임상실습에 여유를 느끼기도 전에 마음을 다잡는다. 이렇게 해서 국가고시를 치를 수 있을 런지 걱정이 앞서기 때문이다.

Cogito ergo sum 근대 철학의 개척자인 데카르트(René Descartes)는 '나는 생각한다. 고로 존재한다'라고 말했다. 모든 것을 생각하고 의심하여야 참으로 믿을 수 있는 지식을 얻을 수 있다. 속단과 편견을 의심하여 완전하게 믿을 수 있는 진실이외에는 섣불리 판단하지 않는다. 사실을 가능한 작은 부분으로 나누어 분석하고, 단계별로 종합하고, 모든 것을 나열하여 빠지지 않도록 사고한다. 자신의 생각에서 모든 것이 출발한다. 생각하기 때문에 나의 존재 가치가 생기는 것이다. 데카르트의 말은 철학적 분석법 이상의 의미가 있다. 중세를 지나 근대로 가는 길목에서 왕정과 종교의 힘에서 벗어나는 계기가 되었다. 역으로 말하면, 데카르트 이전 인간은 생각했지만 생각할 수 없는 존재였다. 생각은 왕이나 종교인, 즉 지배 계급의 전유물이었다. 대중은 지배층의 부속물이나 하수인에 불과하던 시대였다. 왕족이나 종교지도자처럼 나도 생각할 수 있다고 말하는 철학자의 생각은 그들이 보기엔 불온분자이다. 데카르트가 종교인에 의한 독

살설이 남아 있는 이유이다. 지금부터 약 400년 전 데카르트는 '생각해야 존재한다'라는 말을 통해 의대생들에게 자신과 인간의 삶, 대학, 의료, 사회와 국가에 대하여 인지를 촉구한다.

　성찰의 기본은 자신을 되돌아보는 것이다. 학생들의 성찰은 반성만 있다. 반성 이후는 그냥 열심히 하겠다는 각오가 따른다. 무엇이 왜 잘못되었는지에 대한 분석이 없다. 분석이 없으니 대책과 계획이 나오지 않는다. 반성만 하고 예전처럼 하면 또 실패하고 반성을 반복하게 된다. 분석과 대책에는 행동이 따라야 한다. 자신의 행동을 변화시키는 것은 매우 어렵다. 행동이 바뀌어야 결과가 바뀐다. 좋은 행동에 따른 좋은 결과는 보상으로 자신감을 선물로 받게 된다. 그러면 인생이 변한다.

의사가 치열한 삶을 대하는 5가지 원칙

실습학생들의 글에서 삶에 대한 고민을 느낀다. 병원이라는 복잡한 세상에서 의술을 펼치는 의사들의 삶이 녹록지 않게 보이기 때문이다. 자신들의 미래가 선배들을 통해 비춰지기 때문이다. 선배들의 바쁜 일상이 자신들에게도 미래에 닥칠 부담으로 느껴진다. 스스로 자신감이 떨어지는 이유이기도 하다. 치열한 의사의 삶을 대하는 막연한 두려움이다. 학생들에게 한 사람의 의사가 치열한 삶을 대하는 개인적인 원칙을 설명하는 것이 도움이 될지 모르겠다. 의사라는 직업을 선택하였다면 피할 수 없는 원칙이다. 거창하게 말했지만 임상실습을 잘하기 위한 5가지 원칙과 유사하다.

원칙 1. 진정성을 가져라.

진심으로 뭔가를 전하려고 말을 해야 한다. 나의 속을 전부 다 내보인다는 생각으로 발표해야 진정성이 느껴진다. 진정성을 한마디로 정의하기 어렵다. 하지만 사람들은 진정성이 없는 것을 순식간에 알아챈다. 어떤 상황이 와도 진정성 있게 사람을 대한다면 진심을 전할 수도 있고, 원하는 것을 얻을 수 있다.

원칙 2. 무한한 겸손 가져라.

나는 아무 것도 모릅니다. 지금 말하는 것만 알고 있습니다. 잘 모르기 때문에 질문을 합니다. 왜 그런지 이 부분을 더 공부해 보겠습니다. 제가 이해한 바로는 이렇습니다. 이렇게 말하는 사람에게 뭔가 더 알려 주고 싶은 마음이 생긴다. 겸손한 태도는 사실보다 더 중요하다.

원칙 3. 담대함(후즈파 정신)으로 도전하라.

유태인들이 아버지의 이름을 부르는 것은 사람은 누구나 동등하다고 생각하기 때문이다. 이름을 부르는 것은 상대를 존중하며 배려하는 것이다. 무슨 일을 하든 특히 인간관계에 있어 사람을 당당하게 만든다. 학생들 입장에서 임상실습을 통한 병원 생활은 어려운 일이다. 의대생들은 병원이라는 생소한 환경에서 여러 직종의 사람들을 새로이 만나게 된다. 친구들과 교수들의 단순한 관계에서 간호사, 기사, 행정직원, 환자, 보호자 등 다양한 직종의 사람들과 소통을 해야 한다. 의료에 종사하는 사람들과 소통은 그나마 쉬운 편이다. 의대생 임상실습이 무엇인지 알기 때문이다. 의료에 지식이 없는 환자나 보호자들을 상대하는 것은 상대적으로 어렵다. 그럼에도 불구하고 자신의 소속과 이름을 당당하게 소개하고 협조를 구하는 자세가 필요하다.

원칙 4. 실패를 두려워하지 말고 즐겨라.

매일의 실패를 기록하고 실패로부터 배우는 자세를 갖는다. 배우는 사람의 실패는 성공의 밑거름과 같다. 실패를 실패로 그치지 않게 하려면 실패를 통하여 배움이 있어야 한다. 오늘 실패했다면 내일은 오늘과 다른 방법으로 시도해 보자.

원칙 5. 할 수 있다는 자신감을 가져라.

나도 학생 때 발표를 잘 하지 못했다. 지금은 수없이 많이 하다 보니 조금 늘었지만 아직도 부족하다. 발표도 기술의 일종이라 요령을 알고 상대를 알게 되면 익숙해진다. 발표를 잘하는 달변가들이 모두 이런 과정을 거쳤다고 한다. 처음부터 잘하는 사람은 없다. 대부분 발표를 잘하는 사람들은 자신의 발표 기술을 향상시키기 위하여 온갖 노력을 기울인 결과이다. 발표관련 서적, 연습, 준비 등 연습과 훈련 없이 프로가 되지 않는다. 나도 반드시 잘 할 수 있다는 자신감을 갖는 것이 첫 번째 단계이다.

실습에 임하는 8가지 원칙

『의사로써의 태도를 갖추려면 아직 멀었다는 것을 깨달았다.
전공의 선생님이 나에게 "더 해보고 싶은 문진이나 신체진찰 있으세요?"라고 하셨다. 소심해져서 "아니요"라고 말해버렸다.
왜 그렇게 자신감이 없었는지 내가 정말 원망스러워지는 순간이었다.
학생이라고 쭈뼛쭈뼛하면 환자들에게 신뢰받지 못할 뿐만 아니라 진료를 거부할 수도 있다고 자신감 있게 하라고 하셨다.』

장문의 성찰 일지를 잘 읽었다. 학생의 성찰을 요약하면 이렇다. 나는 지금까지 열심히 했고 열심히 할 것이다. 무엇을 할 것인지에 대한 내용은 없다. 태도는 사실보다 중요하다고 했는데 이러한 태도는 높이 살만하다. 아쉬운 점은 뭘 어떻게 할 것인지가 없다. 임상실습 뒤의 나의 모습을 상상하기에서 구체적인 모습이 떠오르지 않는다. 처음이기 때문이다. 지금까지 공부는 자신에게 주어진 강의록에 있는 공부였다. 이제부터는 의사 과학자로서 다음 몇 가지를 명심하고 임상실습에 임하기 바란다.

1. 지금 알고 있는 모든 사실을 부정하라.

단연코 말씀 드린다. 지금까지 배운 지식은 모두 쓰레기이다. 아니, 그보다 더 못할 수도 있다. 차라리 없는 것이 더 나을지 모른다. 왜냐하면 백지에 새로 그리는 것이 더 멋진 그림을 그릴 수 있기 때문이다. 지금까지 배우고 알고 있는 지식은 얼마나 진실인지 거짓인지 구분이 되지 않는 온통 뒤죽박죽되어 있는 시험통과용 지식 쓰레기통이다. 조직화되지도 않았고 이해하지도 않았다. 쏟아지는 사실에 대하여 한 번도 의심해 본 적도 없다. 학문을 하는 태도는 모든 것을 의심하는 데서 출발한다.

과연 교수가 말하는 것이 몇 퍼센트나 진실일까?

교과서의 한 줄은 어떤 경우에 합당한 진실일까?

언제나 진실로 성립하는 말일까?

반대의 경우도 참이 되나? 이런 고민을 해야 한다.

작년에 임상실습을 나왔던 학생이 생각난다. 이렇게 의심을 하고 찾고 또 묻고 하니 잠이 모자라 힘들었다고 한다. 아무도 학생의 진심어린 고민을 대신해 줄 수 없다. 토론이나 질문을 통해 답을 찾을 수 있다. 하지만 답을 들어도 얼마나 진실인지 알 수 없다. 답을 찾는 것은 오롯이 학생의 몫이다. 답을 찾기보다 답을 찾는 과정이 답이기 때문이다. 그러므로 학생이 얼마나 노력하느냐에 따라서 임상실습은 달라질 것이다.

분명한 것은 언제나 통하는 확실한 진실과 환경에 따라 참이 되는 부분진실과 시간적, 공간적, 시대적 진실의 가능성을 모두 고려하여 그 토대 위에 차곡차곡 쌓는 연습을 하기 바란다. 예를 들면, 학생은 의과대학생이다. 지금 이 정도는 진실일지도 모른다. 얼마 지나지 않아 이 말은 진실이 아니다.

2. 스스로 학습한다.

학생들은 호흡기내과 임상실습에서 3분 발표를 한다. 매일 주제를 스스로 정하고 발표 방향도 스스로 정한다. 공부한 것을 3분 동안 요약하여 발표한다. 주제, 결론, 근거, 요약 순서로 발표하는 것이 좋다. 발표를 듣고 전공의와 교수들이 질문을 한다. 3분 안에 모든 것을 말할 수 없다. 공부는 넉넉히 하고 발표는 요약해서 한다. 말하지 못한 부분은 질문에 대한 답변으로 말하면 된다.

3. 기록하여 남긴다.

임상실습하는 동안 나만의 생각을 남긴다. 사진도 찍고 그림을 그려도 좋다. 임상실습 기간 동안 호흡기 내과 임상실습이라는 다큐멘터리 영화를 찍는다는 생각으로 기록을 남겨 보자. 다른 사람의 생각이 아니라 70억 중에 한 사람 바로 학생의 생각을 남긴다. 매일 성찰을 통하여 성장을 느낄 수 있을 것이다. 기록하지 않으면 아무것도 남지 않는다. 임상실습 후 기록은 나의 일과 생각으로 남게 된다. 나중에 기록을 통하여 학생이 성장한 것을 알게 된다. 몇 개월 후 아니면 졸업 후에 볼 수 있다면 학생이 어떻게 변하였는지 알 수도 있다. 그러면 앞으로 어떻게 변해야 할지 미래를 내다 볼 수도 있다.

4. 요약하고 말한다.

실습은 읽고 쓰고(Read & write)의 과정이 아니라 듣고 말하기(Listening and Speaking)의 과정이다. 무엇이든 보고 배우고 내 것으로 만들어 다시 쏟아 내는 것이 말하기이다. 누군가에게 실시간으로 말을 한다는 것은 생방송과 같다. 녹화가 아니기 때문에 다시(NG, no good)가 없다. 계속 가야 한다. 만일 지식을 머리로만 이해한다면 쉽게 말하기 어렵다. 완전히 내 것으로 소화시켜야 자연스러운 말하기가 된다. 학생들은 환자에게도 교수에게도 말을 해야 한다. 어떻게 말을 해야 할까? 이것을 함께 고민해 보자.

5. 주말은 쉰다.

주말에는 쉬어야 한다. 무엇을 하면서 쉴지 아니면 아무것도 안 할지도 결정해야 한다. 다만 로마에 가면 로마법을 따라야 한다는 것처럼 서울백병원 임상실습의 장점을 살리기 바란다. 많은 사람들이 시간을 내어 서울의 중심에 가보고 싶어 한다. 우리나라 역사와 문화가 고스란히 남아 있기 때문이다. 서울 시내의 고궁, 공원, 미술관, 박물관, 기념관 등 역사와 문화, 예술이 살아 있는 곳이 너무나 많다. 주말에는 이런 곳을 다니면서 사람냄새를 맡고 사람들이 어떻게, 왜, 무엇을 하고 사는지 음미하기 바란다. 오랜 전통이 있는 맛있는 음식점도 많다. 주중에는 열심히 공부하고 주말에는 서울의 중심에서 멋진 계획을 세워보자.

6. 책을 읽는다.

가능하면 1주에 한권의 책을 읽는다. 책을 재미있게 읽는 방법을 소개한다. 책을 읽기 전 책 내용을 상상해 본다. 책을 읽으면서, 또 책을 읽고 난 후에 자신의 상상과 어떻게 다른지 자신의 생각을 기록해 본다. 예상이 맞으면 좋고, 나의 예상을 벗어난 책을 만나면 내가 생각하지 못한 지혜를 배울 수 있다.

7. 인생의 목표를 생각하고 정한다.

생각하고 정하면 어디든 눈에 보이도록 목표를 써서 붙인다. 목표는 바뀔 수 있으니 염려 말고 지금 당장 써보자. 생각보다 더 구체적으로 쓰자. 훌륭한 의사가 되는 것보다 의사가 되어 무슨 일을 할지에 대한 목표를 세우자. 내일 죽는다고 해도 오늘 해야 할 일이 인생의 목표이다. 길게 보아서 10년 뒤, 20년 뒤, 50년 뒤의 나의 모습을 상상하고 쓴다. 목표를 달성하기 위한 구체적인 행동계획도 같이 써본다. 이때 왜, 왜, 왜라고 스스로에게 물어 보자.

8. 나의 단점 고치기

나의 단점이 있다면 임상실습 기간 동안 한 가지만 고쳐보기 바란다. 단한 가지만.

마지막으로 임상실습 기간 내내 잊지 말아야 할 말이 있다. 매순간 즐겁고 행복해라는 말은 어느 순간에도 잊지 말기를 바란다. 의사가 되는 길은 힘들지만 즐겁고 행복한 일이다.

시간 관리 원칙

『실습을 하다 보니 점점 모르는 것이 많아졌습니다. 더 알고 싶은 것은 많은데 모든 걸 공부할 시간은 부족합니다. 뭐가 중요한지 우선순위를 알지 못 하니 이것저것 찾아보다보면 시간을 허투루 쓰게 됩니다. 필요한 정보를 선별해서 효율적으로 공부하는 능력이 부족합니다. 때로는 공부에 쏟는 시간은 많으면서도 정작 남는 것은 없어 자괴감이 느껴질 때가 많았습니다. 가능한 이해 위주의 공부를 하려다 보면 계속해서 모르는 내용을 찾아보게 됩니다. 때로는 원하는 자료를 찾지도 못하는 경우도 생겨서 막막하게 느껴집니다.』

누구에게나 시간은 한정되어 있다. 시간도 목표 중에 하나이다. 언제까지 마감이 있다면, 질과 내용보다 마감시간이 더 중요하다. 품질은 자존심이고 납기는 생명이다. 전문가라면 마감이 얼마나 중요한지 알고 있어야 한다. 실습은 전문가가 되기 위한 연습이다. 시간관리도 가볍게 생각하지 않기 바란다. 생각하면 그에 따른 행동이 나온다. 행동한다면 변화가 오고 변화가 온다면 발전한다. 시간관리 수첩으로 유명한 플랭클린 다이어리는 미국 건국의 아버지 벤자민 플랭크린의 이름에서 따왔다. 플랭클린은 시간관리 원칙을 갖고 있었다. 하루 24시간을 3-5-7-9로 나누어 사용한다. 아홉 시간 일을 하고, 일곱 시간 잠을 자며, 5시간은 식사와 운동을 하고, 오롯이 3시간을 자신의 발전을 위하여 사용한다.

　나도 의사라는 핑계로 시간을 잘 지키지 못하는 습관이 있었다. 역사와 전통의 대한의학회에서 정책이사로 일을 하게 되었다. 이사회에 처음 가게 되었다. 명예로운 자리이기 때문에 실수하지 않기 위하여 20분쯤 일찍 도착했다. 회의장에 들어서자 회장님, 부회장님을 비롯한 여러 이사님들이 벌써 회의 중이다. 내가 시각을 잘 못 알았나? 뒤꿈치를 들고 머리를 조아리고 명패가 있는 자리에 앉았다. 첫 회의인데 지각이라니 부끄러움이 밀려온다. 자리에 앉자 회장님이 "염이사 늦지 않았어요. 아직 회의 시작 안 했습니다." 라고 하신다. 회장님과 이사님들은 대부분 일찍 오셔서 환담을 나누다가 정확히 시간이 되어 회의를 시작하였다. 순간 '아, 이런 것이구나. 아름다운 전통과 명망은 그저 생기는 것이 아니다.' 구성원들이 약속을 지키려고 노력하는 집단, 서로에게 이익이 되고 예의가 있는 사회, 긍정적이지만 치밀하게 비판적 사고를 말할 수 있는 조직, 무오류라는 사명을 지향하지만 오류가 생기면 처절하게 시인하고 반성하는 행동으로 의사사회에서 솔선수범하는 조직이 대한의학회라는 것을 배웠다.

　대한의학회에서 다중이 모이는 회의 시간에 대한 원칙과 회의 절차를 배웠다. 대한의학회의 회의에서 20-30분 전에 도착하는 것은 결코 빨리 도착하는 것이 아니다. 회의에서 일찍 도착하는 것은 타인을 배려하는 마음에서 출발한다. 여타 다른 회의에서 코리안 타임으로 10-20분 늦게 시작하는 것은 다반사이다. 의사들이 진행하는 회의에서 늦게 시작하는 만큼 회의 종료 시간도 문제다. 시작 시간만 있지 끝나는 시간이 없다. 심지어 새벽까지 이어지는 회의도 있다. 한심한 것은 중요하지도 않은 문제라는 것이다. 열정은 이해하지만 회의 법을 모르는 사람들과 회의는 더 이상 회의가 아니다.

　회의에서 누구나 말을 해야 한다고 생각한다. 하지만, 말을 하지 않는 것도 의사표현이다. 한정된 회의시간에 의견을 모으기 위하여 동의하고 제청하여 결의하면 되는 것이지 꼭 내가 한마디 해야 회의가 성립되는 것은 아니다.

성찰은 인생의 선물상자

학생들이 잘 알고 있겠지만 노파심에서 적어 본다. 보통의 회의는 크게 두 가지로 나뉜다. 첫 번째 회의는 의견을 듣는 회의이다. 구성원의 자유발언을 통한 아이디어를 제시하는 발상전환의 브레인 스토밍(Brain storming) 회의를 하는 시간이다. 어떤 의견이든 백가쟁명 식으로 생각나는 의견을 종합하는 것이다. 어떤 주제에 대하여 명확히 회의로 결정할 부분이 없고 아이디어를 모으기에 좋다. 전문가의견을 구하는 자문회의도 일종의 의견 청취회의이다. 결정은 다른 곳에서 한다. 또 다른 회의는 많은 이사회와 각종 위원회와 같이 중요 결정을 하는 회의이다. 결정을 해야 하기 때문에 회의 전 결정하는 방식이 회칙이나 규정으로 명시되어 있다. 통상적으로 과반수 참석에 과반수 동의로 가결된다. 회의에 참석하는 사람이라면 회의 규정을 알고 있어야 회의 진행이 원활하다. 찬반 동수일 때 가결되지 않음이 원칙이나 어떤 회의에서는 회의장이 결정한다는 규정이 있을 수 있다. 아무리 큰 조직이라도 회의에서 실수가 나올 수 있다. 가부 동수가 나오면 연장자를 선택하는 규정이 있음에도 불구하고 투표 후 동수가 나와 재투표를 하는 촌극이 벌어지기도 한다.

현실에서 많은 경우의 회의가 복합적이다. 의견청취 또는 보고사항과 의결사항이 공존할 수 있다. 의결사항이라면 동의자의 동의와 재청이 있으면 안건이 성립하고, 회의장은 찬성과 반대의견을 청취한다. 한쪽 의견이 우세하거나 반대의견이 없으면 우선 동의해도 될지 의견을 구한다. 이견이 없으면 동의로 간주하여 결의한다. 다른 의견이 있을 때는 충분한 토의 후 표결에 붙여야 한다. 간단해 보이지만, 이견이 있는 경우 절차를 지키는 것이 의결의 정당성을 확보할 수 있다. 이외에도 이의 재기, 의사진행발언, 수정제의, 번안 동의 등 회의를 진행함에 있어 다양한 수단과 용어들이 있다. 이렇게 복잡한 이유는 무한정 회의가 길어지거나, 길어지는 것을 방지하여 회의 후 결정이 되도록 진행을 돕기 위함이다. 불순한 목적으로 회의를 길어지게 할 수도 있기 때문이다.

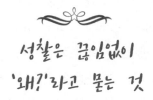

성찰은 끊임없이 '왜?'라고 묻는 것

『그동안 얼마나 얕은 공부를 해왔는지 절실히 깨달았다.
기껏해야 교수님께서 강조해주시는 부분을 두어 번 숙지하고
예상문제를 풀면서 시험을 쳐왔다. 그렇게 해도 성적에는 문제가 없었다.
나는 그것이 제대로 된 공부 방법이라고 생각해왔다. 실습을 돌고
단 1주일 만에 모든 생각이 바뀌었다. 지금까지 한 번도 왜 그럴까라는
생각을 해본 적이 없었다. 입에 떠먹여 주는 것만 어떻게 억지로 소화를
해내는 것이 공부가 아니다. 끊임없는 궁금증과 의문을 품으면서
모든 현상을 바라봐야 했었다. Why? Why? Why?』

·학생들은 지금까지 한 번도 '왜?'라고 생각해 본 적이 없다고 한다. 교과서에 실린 내용들은 많은 검증을 거친 것이기 때문에 의심 없이 받아들이는 공부를 하였다. 교과과정 중에 시험을 잘 보기 위해서는 괜찮은 방법일지도 모른다. 임상실습에서 교과과정처럼 교과서를 찾아보면 맞지 않는 부분을 쉽게 발견한다. 성찰은 당연할 것 같은 것에 '왜?'라고 물어 보는 것이다. 교과서에 수록된 내용들이 왜 참이 되었는지 임상실습 중 환자와 왜 다른지 질문을 해야 한다. 교과서의 내용들은 오래전 내용이라 지금은 진실이 아닌 경우도 있다. 때로는 어떤 상황에만 진실일 수도 있다. 반드시 진실일 필요가 없는 경우도

있고, 진실이라고 하더라도 실제 환자에게 의미없는 진실일 수 있다. 더욱 조심해야 할 진실은 현재의 문제와 상관이 없는 진실이다. 마치 관련이 있는 것처럼 포장이 되어 있는 것이다. 근거가 부족한 진실은 찾아내기 어렵다. 반대하는 주장의 근거보다 주장하는 진실의 근거를 찾기 더 어렵다. 마지막으로 진실이지만 다른 대안과 충분히 극복 가능한 진실도 있기 때문에 현실에서 진실이라고 말하기는 어렵다. 끊임없이 '왜?'라고 물어 보아야 한다. 日新月異. 하루하루 새로워지면 한 달이 지나면 달라진다.

하루를 돌아본다.
성찰 입문 자신을 돌아본다.

『피아노 연습을 하면서 성장을 느꼈다. 연습을 해 본 사람이라면 알 수 있다.
대상이 공부든, 춤이든, 악기 연주든 성장은 곡선이 아니라 계단형이다.
올라가는 계단만 있는 것이 아니라 순간 내려갈 수도 있다.』

피아노 연습을 빗대어 성찰한 이야기이다. 학생들은 실습을 하면서 같은 실수를 반복한다. 매번 최선을 하지만 하루하루 바쁜 일정 속에 지쳐간다. 일상처럼 느껴지지만 이러한 고민과 성찰 속에 달라진 자신을 발견하게 된다. 하루하루가 쌓여 한 주가 되고 한 달이 되기 때문이다. 나뭇가지가 성장하는 것처럼 매일 자신이 성장한 것을 알기는 어렵다. 언젠가 도달하겠지만 처음부터 잘 되지 않는다. 처음부터 잘 되리라고 잘할 거라고 기대하는 것은 욕심이다. 진정한 성찰은 겸손한 마음으로 꾸준히 목표를 향해 노력하면 어느덧 목표를 지나온 자신을 발견하게 만든다.

많은 학생들이 임상실습 과정을 힘들어 한다. 교과과정보다 여유 시간은 많은 것처럼 보인다. 실제로는 할 일이 태산 같다. 다시는 의대생으로 돌아가고 싶지 않을 만큼의 과제가 주어진다. 거기에다 스스로 학습 주제를 찾아 공부하고 발표준비까지 해야 한다. 살인적인 일정을 소화해내는 학생들을 보면 안타까울 때도 있다. 하루를 힘겹게 보낸 성찰 편지에 '힘내'라는 말로는 부족하다. 좋은 의도의 어설픈 이해는 나쁜 의도의 깊은 이해보다 더 나쁘다. 한 번도 생각하면서 살아본 적이 없는 사람들에게 삶은 항상 행복할지 모른다. 생각 없이 단순하게 사는 것이 더 행복하다고 생각하는 사람도 있다.

학생들의 성찰 입문은 한밤에 시작된다. 입문을 지나 자신의 삶을 되돌아본다. 지나간 일들을 회상한다. 전국 의과대학생과 국토대장정 행사를 하며 봉사를 돌이켜 보기도 한다. 당시에는 몰랐던 의미를 찾기도 한다. 어떤 일을 한다는 즐거움을 알게 되고 힘들지만 보람이 있음을 알게 된다. 이런 과정이 자신을 만들고 있음을 성찰을 통해 느끼게 된다.

주도적 학습의 시작
일일 성찰

『실습을 시작하기 전 미리 공부를 하고 왔어야 했다. 강의 시간에는 배운 내용만 학습하면 되었다. 실습 하루 만에 사태의 심각성을 깨달았다. 실습을 돌면서 궁금한 점이 생기면 찾아볼 수 있다. 내가 내 일을 챙기지 않으면 누구도 나를 챙겨주지 않는다. 주도적 학습이 필요한 시점이다.』

임상실습을 돌기 전에 과정에 대한 복습은 중요하다. 회진에 참여하여 교수와 전공의 대화를 이해하려면 예습은 필수이다. 과정에 대한 예습도 중요하고, 환자에 대한 파악도 중요하다. 현장에서 바로 알아듣지 못하고 다시 시간을 내어야 하는 번거로움을 거치는 시행착오를 한다. 그나마 이런 인지가 생기는 것은 바람직하다. 몰라도 모른 채로 지나가는 학생들이 문제다. 문제를 인지하고 나면 해결책을 찾을 수 있다. 왜 대화를 이해하지 못하는 지 자신을 돌아보게 된다. 해결책은 여기서 출발한다. 성찰은 '왜?'라고 시작하는 것이다.

과정학습에서 말하는 주도적 학습은 공허한 메아리다. 다음 주가 시험인데 원리를 생각하고 공부할 수가 없다. 하지만 임상실습은 다르다. 학생들이 이전과 다르게 그냥 암기하고 지나갔던 공부에서 어떻게 왜 그런지 생각하기 시작하였다. 이런 지식은 잘 잊어버리지도 않게 된다. 공부가 재미있어지는 순간이다. 이해하게 되니 굳이 외울 필요가 없고 오랫동안 기억에 남는다.

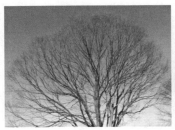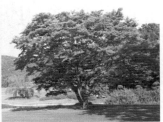

지식을 얻는 방법은 여러 가지이다. 단순히 암기로 여러 번 읽고 암기하면 된다. 이런 방법이 지루하고 비효율적이라는 것은 공부를 해 본 사람이라면 다 안다. '어떻게? 왜?'를 알아야 이해되고 또 잊혀지지 않는다. 또한 이해하려면 한 가지 사실에서 벗어나야 실체를 알게 된다. 지구를 이해하려면 지구를 벗어나 지구 밖에서 보는 것처럼 이해하기 쉬운 일도 없다. 공부를 하는 것도 같은 이치이다.

어제 실패했다면
내일은 다른 방법으로 시도할 것.

『실패는 두렵다. 실패를 인정하는데 부족한 점이 많다. 어렸을 때와는 달리
실패에 대하여 부정적으로 생각하지 않는다. 기회가 있을 때 충분히 준비가
되지 않았다는 핑계로 도전을 미룬다. 신중히 하고 싶어서라고 포장을
해왔지만 사실은 실패에 대한 두려움 때문에 도전을 망설인다. 익숙하지
않은 일에 대한 불편함 때문에 도전하지 않는다면 발전도 없다.
실패를 두려워하지 않는 발전하는 사람이 되고 싶다.』

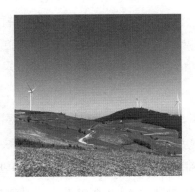

어제 실패했다면 내일은 오늘과 다른 방법으로 시도하라. 내가 가장 좋아하는
말이다. 누군가로부터 들은 말이거나 어느 책에서 읽은 글 중에 있을 것이다.
가능한 출처를 밝히기 위하여 누가 한 말인지 찾아보았지만 찾을 수 없었다.

누가 한 말인지 중요하지 않다. 나의 인생에서 좌우명처럼 마음 깊이 간직하고 있다. 살아가면서 일이 원하는 대로 잘 되지 않을 때 항상 나에게 용기를 주는 말이다. 곰곰이 생각해 보면 이 말은 오늘의 나에서 내일의 나로 변화를 말한다. 입버릇처럼 학생들과 전공의들에게도 오늘보다 내일은 더 나아진 나를 만들기 위하여 끈기를 갖고 도전하라는 말을 대신하여 어제 실패했다면 내일은 오늘과 다른 방법으로 시도하라고 말한다. 엘리노 루즈벨트(Eleanor Roosevelt)는 말했다. Yesterday is history, tomorrow is a mystery. Today is a gift so called the present. 역사로부터 배우지 못하면 실패한다.

학생들은 실수를 통해 배운다. 말로 하는 실수보다 현장감 있는 실수를 통해 배운다. 식당에 지갑을 놓고 나오거나, 환자는 늘 병실에 있을 거라는 착각으로 여러 번 허탕을 친다. 병실에 있는 환자도 여러 가지 검사와 시술로 병실만 지키고 있지는 않다. 환자를 만나려면 오늘 환자의 일정을 알아야 한다. 환자를 보았어도 그냥 지켜보는 것이 아니라 실제 환자의 동선을 따라 무슨 일이 일어나고 있는지 확인해야 한다. 의료현장과 의료 지식 간에 차이가 있기 때문이다. 어제 실패하였다면 오늘은 어제와 다른 방법으로 시도한다. 지갑을 몸 밖에 두지 않는다. 당장 행동으로 옮긴다. 법정스님이 말씀하셨다. 바로 지금이지 그 때가 따로 있는 것이 아니다.

학생들은 환자와의 소통이 어렵다. 자신감이 부족하고, 의학적 지식이 부족하다. 단지 이런 것만이 원인이 아니다. 주입식 교육, 객관식 시험문제만으로 평가 받는 학교 문화에서 언어적 소통의 사회로 첫발을 디딘 것이다. 이제는 귀를 열고 말을 해야 한다. 상대의 이야기를 글자로만 인식하는 것이 아니라 표정에서부터 개인적인 경제적 상황까지 배려하지 않으면 소통은 어렵니다. 환자에게 검사를 하라고 설명하는데, 환자가 다른 말을 둘러 댄다면 검사에 대한 설명이 부족했거나 검사를 하지 못할 사정이 있다는 것을 짐작해야 한다. 내가 아무리 많이 알고 있어도 말을 하지 않으면, 또한 검사를 해야 할 합리적 이유를 설명하지 못하면 검사를 할 수 없거나 검사가 지연된다. 임상 실습은 과도기 과정이다. 학교에서 사회로 나가는 중간지대의 연습과정이다. 과도기를 어떻게 보내느냐가 실전 사회에서 적응을 좌우한다.

성찰은 매일 쓴다는 것. -글쓰기와 말하기를 향상시킨다.

성찰은 글쓰기 훈련이다. 학생들의 글은 전형적인 이공계 글쓰기의 문제를 갖고 있다. 우선 주어가 없다. 중문에 복문이 많다. 무슨 말을 하려는지 알수가 없다. 한참 읽다보면 논점이 흐려지는 경우도 있다. 현대에서 말하기만큼 글쓰기도 중요하다. 글쓰기가 필수과목인 이유이다. 영미권 학생들은 에세이를 잘 쓰기 위하여 유의어사전(thesaurus)을 끼고 산다.

내가 미국 콜로라도 주립대학에서 연구교수로 연수할 때 있었던 일이다. 실험 과정에서 특정 유전자결함 실험쥐를 구해야 했다. 조사를 해보니 전 세계 3곳에서 내가 필요한 실험쥐를 갖고 있었다. 지도교수가 그중 2곳에 실험쥐를 보내 줄 수 있는지 편지를 보내라고 했다. 연구자의 성심과 공동연구를 통해 연구 결과에 대한 이익을 공유할 수 있고, 소요되는 모든 비용을 부담하겠다고 공손하게 편지를 보냈다. 물론 지도교수와 공동명의로 보냈다. 한달이 지나도록 답장이 오질 않아 지도교수에게 알렸다. 지도교수는 편지를 자신에게 보여 달라고 했다. 장문의 편지를 한 장으로 줄이면서 내가 하고 싶은 말을 다 써놓았다. 편지를 보낸 지 1주일 만에 한곳에서 친절하게 답장이 왔다. 자신들이 모든 비용을 부담하고, 다음 주에 실험쥐를 받아 볼 수 있다고 한다. 실험이 잘 되길 바란다는 인사도 빼놓지 않았다. 두 개의 편지를 놓고 한참동안 고민한 적이 있다. 내가 쓴 편지는 중언부언에 미사여구가 난무하였다. 필요 없는 말이 너무 많았던 것이다. 속도의 시대에 과연 내가 하고자 하는 말이 무엇인지 한참 들여다보아야 알 수 있다. 길게 쓴다고 의미가 더 잘 전달되지 않는다.

학생이나 전공의 시험을 주관식으로 기술하게 하였다. 요즘 학생들에게 주관식은 낯설다. 글씨는 말할 것도 없고 글자를 알아보기도 어렵다. 띄어 쓰기는 언감생심이다. 줄이 춤을 춘다. 형식도 말할 것이 없거니와 내용은 더 가관이다. 무슨 말을 하는지 도무지 알 수 없다. 글쓰기라고 하면 서론, 본론, 결론 등의 방법도 있고, 5W1H로 쓴다는 것 쯤은 알고 있을 것이다. 가장 문제가 심각한 것은 문장에 주어가 없다. 때로는 주어가 2−3개 보인다. 복문이 많아 숨을 쉴 수가 없다.

글쓰기를 고민하는 학생들을 위하여 하버드 글쓰기 기법을 소개한다. 소위 OREO법이라고 한다. 주장(Opinion), 이유(Reason), 사례(Example), 제안강조(Opinion offer) 순서를 지키면 상대의 관심을 불러일으킬 수 있다. 여기에 무엇을(what), 어떻게(how), 왜(why) 쓰는지를 잊지 않는다면 유용한 글쓰기 팁이 될 것이다.

학생들에게 이것만은 꼭 전하고 싶다. 첫째, 글쓰기 할 때 단문으로 쓰자.

교과서에서 배운 피천득의 '수필'을 다시 한번 읽어 보기 바란다. 한 줄에 2-3문장이 들어간다. 언제 읽어도 명수필이고 명문장이다. 명문을 쓰려면 단문으로 써야 한다. 둘째, 가능한 주어를 쓰자. 국문은 영문과 달리 주어가 생략되는 경우가 많다. 하지만 주어가 있는 문장이 더 이해하기 쉽다. 주어를 쓰더라도 단문을 쓰는 첫 번째 원칙을 잊지 말기 바란다. 왜냐하면 학생들의 글은 복문이 많아 한 문장에 주어가 2개 이상 들어가 주어와 술어가 일치되지 않는 경우가 많다. 의미는 전달된 것처럼 보이지만 자세히 보면 뭐가 뭔지 알 수 없는 문장이다. 셋째, 글쓰기는 결론부터 써야 한다. 어릴 때 배운 서론, 본론, 결론의 순서는 잊어라. 왜냐하면 현대인들은 바쁘기 때문에 남의 글을 읽어 보려 하지 않는다. 첫 문장에서 읽는 사람을 끌어들이지 못하면 내 글은 더 이상 읽혀지지 않을 가능성이 높다.

『환자에게 직접적으로 보여지지 않지만 뒤에서 진단과 치료에
많은 도움을 주고 있는 의사들도 굉장히 중요한 역할을 한다.』

환자를 진료하는 것은 의사라는 직업의 꽃이다. 꽃처럼 화려하지는 않지만 잎사귀나 줄기역할을 하는 의사가 있다. 환자를 만나진 않지만 진단과 치료에 도움을 주는 의사들이다. 임상에서 보이지 않는 곳에서 의사를 지원하는 의사들이다. 그들이 없다면 줄기나 잎이 없는 꽃이 있을 수 없는 것처럼 진료가 제대로 이루어지지 않는다. 임상의사가 혈액검사, 영상검사, 병리검사를 처방하여도 정확한 검사 결과를 받지 못하면 환자를 정확히 진단할 수 없다. 보통 사람들은 모르지만 병원에는 의사를 돕는 의사들이 많이 있다.

성찰 너에게 고맙다.

『저는 직접 보고 들은 것만이 다가 아니라고 생각합니다. 스스로는 편협한
사고의 틀을 벗어나려고 노력하였습니다. 제가 편협함에서 벗어났다는
생각한 것도 짧은 생각이었습니다. 나는 이만하면 많이 성장했다고
정체하기보다 앞으로 다른 사람들의 의견에 귀를 기울이고, 더 많은 것을
경험하여 열린 마음이 되도록 노력하겠습니다.』

임상실습은 자신을 찾는 과정이다. 스스로를 돌아보는 것이다. 생각을 많
이 하되 한곳에 머물지 않고 발전되어야 한다. 생각을 변하게 하려면, 생각을
행동으로 옮기는 실천이 따라야 한다. 왜냐하면 생각처럼 행동이 일어나지
않거나, 행동으로 옮겨도 생각처럼 되지 않는 경우가 많기 때문이다. 이럴 때
다시 생각을 하고 다음 행동을 어떻게 할지 점검하고 계획해야 한다.

임상실습은 자신을 찾는 과정이다. 처음부터 잘하는 사람은 없다. 이리 저
리 고민하고 부딪치고 도전하고 실패하는 것이 임상실습이다. 실패를 두려워
하지 말고 도전해야 한다. 처음에는 욕심을 버리고 실현가능한 작은 목표를
세우고 성취감을 느끼는 것이 중요하다. 작은 성취는 행동하는 즐거움을 느
끼게 한다. 작은 성취가 모여 어느덧 성장한 자신을 발견하게 된다. 어디에
가든 어느 순간에 지금처럼 자신을 돌아보는 시간을 가져라. 그것이 자신을
찾는 과정이다. 나는 누구인가? 왜 사는가? 무엇이 가치 있는 것인가? 왜 여기

있는가? 등 끝없는 자신과의 대화 속에 자신을 알게 되고 자신의 길도 찾게 될 것이다. 실패와 방황의 과정에서 찾은 자신은 부드러우면서도 단단하다. 천천히 한발 한발 정진해 보기 바란다.

『교수님과 대화를 하고 나서 자신감이 생겼다. 오늘은 삶과 죽음에 대해서 생각해보았다. 나의 존재와 가치는 죽음과도 바꿀 수 있는 것이다. 죽음 자체는 두렵다. 한순간을 살더라도 죽음까지는 아니라도 제대로 살아야 한다.』

임상실습에 두려움을 느끼는 학생이 있었다. 임상실습에 대한 오해가 있다. 의과대학 임상실습은 의대생의 꽃이다. 흰 가운을 입고 행동하는 자신을 상상하기만 해도 멋지다. 학생들은 임상실습에 대한 환상을 갖게 된다. 실습이 시작되면 환상은 처절하게 무너진다. 과정학습과 달리 임상실습은 고독한 것이기 때문이다. 모든 것을 혼자 해내야 한다. 다같이 환자를 보지만 그것도 자신만의 몫이다. 두려움은 목표를 흐리게 만든다. 공상도 두려움의 산물이다. 고독한 과정의 두려움을 이겨야 한다.

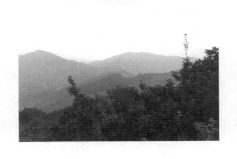

성찰을 통하여 시간이 빨리 지나간 것처럼 학생들이 변하는 속도도 빠르다. 변하려고 노력하는 속도도 그렇다. 처음에는 아무리 변화하려고 해도 잘되지 않는다. 평소 생각만 많이 하고 행동으로 옮기지 못하는 학생이 있었다. 스스로 행동하지 못함에 반성을 하였다. 그에게 말한다. 한두 번 해서 고쳐질 것 같으면 진즉에 고쳤을 것이다. 습관을 고치기는 어렵다. 어려울수록 도전할 가치가 있다. 왜냐하면 도전에 성공했을 때 그 성취감은 상상보다 크기 때문이다. 욕심내지 말고 한 걸음씩 무소의 뿔처럼 정진하기 바란다. 뒤와 옆을 돌아보지 말고 목표를 향해 나아가길 바란다. 머지않아 목표에 도달해 있음을 알게 될 것이다. 교수들이 지적하는 말들은 모두 나를 응원하는 구호로 생각하고 즐기시길 바란다.

어떻게 살아야 할지에 대한 고민은 어떻게 죽을지에 대한 질문과 같다. 평생을 두고 고민해야 할지도 모른다. 내 나이쯤 되면 어떻게 살아야 할지라는 고민이 어떻게 죽을지로 바뀐다. 어떻게 무엇을 위하여 살아갈 날보다 어떻게 죽을지 고민할 날이 짧아졌기 때문이다. 답이 없지만 답을 구해 보려는 시도와 노력의 과정이 중요하다. 먼 미래보다 오늘 당장 내일을 위하여 무엇을 할지 고민이 필요하다. 때로는 혼자 생각하는 것보다 다른 사람들의 생각을 들어 보는 것도 도움이 된다. 다른 사람이라는 거울을 통하여 자신을 비춰 볼 수 있기 때문이다.

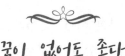

꿈이 없어도 좋다.

『닥치는 대로 공부하다 보니 별다른 고민 없이 성적에 맞춰 의대에 진학하게
되었다. 입학하자마자 부작용이 생겼다. 입학한지 2주 만에 휴학계를 내고
유럽여행을 떠났다. 어린 시절 나의 꿈은 운동선수였다.
여행 중 축구 경기를 관람하였다. 경기 중 부상 선수를
치료하는 사람을 보았다. 그녀는 팀 닥터였다.』

　의사가 아니라 팀 닥터가 되고 싶은 학생이 있었다. 팀 닥터가 되려는 이
유는 운동을 좋아하기 때문이다. 좋아하는 축구를 하는 대신 축구 팀 닥터가
되면 꿈을 이루는 건지 모르겠다. 운동을 좋아한다고 모두 운동선수가 되는
것은 아니다. 축구를 하다 부상으로 선수 생활을 못해 코치가 될 수도 있고,
운동용품을 만들 수도 있다. 운동과 관련된 비즈니스는 다양하다. 꿈이 좋아
하는 스포츠를 마음껏 즐기는 거라면 가능할 것이다. 축구선수가 아니라도
축구 팀 닥터가 되어 꿈을 이룰 수 있다.

　축구 선수 박지성에게 기자가 물었다. 만약에 축구를 하지 않았다면 무엇
을 하였을까요? 박지성은 대답했다. 동네에서 호프집을 했을 것 같아요. 기자
가 놀라서 다시 물었다. 왜 하필 호프집인가요? 박지성은 말했다. 호프집을
하면 낮에는 축구를 할 수 있으니까요. 축구를 좋아하기 때문에 호프집을 하
는 것이다. 우스갯소리 같지만 성적에 맞춰 의과대학에 온 학생들이 있다. 성

적이 조금 낮게 나왔으면 차라리 본인이 원하는 과(전공)에 지원했을 거다. 성적이 원하는 것보다 높게 나와 어쩔 수 없이 의대로 왔지만, 자신의 꿈은 다른 곳에 있다. 다른 꿈을 꾸고 있건 꿈이 없건 아무래도 좋다. 이제 시작이다. 이제부터라도 꿈을 진지하게 생각해 볼 필요가 있다.

의대에 입학하기 위하여 4수를 한 늦깎이 의대생을 만났다. 매사에 부정적이었다. 그는 계획을 세우지 않는다. 계획의 필요성을 알지만, 계획을 세워 지켜본 적이 없기 때문이다. 계획이 일의 효율성을 높이고 목표를 달성할 수 있음에도 불구하고 점점 계획을 세우기 싫어하게 되었다. 스스로도 부정적임을 인정하였다. 심지어 환자를 볼 때도 공부를 할 때도 그랬다. 이 학생은 실패가 두려워 도전하지 않는다고 한다. 세워봤자 결국 지켜지지도 않는 계획을 세울 필요가 없다. 그래서 '닥치면 한다'로 합리화하거나 실패한 계획에 대한 학습된 무기력증에 빠지게 되었다. 학생은 매우 현실적이다. 자신의 경험을 바탕으로 무계획이 더 효율적이라고 생각한다. 아무리 계획을 세워도 예측하지 않는 일들이 너무 많이 생긴다. 새로운 일정이 생기고, 하려던 일이 생각보다 어렵거나 시간이 오래 걸린다. 몸이 아파 실천할 수 없을 때도 있고 체력이 부족해 게을러질 수도 있다. 계획대로 되지 않을 핑계는 수없이 많다. 피치 못할 변수들로 인하여 계획은 항상 무너진다. 한 번 일이 밀리기 시작하면 끝없이 밀리고 밀린 일은 오히려 부담이 된다. 실습하는 동안 성찰을 통하여 스스로 4수라는 족쇄를 풀어내는 계기가 되었다고 한다. 4수 의대생이라고 당당하게 밝힐 수 있는 자신을 찾게 되었다. 남들이 하지 않은 4번의 도전이 부끄러운 것이 아님을 성찰을 통하여 알게 되었다. 흔치않은 4수의 경험을 부정에서 긍정으로 바꾸고 그런 끈기와 힘이 자신의 내면에 있음을 자랑스럽게 생각하게 되었다. 이러한 사고의 변화는 공부해야 할 이유와 목적을 찾게 하였다.

계획이 실패하는 원인은 다양하다. 계획을 실현 가능성이 없게 높게 잡거나, 지나치게 세세한 계획으로 현실적으로 불가능한 계획을 잡았기 때문이다. 도달할 수 없는 실패를 계획하는 것이다. 거시적인 계획도 있고 미시적인 계획도 있을 것이다. 때로는 자신의 능력을 과대평가하여 계획을 잡는 것도 실패의 원인이다. 어떻게 실패하든 계획을 세우면 계획대로 되지 않았음을 알게 된다. 그렇다면 왜 계획대로 되지 않았는지 스스로 분석하면 된다. 계획이 계속 실패하는 이유는 실패를 분석하지 않기 때문이다. 실패를 통한 배움이 없기 때문이다. 오늘 실패했다면 내일은 다른 방법으로 시도해야 한다. 실패는 성공하지 못할 방법 한 가지를 알게 된 것이다.

실패에 좌절하는 사람의 이야기가 "미움 받을 용기"라는 책에 나온다. 좌절하고 있는 학생들에게 일독을 권한다. 생각하고 행동하지 않으면 변화는 일어나지 않는다. 학생들 말처럼 학습된 무기력증으로 자신을 부정과 실패로 예견한다. 어차피 안 될 것이라고 하면서 자기 합리화를 한다. 실패에서 좌절하지 않도록 하는 하나의 방편이 될 수 있다. 이렇게 미리 핑계를 대면 실패해도 덜 실망스럽게 느껴진다. 실패가 목적이 되어 버렸다. 과거 실패한 경험과 충격 때문에 도전하지 않겠다고 하는 것은 목적이다. 도전하지 않기 위한 목적, 즉 핑계이다. 많은 실패를 한 사람이 더 큰 성공을 이룬다. 실패에서 좌절하거나 핑계를 대지 않았기 때문이다. 실패한 경험(충격)을 받은 사람 중에 포기한 사람만 나쁜 결과로 이어 진다. 과거의 경험(충격, 실패)이 원인이라면 결과도 항상 실패여야 한다. 대부분 실패라는 결과는 실패에 대한 도전을 포기하는 좌절 때문이다. 좌절하여 도전하지 않는 것은 원인이 아니라 목적이다. 도전하지 않는 편안함이 목적이 아닌지 다시 생각해 보아야 한다. 불편함을 이겨야 도전이고, 도전해야 성취가 생긴다.

어려울 것으로 생각하여 시도하지 않는다면 결과는 없다. 해보지도 않고 포기하는 것이다. 도전해 본다면 어려운 일도 어렵지 않게 느껴질 수도 있다. 공부를 한다는 것은 오늘 불가능했던 일을 내일은 가능하게 해 주는 힘이다. 현재의 자신을 뛰어 넘어 미래의 자신에게 꿈을 심어 주는 것이 공부이다. 마음에서 생각이 나오고 생각에서 말이 나오고 말에서 행동이 나와야 하는데 진정으로 생각이 바르지 않으면 행동으로 이어지지 않게 된다. 반복된 행동은 습관과 성격과 운명을 만든다. 생각을 행동으로 옮겨야 한다.

학생들의 성찰일지는 문제제기만으로 끝이 난다. 마치 문제만 있고 답이 없는 시험지 같다. 성찰은 무엇이 왜라고 물어야 한다. 스스로에게 질문을 했으면 답도 해야 한다. 답은 행동이다. 답을 써야 정답인지 오답인지 채점 가능하다. 빈 답안지를 보고 있으면 답답하다. 인생이 객관식이라면 마지막에 찍기라도 하면 된다. 인생은 주관식이라 아무것도 쓰지 않으면, 즉 행동하지 않으면 점수를 받을 수 없다. 행동이 답이다. 고민 그만하고 행동하자.

성찰에는 나의 이야기가 있어야 한다. 학생의 이야기가 있어야 좋은 성찰이다. 세상 누구도 아닌 바로 본인의 이야기가 바로 나의 성찰이다. 사람은 누구나 같지 않다. 개인의 능력 수준도, 능력의 방향도 모두 다르다. 하지만 누구에게나 요구되는 것이 있다면 바로 자신을 성찰하는 능력과 남과 소통하는 능력이다. 이것만 잘 되어도 무엇을 하든 성공한다. 가장 기본적 능력이다. 이러한 능력도 잘 갈고 닦아야 한다. 저절로 습득되는 것이 아니다. 학교교육에서 지식 위주로 배운다. 성찰과 소통하는 것을 중요하게 가르치거나 배우지 못한다. 성공하고 싶다면 의학적 지식 못지않게 성찰과 소통을 갈고 닦기 바란다.

교육이란 잘 못하는 사람을 잘하게 만드는 것이다. 잘하는 사람들은 어떻게 가르치든 스스로 알아서 한다. 대부분 학생들은 처음에 잘 못 한다. 그래서 가르치는 것이고 배우는 것이다. 전공의가 일을 잘 못한다고 나무라는 젊은 교수가 있다. 나도 젊을 때 저랬나 싶다. 한마디 거든다. 잘하면 배우는 전공의가 아니고 가르치는 교수일 거다. 전공의가 잘 못하니 교수가 어떻게 가르쳐야 할지 고민을 해야 한다. 못한다고 야단만 치면 누워서 침 뱉기나 다름 없다. 배우는 전공의에게도 말한다. 말을 물가에 데려갈 수는 있어도 억지로 물을 마시게 할 수는 없다. 스스로 하려고 하지 않는 사람까지 교육을 시킬 수 없다. 아무리 몰라도 바닥부터 시작한다면 못할 것 없지만, 스스로 하지 않고 포기한다면 절대 도달할 수가 없다.

성찰이 부족한 이유는 첫째, 공부가 부족하다. 둘째, 생각이 부족하다. 첫째와 둘째는 한 몸이라 분리가 어렵다. 공부하고 생각하고 하는 과정을 지속적으로 했어야 했다. 교과과정에서 암기만 하였으니 지금의 성찰에서 문제와 반성만 있고 목표가 보이지 않는다. 공부하는 목적이 보이지 않는다. 셋째는 방법의 문제이다. 잘못된 학습과 교육 그리고 관습으로 인하여 말하는 것을 두려워하기 때문이다. 말하는 연습은 소통의 시작이다. 소통은 남이 듣고 싶은 말을 위주로 하면서도 내가 하고 싶은 말을 하는 것이다. 기본은 남의 이야기를 잘 들어주어야 한다. 연습이 부족하다. 아직 젊기 때문에 지금부터라도 연습을 해야 한다. 가장 먼저 해야 할 일은 머릿속의 필터를 제거하는 것이다. 무슨 말이든지 마음에서 나오는 말을 머릿속의 필터를 거치지 않고 진심으로 말하기부터 시작해야 한다.

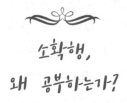

소확행,
왜 공부하는가?

『'왜 사는가?' 하기 싫은 공부를 시키기만 하는 대한민국의
교육현실이 원망스러웠다. 좋은 성적을 받는다 하여도 과연 내가 행복할지
의문이 갔다. 자신이 하는 일에 자부심을 느끼고 일을 사랑하며
주변사람들과 즐길 줄 안다면 만족하는 삶이고 행복이다.』

행복하기 위해 공부한다. 공부하는 이유는 호기심, 행복, 다른 사람의 행복, 사회의 발전 등으로 다양하다. 궁극적으로 자신이 행복해져야 한다. 자신이 행복해지기 위하여 어떻게 해야 할 지 생각해 보자. 누구나 한번쯤 고민해 보았을 것이다. 유명했던 사람, 세상을 호령했던 사람이든, 아니면 문학을 했던 사람이든, 한 분야에서 성공을 거둔 많은 사람들, 성직자들, 철학가들, 교수들, 기업가들, 선생님들 참 많은 사람들이 바로 이 질문, 궁극으로 '내가 행복해지려면?' 어떻게 해야 할지 고민하였다. 죽기 직전에 사람들에게 다시 인생을 산다면 행복하게 사는 것이 어떤 것인지 물어 보면 답을 해 줄 것 같다. 수없이 많은 사람들이 행복을 정의하였다. 행복하게 살려면 어떻게 하라고 수없이 많은 책에 기술되어 있다. 국가와 민족, 종교, 빈부 그리고 삶의 방식은 다르지만, 단 두 가지 사실은 공통적으로 빠지지 않는 것이 있다. 첫 번째는 자신이 좋아하는 일을 하는 것이고, 둘째는 아무런 보상 없이 남을 위하여 봉사할 때 행복하다는 것이다. 가진 것도 없는데 어떻게 남에게 봉사하라는 것인가? 부처님 말씀을 빌리면 아무것도 없어도 베풀 수 있다. 웃는 얼굴, 칭찬의 말, 선의의 눈빛, 남을 돕는 친절, 양보, 마음의 문을 열고 진실함과 마음가짐을 베풀 수 있다.

참 놀라운 일이다. 진정한 이기주의는 이타주의라고 하는 말이 있다. 아무도 알아주지 않지만 공동으로 사용하는 책상을 치우거나, 괜찮은 학습 사이트가 있다면 친구와 나누는 것이 행복이다. 남의 말을 잘 들어 주는 것도 행복이다.

첫 번째 사실은 그렇다고 쳐도 두 번째 사실에 대하여 이해가 되지 않을 수도 있다. 왜냐하면 아직 실행해보지 않았기 때문이다. 머리로 이해하는 것과 몸으로 겪어 보고 마음으로 이해하는 것은 다르다. 매일 위의 두 가지를 생각하면서 행동에 옮기려 노력하는 과정이 내가 생각하는 진정한 행복이다. 자신과 선의로 가는 과정 자체가 행복이다. 실력 있는 의사가 되기 전에 행복한 사람이 되기 바란다. 한번이라도 겪어 보면 알 수 있다. 행복은 가까이 있다. 바로 내 안에 있다.

행복은 성찰의 근본적인 주제이다. 학생들의 행복은 알 듯 모를 듯하다. 학생들은 행복하기 위하여 공부를 한다. 인간이 추구하는 행복은 지속 가능해야 하고, 절대적이면서 주관적이고 또 보편적이기도 하다. 역사 이래로 행복에 대한 고민이 있어 왔다. 현자들의 행복에 대한 생각을 확인하는 것이 필요하다. 의대생은 이런 낭만적인 고민을 하기에 너무 바쁘기만 하다. 그들에게는 행복할 시간도 행복해지려는 고민을 할 시간도 없다. 성찰은 행복이 무엇인지 수없이 많은 사람들이 고민한 문제를 내가 고민하게 될 줄 몰랐다는 것을 알게 해 준다. 하루하루 무사하고 밥을 먹을 수 있는 것이 진짜 행복이라는 학생에게 보다 큰 행복을 꿈꾸라고 하는 것은 사치일까? 학생은 혼돈을 겪는다. 누구나 동의할 수 있으면서 변하지 않고 절대적인 가치를 지닌 행복은 무엇일까 고민하게 된다. 궁극의 행복이 지금 무엇인지 알기는 어렵다. 자신만의 행복을 찾아 행복하길 바란다.

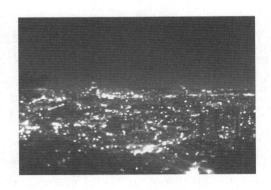

건축설계와 의학을 좋아했던 학생이다. 성찰 일지를 보낸 메일을 정리하다 보니 오래된 선생님의 장문의 고민이 있어 선배로서 병원 일을 한다는 핑계로 답을 하지 못했다. 이 책을 쓰게 동기부여를 해준 성찰 일지이다. 아직도 고민을 많이 하고 있을 학생을 생각하면 늦었지만 답장을 하지 않을 수 없다. 지금 행복하다고 나중에도 행복할지 의문이 간다. 학생은 인생을 만족시킬 만한 목표를 이루면 행복해 질 것처럼 생각한다. 실력 있는 의사가 되면 행복할 것이라는 학생에게 질문을 한다. 과연 그럴까? 많은 사람들이 학생처럼 생각한다. 성공한 사람들 중에 행복해 보이는 사람이 적은 까닭은 무엇일까? 성공한 사람들은 자신이 이루고 싶은 목표에 도달한 사람이다. 하지만 목표에 도달하기 위해 노력했을 뿐이다. 자신이 성공하면 자신과 자신의 주변 사람들이 행복해질 것이라고 생각했기 때문이다. 성공한 사람이 행복하지 않은 이유는 성공하기 전에 행복한 성공이 되기 위하여 성공을 어떻게 나누고 즐길지 생각해 본 적이 없기 때문이다.

사람이 살아가는 이유도 공부를 해야 하는 이유와 다르지 않다. 이유를 알게 되면 삶과 공부라는 긴 여행을 떠나는 사람에게 등불처럼 목표를 갖게 한다. 공부를 왜 하는지 이유를 찾기 바란다. 가능한 빨리 답을 찾을 수 있다면 좋겠지만 영원히 찾지 못할 수도 있다. 어쩌면 답을 찾아가는 과정이 답인지도 모르기 때문이다. 분명한 것은 이유를 찾으려고 노력하지 않는다면 성취가 이루어져도 만족스럽지 못하다. 왜냐하면 내가 왜 성공하였는지 모르기 때문이다.

현세를 살아가는 고뇌하는 청년이 행복에 대한 명확한 해결책을 제시하고 생각하고 판단하고 결정하기는 쉽지 않다. 세상을 지배하는 원리 중에 사람들의 상식을 벗어나는 것들이 많다. 여성들이 짧은 치마를 입는 것은 남자에게 잘 보이고 싶은 욕망이 아니라 스스로 아름다워지고 싶은 마음이다. 학생들이 공부를 할 때 자신이 공부한 것을 친구들에게 말하는 학생이 말하지 않는 학생보다 성적이 더 좋다. 공동으로 사용하는 책상을 치우는 것은 자기만족을 위하여 치우는 것이지 남을 위해서 치우는 것이 아니다. 물론 남을 위해 치운다면 더 훌륭한 일을 하는 것이다. 너그러운 마음으로 남을 배려하고 봉사한다면, 아직 그런 경험이 많지 않아서 그렇지만, 스스로에게 엄청난 기쁨과 만족 그리고 행복감을 준다. 백화점에서 다른 사람이 통과하도록 문을 잡아주는 것이 먼저 들어가는 것보다 행복이다. 그것이 행복이다.

성찰하는 방법과 마음가짐

설명후 동의서
informed consent

『삶은 선택의 연속이며, 선택이라는 것은 선택하지 못한 길에 대한
아쉬움을 항상 동반하는 것 같습니다. 매 순간 최선을 다해 살아도
아쉬움이 남는 건 그런 이유가 아닐까 합니다. 삶이 길어질수록
선택이 많아질수록 아쉬움은 더욱 진해져 삶의 끝자락에서
가장 진할 것 같습니다.』

동의서라고 쓰고 '설명 후 결정 동의서'라고 읽어야 한다. 동의서는 환자
의 선택권을 보장하는 것이다. 동의서에 대한 첫 번째 오해는 '동의서'라고 번
역하여 발생되었다. 글자대로 해석하여 동의했다는 것에 의미를 둔 것이다.
동의서의 본질은 설명이다. 설명을 듣고 충분히 이해했음을 동의하는 것이다.
그러므로 설명이 빠진 동의서는 의미가 없다. 법률적으로 설명은 고지의 의
무라고 한다. 두 번째 오해는 동의서를 책임면제의 서류로 착각함에 있다. 설
명 후 동의서는 사업에서 맺는 양해각서(MOU, Memorandum of
Understanding)와 같다. 양해각서는 계약을 맺는 당사자가 반드시 지키지 않
아도 된다. 서로 양해, 즉 이해했다고 하는 것이다. 실제로 소비자원, 의료분
쟁조정중재원, 법원에서 설명 후 동의서를 받았는지 법적으로 따진다. 이 때
에도 동의서의 의미는 책임면제의 의미가 아니다. 단지 설명을 했다는 증거

일 뿐이다. 만일 동의서도 받지 않았다면 설명의 증거도 없기 때문에 책임이 무거워진다. 마지막 오해는 동의서를 형식적으로 받는 것이다. 설명 없이 서명 날인만 되어 있는 동의서가 많다. 의료행위에서 바쁜 일정과 환자들의 이해가 부족하기 때문이라는 이유는 핑계일 뿐이다.

대한의학회에서 권장하는 설명후 동의서에는 설명해야 할 목록이 동의서별로 잘 나와 있다. 검사(진단)명 및 검사(치료)의 필요성, 검사(진단, 치료)와 시술(진단, 치료과정) 방법, 시술 전, 시술 중 주의사항, 시술 후의 유의사항, 시술(진단, 치료) 후의 후유증과 합병증 등을 기록해야 한다. 특히 다른 시술 및 치료방법과 치료를 하지 않을 경우의 결과에 대하여도 환자에게 설명하고 선택권을 부여해야 제대로 된 동의서가 된다. 법률적으로 자기결정권이라고 한다. 제대로 된 설명 후 동의서는 환자의 이해를 돕고, 의료진의 신뢰를 높이며, 의료인을 보호하는 역할을 한다. 최근 선진국가에서 설명 후 동의서 대신 공유결정서(Shared decision making)를 받는 이유도 충분한 설명을 강조하기 때문이다.

청진을 해야 하나?

『젊은 여자 환자를 예진하였다. 지속적인 기침과 객담이 있었고, 38.8°C의 고열이 났다. 문진을 끝내고 청진을 해야 했다. 환자는 원피스를 입고 있었다. 고민하다가 그냥 옷 위에 청진을 했다. 나는 안하는 게 맞을 것 같다고 생각하였다. 청진을 하고 보니 나의 행동이 최선이었는지 고민되었다.』

결론부터 말하면 청진을 해야 한다. 다만, 남자 의사가 여성을 청진하려면 여성 간호사의 도움을 받아야 한다. 나도 그렇게 한다. 의료에서 성은 매우 예민한 주제이다. 왜냐하면 진료라는 행위가 여러 가지 면에서 한 인간의 성적인 부분에 접근할 수밖에 없기 때문이다. 정형외과 의사라고 해도 아픈 부위에 따라 이런 상황이 벌어질 수 있다. 하물며 흉부를 진찰하는 내과 의사의 경우 매일 같이 당면하는 문제이다. 아무리 바빠도 반드시 지켜야 할 것이 있다면 지켜야 한다. 옷 위로 청진하는 것은 피치 못할 경우를 제외하고 최선의 진료는 아니다. 학생들이 성찰해서 알아야 할 것은 간호사는 진료에 있어 여러 가지 중요한 조력자라는 것이다. 병실에 갈 때 간호사에게 잠깐만 같이 가달라고 요청하는 지혜가 필요하다.

의료 윤리에서 성은 매우 중요한 주제이다. 의사도 사람이기에 호감이 가는 이성 환자나 보호자를 만날 수 있다. 의사와 환자 관계에서 인간적인 관계로의 변화는 이론적으로 가능하다. 하지만 실제 그런 관계는 의사와 환자의 관계가 정상적인 대등한 인간관계의 만남이 아니기 때문에 매우 주의해야 한다. 한마디로 인간적인 관계로의 발전은 생각하지 않는 것이 윤리적이다. 특히 이성 간의 관계는 더욱 그렇다. 의과대학 교육에서 멋진 신체를 가진 환자 사진을 만날 수 있다. 이런 경우도 환자로 대하는 자세를 일찍 배우고 진정으로 익혀야 한다. 누군가 잘못된 행동을 보인다면 동료의식을 발동하여 명확히 주의를 주어야 한다. 사회의 정의는 혼자 세우는 것이 아니다. 잠시 불편한 관계가 될 것을 우려해 방관하게 되면 집단 지성은 무너진다. 지적을 받은 사람도 후일 감사한 마음을 갖게 될 것이다.

의료인의 성적 문제에 있어 이성 동료에 대한 것도 다른 분야와 마찬가지로 주의해야 한다. 직장 내에서 이성관계는 직장에서 서열이 존재하기 때문이다. 또한 의료의 특징으로 신체를 노출시키거나 접촉하는 경우가 발생할 수 있다. 이런 점도 상대를 배려하는 마음을 가지고 조심하는 마음과 행동을 하는 것이 의사로서 직업전문가답게 행동하는 것이다. 동료와 환자로부터 신뢰를 받을 수 있다. 의사의 직업의식이란 병원을 방문한 사람을 환자로 인지하는 것에서 출발한다. 은행원이 자신이 꿈도 꾸지 못하는 액수의 돈을 매일 만지면서 그것이 일이 아니라 돈이라고 생각한다면 일을 하기 어려운 것과 마찬가지이다. 은행원은 돈을 다루는 직업이듯 의사는 환자를 돌보는 직업이다. 은행원에게 돈은 일인 것처럼, 환자는 의사에게는 일이다.

교과서와 임상실습 사이에 학생이 있다.

『교과서 공부와 임상실습에서 환자를 만나는 것은 다르다.
교과 과정 사례들은 문제가 한 가지만 있다. 직접 환자를 보니
여러 가지 문제점들을 가지고 있다. 한 고개 넘으면 또 한 고개가
보이는 것처럼, 담당환자는 매일 매일 새로운 증상을 호소했다.』

『책에 나와 있는 내용이 전부 옳은 것이라는 전제로 받아들이며 각각의
내용들이 어떤 상황에서든 똑같다고 착각해버리는 잘못을 범하는 것이
아니라 조금이라도 다른 상황을 상상하고 이에 대한 원인과 결과가 어떻게
바뀌는지에 대해 고민해보는 것이 좋을 것이라 생각했다.』

교과서를 믿지 마세요. 나는 학생들에게 이렇게 말한다. 학생들은 매우 놀
란 표정이다. 지금까지 교과서를 읽으라고 귀에 못이 박히도록 들었다. 그런
데 갑자기 교수가 교과서를 믿지 말라고 한다. 충격적이다. 학생들의 심정도
이해가 간다.

교과서를 믿지 말라니 그럼 무엇을 믿어야 하는가?

왜 교과서를 믿지 말라고 하는가?

교과서가 무슨 문제가 있는가? 학생들은 혼란스럽다. 학생들에게 교과서

를 믿지 말라고 하는 의미는 교과서의 글자(Text)를 믿지 말라는 것이다. 많은 학생들이 글자만 믿는다. 예를 들어, 교과서에 천식에서 천명이 들린다라고 하면 학생들은 모든 천식에서 천명이 들린다고 생각한다. 천식은 천명이다. 이렇게 받아들인다. 천명이 들리지 않으면 천식이 아니라고 인식한다. 반대로 천명이 들려야 천식이라고 인식하게 된다. 빛나는 것이 모두 금이 아니듯, 천명이 들린다고 모두 천식이 아니다. 교과서의 내용을 익히지 않고 글자만 보기 때문이다. 천식에서 천명이 들리는 경우가 얼마나 되고, 어떤 경우에 천명이 들리고 악화되는지에 대한 이해가 부족하기 때문이다.

의과대학에는 족보라는 것이 있다. 시간은 제한되어 있고 공부해야 할 분량은 많다. 학생들 입장에서 무엇이 중요한지도 모른다. 전통적으로 선배들이 정리해 놓은 족보 노트는 매우 유용하다. 특히, 좋은 성적을 받으려면 최소한 족보에 나오는 내용은 파악하고 있어야 한다. 그런데 이런 족보가 변질되었다. 족보가 교과서가 된 것이다. 이해는 간다. 나도 족보를 달달 외웠던 기억이 난다. 의과대학 공부가 워낙 분량이 많기 때문이다. 교과서는 의대생 코스프레(costume play)용으로 전락한 지 오래다.

학생들이 요약된 내용인 족보를 통해 공부를 해서 그런지 이해도가 떨어진다. 교과서의 내용도 어떤 환경이나 조건에 한하여 적용되는 부분적인 의미임을 파악하지 못한다. 지식을 매우 단편적이거나 흑백논리로 받아들인다. 증가하거나 감소한다는 정성적 판단에 치우쳐 있어 정량적 변화가 갖는 중요성을 인지하지 못한다. 예를 들어, 염증반응을 의미하는 검사 결과가 정상보다 증가되었다면 염증이 있다고 단순하게 받아들이는 것이다.

학생들은 책을 보라는 건지 말라는 건지 모르겠다고 한다. 네이버와 구글로 정보를 찾는다. 교과서보다 더 위험한 것이 인터넷 정보이다. 교과서를 읽고 외연을 넓히기 위해서라면 몰라도 우선 교과서를 읽는 것이 좋다. 단지, 교과서도 전적으로 믿지 말기를 바란다. 왜냐하면 변하지 않는 진실은 진실이 아니기 때문이다. 학생들에게 교과서를 믿지 말라는 것은 교과서를 읽지 말라는 의미는 아니다. 학생들은 잠도 설치면서 공부를 한다. 책을 읽지만 원하는 답을 못 얻을 때가 많다고 한다. 글자를 읽기 때문이다. 그래서 임상실습에서 환자를 통해서 교과서를 재해석해야 한다. 비로소 살아 있는 공부가된다. 교과서를 읽되 글자보다 내용을 성찰하라는 의미이다.

『담당환자의 금연상담을 했습니다. 환자분이 호의적이셔서 금연상담을
성공적으로 완료했습니다. 보호자 분에게 금연상담 결과를 설명했습니다.
그런데, 환자분과 보호자 분의 말이 전혀 달랐습니다.
갑자기 교수님께서 '교과서를 믿지 말라'는 말이 생각났습니다.
예전에도 '환자의 말을 100% 믿지 마라'는 말을 들었습니다.』

환자를 믿지 말라는 의미도, 교과서를 의심하라는 의미도 모두 그것이 어느 정도 진실에 가까운지를 알아야 한다. 예 또는 아니오 같은 흑백 논리가 세상을 지배하는 것처럼 보인다. 하지만 세상에는 옳고 그름이 분명히 나누어지는 것은 거의 찾아 볼 수 없다. 흑과 백보다 흑과 백이 일정 부분 섞인 회식이 대부분이다. 예나 아니오에 가까운 것과 한쪽으로 약간 치우친 것도 있다. 하지만 결과와 행동은 결국 어느 한쪽을 선택하게 된다. 둘 다 선택하지 않게 되어도 결국 결정은 '예나 아니오'와 같아진다. 경우에 따라 둘 다 선택할 수 있다면 최선이지만 판단이 유보되거나 연기되는 경우도 있다. 진실은 정말 찾기가 어렵지만 우리는 늘 진실에 가까운 것을 찾게 된다. 그것이 의료에서 최선이라고 말한다. 최선은 바라보는 방향에 따라 다르게 해석된다. 우리가 찾는 진실이 언제, 누구에게, 어느 정도, 어떻게 진실이 될지는 스스로 공부하여 명확히 해 나가야 한다.

『오늘은 새로운 마음으로 성찰일지를 한 번 써보려고 합니다.
환자분의 파거스트롬 설문결과와 보호자분의 설문결과가 달랐던 것입니다.
오늘 교수님께서 오전 회진 때 '교과서의 내용도 틀린 부분이 있습니다.
직접 확인해보는 것이 중요합니다.'라는 내용을 말씀하셨던 것이
제 머릿속을 스치면서 많은 반성을 하게 되었습니다.』

환자를 믿지 말 것과 교과서를 의심하라는 것은 사실을 받아들이는 태도의 문제이다. 어떤 사실이 어느 정도 진실에 가까운지를 알아야 한다는 의미이다. 글자화되어 있는 문구에 대하여 맞다, 틀리다의 흑백 논리로 생각하지 말아야 한다. 현실에서 세상은 예, 아니오로 구별되지 않는다. 흑백처럼 분명히 나누어지는 부분은 거의 없다. 대부분은 일정 부분 흑백이 섞여 있는 회색이다. 조금 더 옳은 것과 조금 더 틀린 것이 있을 뿐이다. 비슷한 것은 같은 것이 아니라 다른 것이다. 시험 문제에서도 늘 가장 적합한 것을 고르듯 의학에서는 가장 최선을 선택한다. 모두 옳지만 지금 환자에게 가장 먼저 가장 적합한 것은 무엇인지 아는 게 중요하다. 사실에 가까운 것과 사실에 더 가까운 것 중 어느 것이 옳은 것인지 모른다. 사실에 얼마나 가까이 있어야 얼마나 멀리 있는 것에 비하여 더 사실이라고 할 수 있는지 세상에는 그렇게 모호한 부분으로 가득 차 있다.

환자와 학생 사이에 검사결과가 있다.

『오늘은 신기하게도 환자 보고가 기다려졌다. 최대한 자연스럽게 자신감
있는 목소리가 나왔다. 내가 생각하기에는 어제보다 잘한 것 같다.
폐기능 검사 결과가 저번보다 악화되지 않았습니다...
그러나 내 눈앞 컴퓨터 화면에 떠 있는 것은 전보다 완전 악화된 결과지였다.
정말 귀신이 곡할 노릇이었다. 나는 몇 번이나 확인을 했다.
황당하기도 했고 억울하기도 했다. 조회 과정 중 다른 등록번호를
쳤거나 실수가 있었나보다. 나는 언제쯤 잘할 수 있을까?
잘 할 수 있을 때까지 계속 도전해 보자.』

　　학생들은 실수를 두려워한다. 의사의 실수는 환자에게 위해로 이어진다는
강박관념을 갖고 있기 때문이다. 아직 의사가 되지 않았기 때문에 실수는 많
이 할수록 좋다. 왜냐하면 실수를 해야 더 많이 배울 수 있기 때문이다. 실수
는 성공의 어머니라는 말처럼 실수를 많이 하는 학생이 많이 배운다. 실수가
그냥 실수로 끝나면 실수는 진짜 실패가 된다. 하지만 실수를 성찰하고 원인을
분석하게 된다면 실수는 성공으로 가는 계단이 될 수 있다. 학생들이 모든 것
을 완벽하게 잘 할 것이라고 기대하지 않는다. 그럼에도 불구하고 실수한 학
생들은 실수를 부끄러워하고 좌절하는 경우가 있다. 성찰을 통하여 좌절하지

않고 끈기 있게 도전하는 것을 배우는 것이 실습이다. 학생의 실수는 성장 과정의 신호이다.

임상실습에서 학생들은 검사결과를 보고한다. 교과서에서 배운 것처럼 결과가 명확하게 나오지 않는 경우가 많다. 검사결과가 참이면 진단도 참인 경우가 있다. 반대로 검사결과가 참이라도 진단으로 이어지지 않는 경우를 위양성이라고 한다. 의학에서는 이런 위양성이 많고 반대로 위음성의 가능성도 있다. 의학은 종합예술처럼 한 가지 판단 근거만 가지고 진단하기 어렵다. 환자의 증상, 징후, 신체진찰, 과거병력, 현재 병력, 기저질환, 검사결과, 경과관찰, 치료반응 등 매우 다양한 결과를 종합하여 정확한 진단을 내릴 수 있다. 검사결과만 갖고 진단의 확신을 보이는 학생들은 오류를 범한다. 검사결과를 흑백 논리로 판단하고, 위양성과 위음성 가능성을 고려하지 않았기 때문이다.

『숫자에 민감하게 되었다. 개략적인 기전에만 관심이 있었을 뿐 숫자들은 시험을 위해 외웠다. 실제 임상에서 의사들은 숫자로 소통한다. 나와 다른 사람들이 같은 기준으로 소통할 수 있는 방법이 숫자라는 것을 배웠다.』

정량(quantity)과 정성(quality) 사이에 학생이 있다. 학생들의 보고는 정성적이다. 학생들에게 의사 과학자로서 가져야 할 태도 중에 중요한 한 가지는 정성을 버리고 정량을 택하는 것이다. 매우와 심함, 아주와 조금처럼 주관적 표현을 삼가고, 좋고 나쁨의 표현과 정성적 증가와 감소라는 말은 잊어버려야 한다. 어떤 것이든 수치로 표현할 수 있어야 과학이다. 환자의 통증과 호흡곤란도 '심하다', '매우 심하다'보다 수치로 정량적 표현이 과학적 소통을 돕고 객관화되기 때문이다. 숨이 많이 찬 것이 아니라, 숨찬 정도가 호흡곤란척도(MMRC) 3단계라고 말해야 소통이 된다. 진실은 정말 찾기 어렵다. 과학적으로 확률적으로 통계학적으로 우리는 늘 진실에 가까운 것을 찾는다. 만일 영원한 진실이 아니더라도 언제 어떤 조건에서 사실이 되는지 확인한다. 의학은 정성을 정량으로 바꾸는 과학이다.

의사표현에도 분명한 과학이 있다. 참(동의)과 거짓(반대) 어느 쪽이 아니라도 참(동의)이 아니면, 결과적으로 어느 한쪽을 선택하거나 아니면 둘 다 선택하지 않게 되어도 거짓(반대)이 될 수 있다. 때로는 판단이 유보되거나 연기되는 경우도 결국 거짓(반대)로 치부된다. 내 뜻이 참(동의)이라면, 참(동의)이라고 해야 한다. 아니면 어떤 말이든 거짓(반대)의 의미를 갖는다. 우리가 찾는 진실이 언제, 누구에게, 어느 정도, 어떻게 진실이 되는지 명확히 하는 습관을 들이는 것이 과학자적 자세이다. The shallow understanding with good will is worse than deep understanding with bad will. 이라는 말처럼 혼란한 세상에서 무엇이 더 옳은 방향인지 늘 고민하고 판단해야 한다.

학생들은 환자를 보기 전 의무기록을 본다. 심지어 병력 청취에 도움이 되는 간호 기록지를 보는 것도 주저하지 않는다. 임상실습은 연습이다. 새로운 것을 배우는 과정이다. 과정이 정당해야 결과도 정당하다. 학생들의 행동이 이해가지 않는 것은 아니다. 왜냐하면 학생들은 자신의 약점을 이해하고 있고, 이를 보완하여 좀 더 완벽한 병력청취를 하고자 함이다. 하지만 어려워도 처음부터 둘러가는 길을 선택하는 것은 정당하지 않다. 순서도 아니고 남의 기록으로 혼돈만 줄 수 있다. 항상 이전의 기록이 옳다는 증거도 없다. 내가 시도해 보고 나의 기록을 만들고 나중에 간호 기록지나 전공의 의무 기록지를 비교해 보는 것이 바람직하다. 병력 기록만 보면 학생이 가장 완벽하고 철저하게 기록할 수 있음에도 불구하고 자신이 서툰 학생이라는 선입견 때문에 어설픈 의무기록에 기대는 실수를 한다. 임상실습에 임하는 학생이라면, 담당환자의 의무기록에 대하여 누구도 따라 올 수 없을 정도의 완벽한 의무

기록을 작성한다는 자부심을 갖고 기록을 하자. 다만, 의무기록지만 보다가 환자를 보지 않는 실수를 하지 않아야 한다. 전공의나 간호사가 실수로 기록한 것을 앵무새처럼 말하는 학생은 되지 말아야겠다. 나중에 익숙해지면 정말 필요한 환자의 정보와 환자에게 없지만 중요한 정보를 구별하여 적는 방법을 체득하게 될 것이다. 의무기록보다 환자를 먼저 보아야 한다. 첫술에 배부르면 이상하다. 학생이 생각한대로 처음부터 모두 다하려고 욕심을 내지 않는 것이 중요하다. 처음에는 한 환자를 집중해서 보자. 익숙해지면 두세 명으로 늘려 간다.

외래 참관 교육
무엇을 보러 왔나?

『천식이 치료가 되지 않는 이유가 흡입제를 올바로 사용하지 못해서입니다.
현실적으로는 조금 힘들겠지만, 흡입제를 받을 때 새 포장을 뜯어서
의사가 환자를 직접 교육하는 것입니다. 외래참관에서 교수님께서
환자에게 흡입기의 사용법을 자세히 설명해주셨습니다.』

성찰하는 방법과 마음가짐

실습 중에 외래 참관교육이 있다. 학생들은 외래에 와서 그림자처럼 앉아 있다. 잠깐 틈을 내어 무슨 생각을 하는지 물어본다.

※ 외래 참관 학생과의 대화

교수 : 무엇을 보러왔나요? (잠깐 진료를 중단하고)

학생 : 외래에서 교수님이 환자 진료하는 것을 보러 왔습니다.

교수 : 지금까지 무엇을 보았나요?

학생 : 진료와 처방을 어떻게 하는지 보았습니다.

교수 : 무엇을 보았나요? 어떻게 하던가요?

학생 : 환자 분들의 질병이 다양하다는 것을 느꼈습니다.

교수 : 다시 보세요.

(진료를 다시 시작한다. 1시간 쯤 지난뒤에 다시 물어본다.)

교수 : 무엇을 보았나요?

학생 : 환자분들이 교수님이 말씀을 잘 듣는 것 같습니다.
　　　환자들과 관계가 아주 좋은 것 같습니다. .
　　　교수님이 직접 다시 환자분께 교육해주시고 환자들이 처음으로
　　　흡입제의 효과를 느끼고 놀라는 장면이 인상에 남았습니다.

교수 : 누구를 보러 왔나요? 다시 한번 보세요. (진료를 다시 시작한다.)

학생 : ??? 무엇을 더 자세히 보라는 거지???

학생들이 외래 참관에서 착각하는 것이 있다. 외래를 보는 교수의 진료 모습을 보러 온 것인데 환자와 질병을 보러 왔다고 착각한다. 짧은 시간에 환자와 질병을 판단하기 어렵다. 학생들이 외래 참관하는 목적은 환자가 아니라 교수를 보러 온 것이다. 외래에서 선배의사의 일거수일투족을 관찰하는

것이다. 얼굴 표정과 말투를 관찰하고 무엇을 하는지를 보는 것이다. 그럼에도 불구하고 정작 무엇을 보았는지 물어 보면 엉뚱한 이야기를 한다. 그래서 이번에는 잘 보라고 하고 마치 군대에서 조교가 시범을 보이듯 과장된 모습을 보인다.

환자를 잘 보려면 환자와 소통을 하여야 한다. 외래라는 공간은 매우 제한적이다. 찰나 같은 시간에 환자와 교감이 이루어지지 않으면 진료는 성공하지 못한다. 그래서 가장 먼저 해야 할 일은 환자와 눈을 마주치는 것이다. 누군가가 방에 들어오면 인사를 하듯 눈을 보면서 마음으로 인사를 해야 한다. 그래야 신뢰의 불씨가 당겨진다. 다음으로 환자의 이야기를 들어 주어야 한다. 환자가 자신의 말을 듣고 있다고 생각하면 그 다음부터 의사가 모니터만 쳐다보든 딴 소리를 하던 상관없다. 환자는 만족한다. 내 말을 의사가 듣고 있으니 말이다. 환자에게 의사가 환자의 말을 듣고 있다는 확신을 심어주는 기술이 있다. 환자의 말을 동음 동의 반복하는 것이다. 환자가 머리가 깨질 듯이 아프다고 한다. 아! 머리가 깨질 듯이 아프세요? 한마디면 충분하다. 환자는 두통이 벌써 나을 것 같은 생각이 든다. 의사가 내 말을 들어 주었기 때문이다.

외래에 참관하는 학생들에게 이런 말을 직접 가르치면 좋겠지만, 나는 그들이 나를 보고 스스로 느끼기를 바란다. 꼭 봐야 할 부분을 못 보는 것 같다. 아는 것만큼 보인다고 하는데, 알지 못하니 보이지도 않는다.

중환자실의 충격/
중환자실 앞에서 성찰하기

『중환자실에 들어가 본 첫 날이었습니다. 중환자실에 누워있는 환자를 보면서 이 환자를 치료하여 사회로 돌려보내는 일이 기적같은 일처럼 느껴졌다. 책에 있는 대로 공부한 대로 한다고 가능할까 의문이 들었다. 의사가 된다는 것은 이런 기적을 만드는 직업이다. 얼마나 많은 노력과 시간이 필요한지 깨달았습니다. 중환자실을 보며 94세된 나의 할머니를 떠올리며 많은 생각을 하게 되었다.』

중환자실을 처음 경험한 학생들은 감성적으로 변한다. 기관 삽관을 여러 번 한 91세 할머니가 회복되었다. 할머니는 마지막 입원이 되게 해 달라고 한다. 현실은 마지막 퇴원이 될 지도 모른다. 애틋한 사연이 없는 환자는 없다. 특히 중환자실에는 수없이 많은 이야기가 있다. 면회시간에 맞추어 보호자를 면담하는 것 자체가 마음을 울리게 한다. 어떤 사람이든 죽음 앞에 경건해 진다. 혹시라도 의업의 초입에서 학생들이 마음을 다치지 않도록 조심해서 접근하라고 일러 준다.

『중환자실에 계신 환자들을 보니 마음이 좋지 않았다. 다시 건강해지실 분들도 있겠지만, 다시 건강해지지 못하실 환자들도 있다. 얼마나 끔찍한

일인지 두려운 마음이 들었다. 한편으로는 의사가 하는 일이
얼마나 무거운 일인지 느껴졌다. 나는 다른 사람들의 삶을
넘겨받을 자격이 있을지 걱정된다.』

다른 사람들의 삶을 넘겨받는다. 어떤 의미로 이런 말을 하는지 이해한다. 중환자실은 삶과 죽음이 교차하는 곳이다. 의과대학에 들어와 해부학 실습을 견디지 못하고 전과하는 사람이 간혹 있다. 내 안에 삶과 죽음이 있는데 사체를 보고 두려움이 생긴다. 중환자실에서도 비슷한 광경이 목격된다. 환자들도 중환자실을 두려워하고 사람들 모두 중환자실을 죽음의 입구라고 생각하기도 한다. 그럼에도 불구하고 중환자실 의료진은 다른 사람들의 삶을 넘겨받지는 않는다. 그런 각오를 하고 환자를 보지만 환자의 삶을 넘겨받지 않는다. 넘겨받을 수도 없다. 환자의 신체를 성적으로 바라보지 않는 것처럼, 중환자실에서도 환자를 중한 질병을 가진 사람으로 대한다. 물론 치료되지 않으면 환자의 목숨이 위태로워진다. 의사가 신이 아니기 때문에 질병의 경과나 노화를 멈추게 하지 못한다. 부분적으로 잘못되어 있는 인체의 균형을 잡기 위해 노력한다. 무너진 균형이 다시 돌아오게 되면 다행히 환자는 소생된다. 히포크라테스는 이렇게 말했다. '자연과 신이 치료하고 의사는 간호하고 보완한다.', '신은 치료하고 의사는 간호(care)한다.' 의사가 하는 일은 신의 치료에 도움을 주는 역할이다. 어떤 죽음도 아쉬움이 남는다. 중환자실에서 급격한 질병 악화로 안타까운 죽음만큼 학생들에게 두려움이 엄습한다.

학생들은 중환자실에서 심각한 환자를 보면 마음이 불안해 진다. 숨이 넘어 가는 사람에 대한 동정심도 느낀다. 중환자실에 오면 스스로 의사가 될 수 있을지 회의를 느낀다. 중환자를 보는 술기와 지식을 배우는 것 외에도 환자가 악화되었을 때 중압감이 느껴진다. 의사의 일이 아픈 사람을 낫게 하는 이야기에 익숙한 낭만주의자처럼 소소한 이타심으로 의사를 선택하였기 때문이다. 어떤 사람이든 마지막에 죽음을 맞을 수밖에 없고 우리나라에서 약 70%

의 사람이 병원에서 생을 마감한다는 사실을 잊고 있다. 학생들은 중환자실에서 질병과 사투를 벌이는 중환자로부터 다시 왜 의사가 되려고 하는지 질문을 받고 고민에 빠진다.

죽음 앞에 태연한 사람은 없다. 의과대학생이 중환자실에 들어오면 회의에 빠진다. 중환자실에서 죽음을 생각하기 때문이다. 의사 직업에 대하여 낭만적인 흥미와 즐거움만 상상한 결과이다. 중환자실에는 매일같이 죽음을 맞는다. 의사는 애도하지만 슬퍼하지 않는다. 왜냐하면 최선을 다했기 때문이다. 의사가 인간의 죽음을 막을 수 없기 때문이기도 하다.

이럴 때 나는 학생들에게 의사가 평생 명심하여 실천해야 할 세 가지를 말한다. 첫째는 성찰을 위한 독서, 둘째는 자신을 위로해 줄 동료, 마지막으로 스스로를 위로할 봉사활동이다. 위의 세 가지는 지친 의료인을 편안하게 인도해 준다. 의사가 되기 전부터 이런 훈련을 해 두는 것이 좋다. 참여하고 맛을 본다면 왜 그런지 알게 될 것이다. 항상 명쾌한 답을 주지 않지만, 답을 찾게 도와 줄 것이다. 생각(계획)하고 행동(실행)하고 평가하여 늘 변화하는 의사가 되기 바란다.

내가 인턴을 할 때이다. 소아환자가 중환자실에 내려 졌다. 호흡곤란이 심하여 인공호흡기를 달아야 하지만 당시만 해도 소아용 인공호흡기가 없었다. 결국 인턴인 내가 밤을 새워 엠부백(수동강제호흡장치)을 잡았다. 새벽이 되면서 너무 졸려 깜박하였다. 너무 놀라 깨어 보면 아직 환자는 안정적이다. 동이 트면서 손가락에 힘이 빠져 양쪽 팔로 엠부백을 짜던 시절 기억이 난다. 그 때에는 살려야 했기 때문에 죽음을 생각할 겨를이 없었다. 내가 중환자실에서 밤을 셀 때와 지금 현대의학의 중환자실은 사뭇 다르다. 너무 많은 장비가 있어 누구 하나 장비를 정확히 이해하고 다룰 수 있을지 의문이 갈 정도이다. 학생들은 한 환자에게 달려있는 장비들 앞에서 처음 타본 비행기 조종석에 앉은 느낌을 받을 것이다. 수없이 많은 버튼과 신호에 기가 죽을 만하다. 게다가 환자는 생사를 넘나들고 있고 의사는 순항하는 비행기를 조정하듯 태연히 버튼을 만진다. 어느 것 하나라도 누군가 잘못된 버튼을 누르면 알람이 울린다. 그만큼 정교하게 설계되어 있다. 사람의 실수를 보완하도록 설계된 것이다. 중환자실 임상실습에서 주눅 들지 않기 바란다. 복잡한 비행기 조정석에 앉아 있는 파이럿에게 실제 조작하는 중요 버튼은 몇 가지 밖에 없다. 그것이 무엇인지 아는 것이 임상 실습이다.

『환자는 아픈데 나는 아프지 않다. 질병은 환자의 잘못인가?
나도 아플까? 인생은 공평한가 불공평한가? 본심은 불공평하다고 느낀다.
환자가 아픈 것은 슬픈 일이지만 그런가보다 생각한다.』

중환자를 보면서 "그들은 아픈데 나는 아프지 않다" 그리고 생각이 멈추어 버렸다. 많은 것을 생각하게 한다. 중환자의 고통을 보고 인생의 공평성을 느끼는 것도 흥미롭다. 공평한 것은 자연스러운지 묻고 싶다. 자연은 공평한지도 묻고 싶다. 근본적으로 인간은 또 세상은 공평한가? 자연에게는 형평성과 공평성이 없다. 간혹 공생하려고 하는 동, 식물이 있지만 그것도 공평성 또는 형평성이라는 인간이 설정해 놓은 개념과 다르다. 어떤 자연이라도 생존을 위하여 존재한다. 사람도 자연의 일부라면 자연의 법칙을 따를 것이다. 하지만 인간은 자연과 다르다. 생각하기 때문이다.

환자의 상태가 나쁘면 의사의 마음도 아프다. 때로는 감정 이입이 많이 되는 환자를 만나게 된다. 사연이 많은 환자를 만나면 더욱 그렇다. 그래서 의사에게도 힐링이 필요하다. 영화 '카모메 식당'은 힐링 영화이다. 주인공은 눈을 감고 지구본을 돌려 손가락으로 가리키는 곳으로 여행을 간다. 상상만으로도 멋지다. 카모메 식당이 한국에 몇 개 있다. 일본식 삼각 김밥 오니기

리 전문점이다. 영화와 책이 주는 감동은 사뭇 다르다. 카모메 식당은 영화가 먼저 만들어 졌다. 이후에 책이 나왔다. 책을 좋아하는 나는 책을 먼저 읽고 영화를 보았다. 무엇을 먼저 보아도 감흥은 다르다. 나는 책에서 느낄 수 없는 이미지를 영화에서 보았다. 책보다 영화에서 완성된 느낌을 받았다. 짧은 영화 상영 시간 동안 책의 생각을 담아내는 감독의 역량이 돋보였다. 영화가 먼저 나오고 책이 나중에 나와서 그런지 책이 영화를 따라가지 못한다는 느낌도 있다. 책의 디테일을 영화가 다 담지 못한 면도 있다. 같은 감독의 "안경", "토이렛" 등도 힐링을 주제로 한 영화이다. 성찰은 학생이 무엇을 위하여 공부할지 스스로 답을 찾아 가는 과정이다. 병원 생활에 지쳐갈 때 힐링의 시간도 필요하다.

공평과 형평에 대하여도 의료인이라면 한번 쯤 고민을 해 봐야 한다. 의료는 공공의 재화로 누구에게나 공평하게 제공되어야 한다. 의료의 공공성은 돈이 있건 없건, 지위가 높건 낮건 간에 의료가 동등하게 제공되는 것을 말한다. 현실은 다르다. 의료서비스는 공평성(Equality)보다 형평성(Equity) 있게 제공되어야 한다. 제한된 의료자원을 제공할 때, 모든 사람에게 동등하게 나눠 주는 것(공평성)보다 경제적으로 부족한 사람에게는 무상으로 의료를 제공하는 것(형평성)이 정의롭다.

학생들과 대화에서 나는 수없이 많은 질문을 한다. 내 생각을 강요하지 않기 위해서이다. 소크라테스처럼 질문을 통해서 학생들이 스스로 답을 찾기 바라지만 아쉽게도 많은 학생들의 사고는 진전이 없다. 의사는 환자의 고통을 느껴야 하는지 물어 보지만 명확한 답이 없다. 환자와 공감(empathy)을 해야지 동감(sympathy)을 하지 말라고 한다. 환자가 느끼는 고통을 함께 나눈다면 환자를 이해할 수 있다. 환자의 고통을 공감하지 않는다면 제대로 된 의사가 아니다. 환자의 고통 앞에 어떤 감정을 가져야 하는가? 의사가 환자의 고통을 느끼는 동감은 동정심에서 출발하기 때문에 직업전문가의 태도로서 바르지 않다. 왜냐하면 환자와의 동감은 환자를 주관적으로 볼 수 있어 결정적 순간에 올바른 판단을 내릴 수 없다. 많은 환자들은 의사의 공감을 바라지 동정을 바라지 않는다. 가족이 심각한 질병에 걸렸을 때 의사 가족이 직접 환자를 보는 것을 피하라고 권고한다. 환자의 고통에 동감하지 않고 공감해야 하기 때문이다.

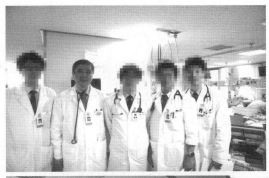

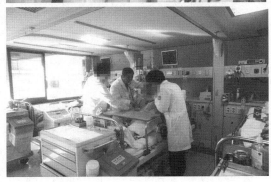

0.01% 학생들을 주눅 들게 하는 것, 발표.

『나는 위축되었다. 왜 이렇게 위축되었는가? 지난 몇 년 동안 자신감이 없거나, 소극적인 사람으로 살아오지 않았었는데, 실습을 하는 한 달 동안, 내가 다른 사람이라도 된 것 같다. 분명 제일 자신 있는 것 중 하나가 발표였다. 왜 발표를 잘 못하는 지 자신에 대한 실망감이 컸다. 이렇게 변한 건 아마도 내가 모르는 게 너무 많기 때문인 것 같다. 실습을 돌기 전에도 내가 알고 있는 것이 별로 없다는 건 알았지만, 실습을 돌면서 내가 안다고 생각했던 것도 잘 모르는 게 많다는 걸 느꼈다.』

　　학생들이 임상실습에서 자신이 모르는 것이 더 많다고 느끼는 것은 대단한 성찰이고 발전이다. 아는 것보다 말하는 것이 중요하다. 아는 것이 많아도 말하기는 어렵다. 아는 것과 발표하는 것은 다르기 때문이다. 발표와 말하기의 시작은 듣기에서 출발한다. 발표를 잘하기 위하여 상대의 이야기를 잘 듣는지 검토해본다. 상대의 말을 공감하고 들어서 내 마음에 와 닿으면 내가 어떻게 말을 해야 할지 알 수 있다. 내가 하고 싶은 말보다 상대가 듣고 싶은 말을 할 때가 가장 말을 잘 하는 것이다. 발표도 듣는 사람의 입장을 헤아려야 한다.

나보다 더 많이 아는 사람들 앞에서 뭔가를 발표한다는 부담을 이겨내야 한다. 그래서 성찰이 필요하고 나 자신을 이해하는 것이 필요하다. 발표에 앞서 나는 누구인가를 먼저 이해하는 것이 필요하다. 나를 주눅 들게 하는 것이 지식이 없어서인지, 준비가 부족해서인지, 말하기 능력이 부족해서인지, 나보다 아는 것이 많은 사람 앞에 서는 불안감인지 성찰해 보기 바란다. 모든 불안감은 내 안에 있다. 내 자신이 누구인지 무엇을 하는지 아는 것만이 불안감을 해소하는 첫걸음이다.

현상을 기록하는 것과 근본원인(현상과 원인)

『폐렴 환자에게 폐 청진을 하였다. 호흡음이 정상적으로 들렸습니다. 흉부 X선 촬영 소견으로 봐서는 폐 소리에 변화가 있을 것 같다는 말씀을 들었다. 환자를 전체적으로 파악하지 않고 호흡 청진에만 몰입한 것 같다.』

호흡음이 정상인데 영상 소견이 맞지 않다는 의미이다. 학생들의 글에는 뭔가를 잘 못해서 잘 해야겠다고 한다. 무엇을 잘못해서 어떻게 수정할지에 대한 성찰이 부족하다. 현상을 나열하고 현상이 원인인 것처럼 사고가 멈추었다. 청진을 할 때 영상 소견 등을 비교하여 파악한다면 질병에 대한 이해가 더 잘 될 것이다. 핵심 내용을 명확히 하고 원인도 분석하는 성찰이 되어야 한다. 성찰은 선문답이 아니다. 마음을 꼭 집어서 보이는 것이다.

성찰은 단순한 사건과 사고(생각)가 아니다. 현상만 기록하고 암기하여 쏟아 내는 것이 아니다. 현상이 어떤 의미가 있으며 원인은 무엇인지 살피고 자신의 내면에 담긴 생각과 어떤 차이가 있는지를 살피는 것이다. 그 때 비로소 자신만의 생각과 의견이 생긴다. 자신만의 생각으로 무엇을 어떻게 할지 판단하고 계획한다. 단지 현상과 사건을 기록하기는 쉽다. 왜 그렇게 되었는지에 대한 철저한 분석이 없다면 같은 일이 반복될 것이다. 학생들은 현상을 원인이라고 착각한다. 현상 아래 깔려 있는 원인을 찾아야 한다. 왜 호흡음 청진 소견과 영상 소견이 불일치할까?

병원에서 학생들에게 병력 청취 연습을 시킨다. 병력 청취가 별일 아니라고 생각하기 때문이다. 여기에 큰 함정이 있다. 병력을 물어 보는 것이니 환자에게 피해가 생길 가능성은 적다. 단순할 것 같지만 학생들은 함정에 빠질 수 있다. 환자의 말을 모두 사실로 받아들이는 것이다. 환자가 학생에게 거짓을 말할 이유도 필요도 없다고 생각하기 때문이다.

어떤 환자는 넋두리 하듯 학생에게 하소연을 한다. 개인병원에서 자신을 오진했다고 한다. 간암이 아닌데 간암을 확진한 듯 말했다고 한다. 그래서 가족들이 충격을 받았다고 한다. 나중에 대학병원에 와서 간암이 아니라고 들었다. 학생들은 여기에서 여러 가지를 상상하게 된다. 간암을 왜 확진하듯 말하였을지 의문이 가고 무언가 잘못되었다고 생각한다. 환자의 말을 곧이곧대로 사실인 것처럼 받아 들여 잘못된 판단을 한다. 감수성이 예민한 학생들은 스스로 자괴감에 빠지기도 한다. 나쁜 소식 전하기 원칙도 지키지 않았다고 한 번도 듣지도 보지 못한 개인병원 의사를 비난한다. 환자와 공감은 의사의 몫이다. 공감이 환자에게 도움이 되어야 하는 전제가 필요하다. 어떤 상황인지 짐작이 간다. 간초음파에서 간암을 시사하는 상당한 소견이 나왔고, 의사는 정밀검사를 받아 보실 것을 권하였을 것이다. 혹시라도 진단이 지연되어 자신이 문제가 될 수 있기 때문이다. 환자와 가족은 왜 그런지 집요하게 물어보았을 것이다. 간암의 가능성을 설명하였을 것이다. 이 말을 들은 환자들은 가능성이라는 말은 기억하지 못한다. 우리의 뇌구조는 오로지 '간암'이라는 말만 기억하게 되어 있다. 자라보고 놀란 가슴은 솥뚜껑보고도 놀란다. 대학병원에서 모든 정밀 검사가 다 끝날 때까지 그 환자는 자신이 간암이라고 생각하고 있었을 것이다. 그래서 오진이라고 말을 한다.

내가 병이 있든 없든 간에 믿으면, 걱정하면 병이 있는 것과 같다. 당시 상황과 환자와 의사 간의 대화를 직접 확인하지 않은 상태에서 일방적인 말을 믿는다면 또 다른 오해가 생긴다. 일차 개원의가 어떻게 한 말인지 소견이 어떻게 나왔는지 여러 가지 상황에 대한 고민 없이 판단하는 것은 매우 위험하다.

따로 또 같이라는 말이 있다. 의료에는 알다가도 모르는 일이 많다. 언제는 맞고 지금은 틀린다. 학생들은 이런 말을 한다. 의료는 그래서 어렵다. 현상을 기록하는 것은 쉽다. 현상을 조합하고 해석하기가 어렵다. 언제는 전혀 다른 병이 합쳐진 현상으로 나타나기도 하고, 때로는 같은 질환에서 여러 현상이 나온다. 시험에 나오는 증례는 지면의 한계 때문에 제한적이다. 한 가지 질환에 대한 한 두가지 현상으로 표현된다. 시험문제에 익숙한 학생들은 폭포수처럼 쏟아지는 현상의 정보를 모두 시험문제 풀 듯 의미를 부여하여 혼돈의 세계에 빠지거나, 반대로 의미 있는 현상을 외면하여 중요한 증거를 놓친다. 성찰은 이러한 오류를 돌아보는 좋은 기회이다. 그래야 경험이 쌓이고 환자를 보는 내적 힘이 강화된다.

성의와 무성의,
배려하는 법을 배운다.

『기관지 내시경 참관을 했다. 환자가 무엇 때문에 시술을 받는지 대답을 못했다. 궁금한 것이 계속 생겨도 공부를 스스로 해 본 적이 없다. 궁금증을 학습으로 연결하는 연습을 해야겠다.』

성찰은 단순한 사건과 사고가 아니다. 내면의 깊은 생각으로 자신만이 갖고 있는 의견을 말하는 것이다. 앞으로 무엇을 어떻게 할지 구체적인 계획이 필요하다. 단지 사건을 기록하고 현상만을 느낀다면 원인을 알 수 없다. 왜 그렇게 되었는지에 대한 철저한 분석을 통하여 같은 일이 반복되지 않도록 해야 발전이 있다. 사람들은 현상을 나열하고 원인이라고 생각한다. 만일 명동거리에 흰색 자동차들만 나무 위에 걸렸다고 하자. 기이한 현상이다. 원인은 자동차 색깔이 아니다. 현상 아래 깔려 있는 진짜 원인을 찾아보라.

부지런하면서도 도전하지 않으면 게을러진다. 편한 것이 좋다. 편함에 익숙해지면 발전하지 않는 것과 같다. 작은 편안함에 안주하여 더 이상 노력하지 않는다면 성장은커녕 실패를 거듭하게 된다. 마치 아무것도 하지 않는 편안함이 안전과 같다고 합리화하려 하지만, 아무 것도 하지 않으면 안전하기보다 위험하다. 학생들은 스스로가 편안을 추구하는 환자였다고 생각한다. 스스로 환자라고 생각한다면 치료 가능하다. 왜냐하면 의사는 병에 걸린 사람을 치료하는 직업이기 때문이다. 다만, 안주하는 병이 있다고 생각조차 하지 않는 사람이 더 문제다. 생각만 해서 현실이 될지 의문이다. 실패를 두려워하지 말고 도전하라. 잘못된 계획이라도 오늘, 그리고 내가 도전하는 데 의미가 있다. 월트 디즈니는 시작하는 방법을 그만 말하고 이제 행동하라고 했다. 정호승 작가는 말했다. 오늘이 없는 미래는 없어. 오늘 하루하루가 쌓여 미래가 되는 거다.

성찰은 부끄러움을 아는 것

『모르는 것들에 대해 너무 추측성 발언을 많이 해서 부끄러웠다.
차라리 모른다고 하는 게 나았을 것 같다.』

부끄러움을 느끼는 것은 자연스러운 일이다. 그다지 부끄러운 일도 아니지만 부끄러움을 느끼는 것은 성장의 신호다. 사람은 실수할 수 있다. 배우는 학생이라면 완전하지 않은 것이 당연하다. 학생이 부끄러움을 느낀 것은 타인보다 자신에게 부끄러운 것이다. 부끄러움을 느끼는 것 자체가 긍정적이고 전향적인 자세이다. 부끄러움은 뭔가를 느끼고 변화해야겠다는 생각과 행동을 유발한다.

학생들은 부끄러워한다. 모르는 것도 부끄럽다. 검사결과가 나왔지만 확인하지 않은 것도 부끄럽다. 왜냐하면 결과에 따라 환자에게 처치가 달라지기 때문이다. 교과과정 중에는 몰라도 그만이다. 시험성적이 차이 날 뿐이다. 성적은 내 것이니 내가 한만큼 받는다. 하지만 임상에서 내가 모르면 환자가 피해를 본다. 그래서 학생들은 부끄럽다. 부끄러움은 스스로 학습하게 만든다.

『자꾸 맘이 급해지는데, 어떻게 해야 할지 모르겠다.』

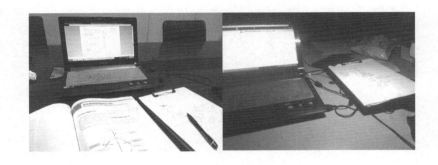

새로운 환경에 노출된 학생들은 좌충우돌 하듯 마음이 조급해지고 우왕좌왕하게 된다. 임상실습에 대하여 준비, 계획, 목표가 없기 때문이다. 어떤 과정의 실습이든 여행에 비유하자면 여행할 준비가 되어 있지 않다. 호흡기 실습이라는 여행이 시작되었다. 만일, 학생이 프라하를 여행한다면 어떤 준비를 해야 할까? 비행기 표와 숙소를 예약하는 것으로 여행 준비가 끝나지 않는다. 마찬가지로 실습기간 동안 무엇을 어떻게 볼지 여행할지 생각하고 계획을 잡아야 한다. 호흡기 여행 계획을 어떻게 잡으셨는지 궁금하다. 여행 계획이 없는 여행자가 여기저기 다니면서 알찬 여행을 하기 어려운 것처럼 효과적인 호흡기 임상실습여행을 하려면 계획이 있어야 한다. 호흡기 임상실습 여행

마지막 날, 달라진 학생의 모습을 상상하면서 마지막 날까지 무엇을 할지 계획을 세워야 한다.

성찰에도 단계가 있다.

매일 성찰하면 매일 성장한다. 학생 자신도 한 주가 지나면서 변하고 있는 자신에게 놀라는 모습이다. 임상실습이 끝날 즈음이면 지금까지 삶의 태도를 반성하고 임상실습에 매진할 것을 다짐한다. 학습 방법과 동기가 왜 중요한지 알게 되었다고도 한다. 지금까지 수동적인 자세에서 스스로 뭔가를 찾아 해야 한다는 것을 느낀다. 의료가 단순하지 않으며 여러 가지 원인이 복합적일 수 있다는 것도 알게 된다. 학생들은 짧은 기간에 숫자의 중요성도, 환자에게 접근하는 방법도, 발표하는 기술, 스스로 학습하는 방법과 재미 등등 새로운 깨달음의 세계를 맛보게 된다. 시각이 넓어지고 다양해진 자신을 발견하게 되면 마치 도를 깨친 사람처럼 의기양양해진다. 나는 이럴 때 새로운 도전이 필요함을 제시한다. 지금까지 알지 못하는 것을 알게 되었다. 지금 나는 어제의 나와 다르듯 내일의 나는 또 달라 질 수 있다. 내일은 어떤 일이 생길지 내일의 나는 또 어떻게 변할지를 성찰해야 한다. 당연한 것이다. 지금까지 몰랐던 세상이 있다면, 지금 모르는 세상이 또 있을 것이다. 성찰의 깨달음에도 단계가 있고 이제 첫 계단을 넘어 가고 있다.

학생들이 2주간 변화에 만족하지 않기를 바란다. 학생의 미래는 크게 두 가지로 나눌 수 있다. 첫째, 지금처럼 2주 전에 몰랐던 자신과 2주 후 변화된 자신이 있듯 자신 안에 또 다른 변화된 모습의 학생이 있을 것으로 예상하고, 노력하고, 계속 변화해가는 경우와 둘째, 2주 동안 배운 것에 만족하고 예전처럼 성찰이 멈춰버리는 경우이다. 지금 깨달음을 느낀 것처럼 학생은 계속 변화하고 있다. 어제와 다르게 오늘 변한 것처럼 내일 또 변화할 수 있다는 것도 짐작할 수 있다. 또 어떤 변화가 올까? 또 어떤 깨달음이 우리를 기다릴까? 생각을 한다는 것은 도전한다는 의미와 계획한다는 의미 그리고 만들어 간다는 의미 그리고 또 다시 되짚어 본다는 의미 등 수없이 많은 의미가 있다. 어떤 의사가 되고 싶은가? 또 다른 세상을 경험하여 매일 변화하는 의대생이 되기 바란다. 200년 전 찰스 다윈이 말했다. 아름답고 강한 것이 살아남는 것이 아니라 변화하는 것만 살아남는다.

『현상의 본질적인 원인을 파악해야 한다는 말씀이 기억에 남습니다. 어떤 질환에서 증상이 나타나는 이유, 검사에서 양성 소견이 보이는 이유를 알고 있으면 기억에도 오래 남는 것 같습니다. 의사가 되어서도 치료하는 근거가 필요하고, 인생을 살면서도 자신이 하는 일에 대해 그 이유를 알아야 좀 더 목표의식이 생기고 동기부여가 되는 것 같습니다.』

원인은 여러 가지일 수 있고 결과도 다양하다. 물론 과정은 더 복잡하다. 학생들이 생각하는 것처럼 세상일이 한 가지로만 설명되면 얼마나 좋을까? 상황이 다르고 상황을 바라보는 시각이 다르고 사람이 다른데, 어떻게 한 가지 사실만 진실이 될까? 2차 대전 중 독일군에게 거짓말로 검문을 통과하게 하여 한 사람의 목숨을 구했다. 이런 상황에서 거짓말을 절대 하면 안 된다고 말할 수 있을까? 살인은 나쁜 짓이라고 하면 안중근 의사는 어떻게 의인이 될까? 에이즈환자가 부인에게 절대 말하지 말라고 하면 개인정보 보호법을 지켜야 하나? 이렇게 극단적이지는 않지만 의료에서 대처하기 어려운 상황과 환경은 매일 같이 일어난다. 두 가지 이상의 정의로운 가치가 충돌하는 상황을 어렵지 않게 맞게 된다. 우리가 성찰하는 이유는 복잡한 의료를 사랑하는 마음으로 바라보아야 하기 때문이다. 사랑하면 알게 되고 알면 보이나니 그때 예전과 같지 않다고 하였다.

학생들과 대화를 나누면서 늘 강조하는 것이 독서이다. 독서는 인생을 풍부하게 만든다. 좋은 글귀 한마디가 사람의 미래를 바꾼다. 사람은 책을 만들고 책은 사람을 만든다. 생각하는 법과 행복을 찾는 것, 책을 읽고 사람들과 대화를 하고 명상을 하는 것 등등 모두 제자리에 돌아와 생각해 보면 내가 공부를 해야 할 이유를 찾기 위함이다. 의대 공부를 하다보면 회의에 빠질 때가 많다. 이렇게까지 할 필요가 있을까? 쉽고 편안한 길이 보이는데 굳이 어렵고 험난한 길을 찾아 가려는 이유는 무엇일까? 마음속에 진심이 담기지 않는다면 도달하기도 어렵거니와 만일 도달한다고 해도 위험해 진다. 공부란 오늘 불가능했던 일들을 내일 가능하게 해주는 힘이다. 현재의 자신을 뛰어 넘어 미래의 자신에게 꿈을 심어 준다. 선의의 얕은 이해는 악의의 깊은 이해보다 나쁘다. 의학을 이해하는 깊은 이해가 필요한 이유이다. Albert Einstein은 "In order to succeed, your desire for success should be greater than your fear of failure."라고 말했습니다. 마음에서 생각이 나오고, 생각에서 말이 나오고, 말에서 행동이 나와 습관이 되고, 습관은 미래를 만든다.

『제가 좋아하는 일에 대해서 생각해보았습니다.
제가 아직 잘 모르는 제가 좋아하는 일이 있을 수도 있다고 생각합니다.
더 많은 경험을 하면서 찾아가겠습니다.』

메주같이 말해도 쑥떡같이 알아듣는다는 말처럼 학생이 하기 나름이다. 교수로서 희망은 학생들이 더 큰 꿈을 갖기를 바란다. 학생들은 꿈이 없고 꿈을 찾을 수가 없다고 한다. A dream you dream alone is a dream. A dream you dream together is reality. 여기서 together라는 말의 의미는 단지 같이 꿈을 꾸는 사람이라는 의미보다 사람들의 꿈으로 해석하는 것이 학생에게 더 맞을 것 같다.

『항상 어려워하던 산염기 장애를 공부하였다. 학교 수업에서 이해를 못하고 외워서 시험을 쳤다. 산염기 내용만 나오면 겁부터 먹게 되고 생각도 제대로 못하고 피하게 되었다. 내가 조금만 노력해서 이해하는 공부를 한다면 환자보기도 수월할 것 같다. 심전도, 산염기, 수액전해질, 항생제사용 등등을 나만의 흔들리지 않는 개념을 정리해야겠다.
의사가 되는 일도 그런 것 같다.』

어떤 깨달음에도 단계가 있다. 실습은 지금까지 경험해보지 못한 환경에 놓인 자신을 발견해 나가는 과정이다. 과정 수업에서 이해하지 못했던 부분을 차근히 돌아보게 된다. 새로운 발견을 하게 된다. 사실은 지식은 변한 것이 없다. 학생의 태도가 변한 것이다. 의학 지식을 암기가 아니라 이해로 바라보게 되었다. 나는 이런 편지를 받으면 학생이 학습에 입문했다고 생각한다. 그래서 또 그들에게 도발적인 질문을 던진다. 지금까지 경험하지 못한 자신을 발견한 것을 축하한다. 아마도 이것은 시작 단계일 것이다. 왜냐하면 지금까지 모르는 것을 알게 되었는데 또 더 나아가면 모르는 것이 생기고, 또 다른 세계가 펼쳐질 것이다.

한 사람이 출가하여 수도승이 되면, 하루 빨리 도가 트이도록 열심히 정진을 한다. 정진을 하다보면 처음에는 속세의 일들이 생각나서 도무지 화두가 떠오르지 않는다. 가부좌를 틀고 앉으면 속세의 온갖 추억들이 파노라마 영화처럼 머리를 채우기 때문이다. 하지만 각오를 다지고 고통스러운 시간을 지나 정진을 계속한다. 한순간 속세의 영화가 중단이 되고 화두 생각이 들기 시작한다. 희열의 순간이다. 너무 기쁜 나머지 이런 참선의 희열의 맛보기 위하여 더 열심히 정진한다. 점점 참선의 시간이 늘어나고 마음이 평안해진다. 그 다음 단계로는 언제든 마음을 갖고 정진하면 화두를 떠올릴 수 있게 된다. 식사를 하지 않고도 하루 이틀은 거뜬히 참선이 가능해진다. 자신의 지적 능력과 영적 능력의 향상됨을 느끼고 또 더 강화하려는 욕심이 들어 참선에 참선을 거듭하게 된다.

한동안 이렇게 정진을 지나치게 하다 보면 몸이 상하는 수도 있고 때로는 정신적인 병이 생기기도 한다. 대표적인 것이 불교에서 '통기병'이라고 하는데, 이는 정진을 하려고 하면 얼마 지나지 않아서 두통이 찾아온다. 화두의 해제는 아직 멀었는데 좌선한 지 10분만 지나면 머리가 아파온다. 그러면 노스님을 찾아 증상을 고하고 자문을 구한다. 노스님도 경험이 있기 때문에 처방을 내려 주신다. 욕심을 버리고 천천히 하라는 것이 처방이다. 과유불급이다. 지나치면 모자란 것보다 못하다는 것은 어디에나 적용된다. 노스님의 말씀으로 몸과 마음이 안정이 된다. 이제 천천히 자신을 돌아 보게 되고 평생 화두를 안고 정진을 하게 된다. 두통도 사라지고 원하는 만큼 정진과 참선의 경지에도 이를 수 있게 된다. 이렇게 되기까지 사람에 따라 다르지만 2-3년 정도의 시간이 걸린다고 한다. 이만하면 도가 트인 것 같아 이제는 고승에게 인정받기를 원한다고 한다. 고승은 아직 멀었다고 하는데 반응은 두 가지라고 한다. 돌아서서 정진을 계속하는 사람과 본인 스스로 깨쳤다고 선언하는 사람이다.

이런 이야기를 하는 이유는 깨달음에 단계가 있고 우리는 지금 첫 단계 정도에 머물러 있다. 오늘 학생이 깨달은 부분도 깨달음의 첫 단계이다. 지금은 모르지만 반드시 그 다음 단계가 있다. 또 그 다음 단계도 있을 것이다. 눈을 감고 과거를 돌아보며 상상해 보자. 어제까지 느끼지 못한 일들이 자신에게 일어나고 있나? 어제는 오늘의 자신이 변화한 모습을 상상해 보았나? 어제 내일을 상상하던 하지 않던 자신은 내일 변화되어 있다. 그렇다면 또 다음날은 어떻게 변화할까? 더 많은 상상(계획)을 하고 상상이 현실화 되는 것을 실감해 보기 바란다. 분명 놀라운 변화가 일어 날 것이다.

스님 이야기로 돌아가서 깨달음은 참선을 할 때나 식사를 할 때나 화장실에 앉아 있을 때에도 항상 화두가 떠오르는 경지가 있다고 한다. 깨달았다고 인정을 받고자 하는 마음이 깨닫지 못함을 의미한다. 불교 선종의 종지는 불립문자(不立文字)이다. 말이나 문자로써 부처님의 가르침을 깨달을 수 없다.

당신의 경쟁자는
어디에 있나요?

『학회 심포지엄이 병원에서 열려 참여하였다. 어느 정도 알아들으면서 필기를 해 내려가다 보니 궁금한 점들이 생겼다. 열심히 공부를 한다고 생각해도 아직도 갈 길이 멀고, 이해조차 안 되는 부분들이 남아있다는 생각에 좌절감이 들었다. 강연을 해주시는 분들이나 심포지엄에 참여하시는 분들에 대해 부러움을 느꼈다. 자신의 전문 분야에 확신을 가지고 연구를 하는 모습이 멋져보였다. 의학의 발전이 신기하고 감사하고 이런 의학에 몸담게 될 것이 흥분되고 기대되었다. 제 안에 있는 학문에 대한 열정과 욕구를 확인하여 행복하였다. 오늘의 동기부여가 지속되어 배움에 게으르지 않은 사람이 되어야겠다. 나도 언젠가 내 분야에서 최고가 되겠다.』

학생들의 경쟁자는 어디에 있고 누구인지 묻는다. 물론 가장 큰 경쟁자는 자신이다. 자신을 이기려면 자신을 알아야 한다. 스스로 자신을 알기는 어렵다. 그래서 외부에 자신과 비슷한 상황을 비교하게 되고 경쟁자로 삼을 만하다. 같은 학교를 다니는 동료들과 학교 성적으로 선택할 과를 경쟁할 수 있다. 그래서 동료가 중요하다. 내 안의 경쟁자를 만드는 지표가 된다. 하지만 이것은 매우 편협한 생각이다. 오히려 가슴을 열고 세상을 바라보라. 국내외에 수없이 많은 의과대학이 있고 병원이 있다. 결국 의대생은 졸업하여 이들

성찰하는 방법과 마음가짐

대학에 다시는 경쟁자들과 선의의 경쟁을 하여 자신을 만들어 가야 한다. 학생실습 중 전문학회에 한번쯤 견학하는 것도 좋은 기회다. 마치 중고등학생이 대학 캠퍼스와 도서관을 구경하는 것처럼 동기부여가 된다. 미래의 경쟁자의 모습을 마음에 담을 수 있다. 전공의 교육에서도 국제학회에 참가하는 것에 높은 점수를 주는 이유도 여기에 있다. 우물 안 개구리가 아니라 세계 속에서 경쟁하는 자신의 모습을 그려 보아야 진정한 자기를 이길 수 있다. 기회가 닿을 때마다 학생들을 학회모임에 참여시킨다. 내용을 알아들을 지 알수 없다. 단지 석학들이 모여 토론하는 모습을 보면서 자신의 미래를 상상하게 만드는 것만으로 만족한다. 지방과 달리 서울에서는 이런 모임이 활성화되어 있다. 누구나 어떤 분야에서 전문가가 된다는 것은 매우 흥미 있고 또한 인생을 투자할 만큼 흥분되는 일이다. 이런 일에 즐거움과 기쁨을 느낀다면 학생들의 목표를 찾는 데 도움이 될 것이다. 꿈을 꾸어야 꿈이 이루어진다.

지금 최선을 다하고,
실습을 즐겨라. Carpe diem!!

『임상실습 마지막 날입니다. 평소에 하지 않았던 일들을 하느라 시행착오도 많아 쉽지 않았던 실습이었습니다. 예상과 달리 무리했다고 생각될 정도로 쉼 없이 시간이 지났습니다. 인생에 큰 영향을 끼칠 것 같은 변화가

성찰은 인생의 선물상자

있었습니다. 궁금한 내용을 스스로 정해 찾아보고, 발표하고, 삶에 중요한 것들을 성찰하였습니다. 생각하고 고민하고 행동했던 것들이 당장의 가시적인 삶의 개선보다는 시간이 지나면 무언가가 이루어 질 것을 예감합니다. 부족한 저희를 깨달음의 세계로 이끌어 주심에 감사드립니다.』

미리 생각하여, 계획하고, 예상하고, 행동하고, 도전하고, 검토하여 어제보다 또 다른 방향을 잡아보기 바란다. 매일 성찰하면 매일 성장한다. 4주간 하루도 거르지 않고 52쪽에 이르는 성찰 일지를 보낸 학생이 있다. 처음부터 우리는 마치 연애편지를 쓰는 것처럼 서로에게 성찰을 보냈다. 책을 엮으면서 제목을 '매일 성장하려면 매일 성찰하라'로 정하려고 하였다.

첫 번째 답장이다. ○○○님, 환영합니다. 학생의 꿈을 펼칠 수 있는 호흡기내과에 지원해 주어서 감사합니다. 미리 연락을 주어서 또 감사합니다. 학교에서 전화번호를 보내 주어 먼저 연락을 하려고 했습니다. 학생은 인생의 목표가 무엇인가요? 어떤 의사가 되고 싶나요? 어떤 과를 전공하고 싶으신가요? 졸업하면 뭘 할 건가요? 이번 임상실습 동안 정말 하고 싶은 일은 무엇인가요? 자신이 잘 하는 것과 잘 하지 못하는 것을 세 가지씩 적어 보세요.

임상실습은 이미 시작되었고 순식간에 끝난다. 내가 얻고 싶은 것은 무엇인지, 4주 뒤에 나의 모습은 어떻게 변화되어 있을지 상상해 봅시다. 그 상상을 실현하기 위하여 무엇을 (행동) 해야 할지 계획을 세워 봅시다. 무엇이 남을지, 무엇을 남길지도 생각해 봅시다. 매순간 즐겁고 행복하게 보내시길 바란다. 그러기에도 인생은 너무 짧다. 최선을 다하고 실습을 즐겨라. *Carpe diem!!*

임상실습은 힘들기도 하지만, 낭만이 있다. 의대생들에게 의사소통 능력이 부족한 이유는 그들이 방대한 학업에 몰려 있기 때문이다. 다른 대학생들처럼 동아리 활동과 취미생활을 좀 더 자유롭게 할 수 있다면 의사소통능력을 가르칠 필요가 없을 지도 모른다. 불문과에 다니는 이성과 대화하기 위하여 불어를 배우고, 알베르 까뮤의 작품을 읽어야 한다면 절반은 성공한 것이다. 교과과정에 이런 여유가 없어 임상실습에서 보충하라고 한다. 의사소통에도 실전이 필요하다.

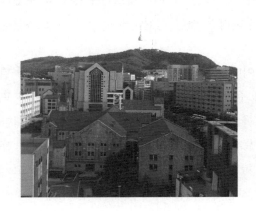

CHAPTER 3

성찰하는 이유

학생들은 임상실습을 하면서 빠른 속도로 병원 생활에 익숙해진다. 배고픈 사람이 음식을 먹듯 병원에서 이루어지는 일을 쉽게 받아들인다. 너무 쉽게 받아 들여서 병원에서 오래된 잘못된 관행도 아무런 의심 없이 받아들인다. 마치 오랜 검증을 거쳐 정착된 진리처럼 스펀지가 물을 흡수하듯 받아들인다. 심지어 아무런 근거도 없이 행하는 개인의 습관마저도 대단한 법칙을 발견한 것처럼 받아들이는 것을 볼 때 얼굴이 화끈해지며 자신을 돌아보게 된다. 왜 학생들은 의문을 갖지 않을까 싶다. 일상적으로 하던 일이라도 새로 배우는 사람은 왜 이렇게 하는지 의문을 갖고 배웠으면 좋겠다.

　의문은 성찰이 되고, 성찰은 위대한 발견의 시작이다. 학생들과 성찰 메일을 시작한 이유는 학생들과 대화를 이어가기 위해서이다. 성찰 메일을 통하여 느낀 점은 학생들이 꿈을 잊어 버렸다는 것이다. 성찰 시간을 통하여 모처럼 자신을 돌아보는 시간을 갖게 되길 바란다. 성찰은 학생들에게 잊고 있었던 꿈을 찾아 준다. 성찰은 학생들의 마음속 깊이 버려둔 꿈을 찾아내 생명을 불어 넣는 작업이다. 학생들은 성찰을 통하여 자신의 꿈이 살아 있음을 확인하였다.

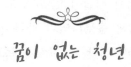

꿈이 없는 청년

『나에게도 꿈이 있었다. 장난감이 갖고 싶어 문방구 사장님이 되고 싶었다.
초등학교 때 사람을 치료할 수 있는 의사가 되고 싶었다. 중학교 때는
늦게까지 놀 수 있고 공부를 하지 않아도 되는 어른이 되고 싶었다.
고등학교 때는 음악을 하는 작곡가가 되고 싶었다. 피아노를 계속 치며
음악인의 꿈을 꾸던 나는 부모님의 반대로 음악을 포기하고 공부를
다시 시작했다. 부모님이 원하시던 의사가 되기 위하여
의대에 진학을 하게 되었다.』

사람들은 의대생이라면 당연히 꿈이 있을 것이라고 생각한다. 하지만 내
가 만나는 수많은 의대생들은 꿈이 없다. 의사가 되는 것이 꿈이지 않느냐고
이제 꿈이 이루어지지 않았냐고 반문한다. 세상에 어디에도 의대생이 꿈인
사람은 없을 것이다. 의대생이라면 의사가 된다. 의대생에게 의사되기가 꿈일
순 없다. 의사가 되어서 내가 하고 싶은 일이 꿈이다. 많은 학생들이 지금껏
달려온 지옥 같은 입시에서 해방된 기분으로 의대시절을 보낸다. 마치 그들
의 꿈이 의대생인 것처럼 말이다. 정작 의사가 되어 무슨 일을 어떻게 할 지
상상과 꿈이 부족하다. 많은 의대생들이 꿈이 없어 보이고 스스로도 무기력
함에 빠져 있다.

의대생들도 꿈이 있던 어린 시절이 있었다. 고달픈 입시에 시달리면서 자신의 꿈보다 대학입학을 위해 공부하였기 때문이다. 대학을 통하여 자신의 목표를 실천하는 것이 아니라 대학 그 자체가 목표로 바뀌었다. 의과대학에 들어 와서도 왜 좋은 의사가 되어야 하는지 방황한다. 가장 웃지 못 할 일은 의대가 목표가 아니었는데 성적이 잘 나와 의과대학에 들어온 학생과 부모님이 원하기 때문에 의사가 되려는 사람도 있다는 것이다.

의과대학 학생들은 꿈이 없어 보인다. 궁금한 것이 있다. 학생들이 한번이라도 꿈을 찾아보려고 시도해 보았는지 의문이 간다. 의욕의 전등에 불이 꺼진 것 같다. 꿈을 이루는 법은 우선 꿈을 생각해야 한다. 생각을 넘어 행동을 해야 한다. 내 꿈이 어디에 있을까? 내가 꿈을 갖지 못한 게 사회나 부모가 의사가 되라고 한 것 때문이라고 스스로 나태해지려는 핑계를 찾지 않아야 한다. 나태함의 목적을 갖고 스스로 타협하지 않아야 한다. 역설적으로 의사가 꿈이 아니라는 것은 다행스러운 일이다. 마찬가지로 의사가 되어서 꿈이 사라진 것이 아니다. 의사가 되면 어떤 꿈이라도 가질 수 있게 된다.

나는 학생들에게 말한다. 꿈이 없어도 좋다. 성적이 되어 의대에 왔건, 부모님이 원해서 의대에 왔건 상관없다. 왜냐하면 우리는 처음부터 위대한 사람이 아니기 때문이다. 위대한 사람처럼 처음부터 거창한 꿈이 없어도 좋다. 단지 아무리 작은 꿈이라도 내 꿈이 어디에 있는지는 찾아보면 된다. 시작은 미미할 지라도 끝은 창대하다는 성경의 말씀처럼 사람의 꿈은 키워 가는 것이다. 그럼 오늘 다시 내 꿈은 어디 있는지 찾아보자.

우리나라에서 의과대학생이 되는 것만으로도 성공했다고 할 수 있다. 의대생이 군이 왜 사는가? 어떻게 살아야 하는가?를 고민할 필요는 없다.

삶의 경로가 정해져 있다고 믿기 때문이다. 의학적인 지식을 습득하고 취미를 가꾸는 것만으로도 좋은 의사가 될 것을 확신한다. 세월이 지나 그렇지 않음을 알고 나면 이미 때는 늦었다. 무엇 때문에 대한민국의 많은 의사들은 행복하지 않을까? 청춘을 보내는 의대생 시절에 이런 고민과 준비가 부족했기 때문이다. 성찰 없는 청춘을 보내면 영혼 없는 의사가 된다.

『임상실습을 돌면서, '내가 의사사회에 어울리는 사람인가?'란
고민을 많이 하게 된다.』

꿈은 이루어진다. 생각하고 계획하고 행동하면 된다. 꿈이 이루어지지 않을까 두려워하지 말자. 원래 청춘 시절은 암흑처럼 느껴진다. 하지만 곧 새벽이 오고 날이 밝으면 열심히 노를 저은 사람에게 항구가 바로 코 앞에 있다는 것을 알게 될 것이다. 대부분 새벽이 오기 전에 노젓기를 포기한다고 한다. 새벽이 머지 않은 것 같다. 오늘도 열심히 하자. 시도조차 하지 않는다면 이루어지지 않는다. 오래 걸릴 거라고 생각하고 미루어 둔다면, 오래 걸려도 아무 일도 일어나지 않는다. 무엇이 두려운가? 당장 시작하면 된다. 지금 당장 시작하고 다시 생각해 보자. 실패를 두려워하지 말고 꿈을 꾼 다음 시도하라.

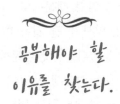

공부해야 할
이유를 찾는다.

『생명을 다루는 일을 하고 싶다. 일을 잘하기 위해서 공부는 기본이다. 공부하는 과정은 어렵지만 임상에서 직접 확인해보는 과정이 공부를 더 열심히 하는 나를 만들었다. 공부를 왜 해야 하는지 본질적인 고민이 부족하다. 당연하다고 생각하는 가치와 생활들에 대해 돌아보게 된다.』

성찰의 목표는 단기적일 수도 장기적일 수도 있다. 임상실습을 나왔으나 과정학습목표로 가득하다. 지나간 목표가 미래의 목표가 되었다. 눈앞의 목표만 좇으면 노력하는 자신에 대한 회의에 빠질 수 있다. 매일 노력해도 잘 되지 않는 자신에 대해 불만이 있다. 단기적 목표 달성만이 임상실습의 목표가 아니다. 때로는 좀 더 큰 목표를 세워 나가는 것이 단기적 목표 달성에 힘을 실어 준다. 학생들에게 내가 생각하는 답을 주기보다 스스로 답을 찾기를 바란다. 그래서 나는 늘 질문을 쏟아 낸다. 질문은 스스로 생각해 보라는 것이다. 학생들은 왜 공부하나요? 진정으로 왜 공부해야 하는지를 알아야 임상실습의 한계를 극복할 수 있다. 왜 공부하나?

학생들은 왜 공부하는지 알지 못한다. 의과대학을 졸업하여 의사가 되기 위해서 공부를 해야 한다고 믿는다. 그리고 지긋지긋한 공부는 의사가 되고 나면 끝날 것 같다고 생각하거나 끝낼 수 있다고 믿는다. 하지만 불행하게도 의사에게 공부는 평생과업이다. 의대생이 하는 공부를 기본학습(basic medical education, BME)이라고 한다. 그 다음에 졸업후 학습(graduate mediacal education, GME)이 기다리고 있다. 수련의(internship)와 전공의(resident)를 하거나 더 길게는 전임의(fellowship)를 마쳐야 한다. 이것을 마치고 나면 또 기다리는 것이 있다. 보수교육이라는 이름의 평생학습(continuous medical education, CME)이다. 의과대학을 졸업한 실력으로 의사를 하던 시대는 이미 지나갔다. 의료와 의학이 빛의 속도 보다 빠르게 변하고 있다. 대학에서 배운 지식은 더 이상 진실이 아니다. 의과대학생이 평생학습을 생각하지 않았다면 지금이라도 다른 길을 찾아야 한다.

왜 유독 의사에게만 평생교육을 강조하는지는 조금만 생각하면 누구나 알 수 있다. 의사가 다루는 대상이 사물이 아니라 무엇으로도 바꿀 수 없는 고귀한 생명이기 때문이다. 환자를 볼 때 이런 사명감을 잊어서는 안 된다. 그러나 공부는 끝이 없고 일이 힘들게 느껴질 때가 많다. 누구나 어려운 상황을 맞을 수 있다. 이런 상황에 의사 스스로 끊임없는 동기를 유발하기 어렵다. 그래서 주말에는 병원 밖을 나가서 의사 아닌 사람들을 만나보라고 한다. 그들이 왜 의사가 열심히 평생 공부해야 하는지 답을 가르쳐 준다. 공부를 지속하려면 때로는 병원을 떠나 잘 쉬는 것도 필요하다.

『고민할수록 의문은 산더미 같지만 결론은 바늘구멍이다.
평소에 이러한 고민을 하지 않았기 때문이다. 자신의 발전을 통한
내면의 기쁨이 공부를 하는 진정한 이유이다.』

녹슨 기차 길을 달리는 느낌이다. 한동안 멈춰 있던 생각의 공장이 이제막 삐걱거리는 소리를 내면서 돌아간다. 실습에서 학생들의 성찰은 이렇게

시작한다. 공부라는 주제만 해도 왜 진정 해야 하는지 고민해 보지 않았기 때문이다. 공부를 하면 스스로 발전과 내면의 기쁨을 느낄 수 있다. 여기서 성찰이 멈춘다면 공부를 스스로의 발전과 내면의 기쁨으로 지속 가능하게 만들지 못한다. 스스로의 발전과 내면의 기쁨을 느껴 무엇을 할지 성찰은 계속되어야 한다. 산더미 같은 고민을 더 추려 의문을 품고 바늘구멍 같은 결론을 또 만들어 내야 한다. 지금까지 의문을 품지 않았던 자신을 돌아보고 의문을 품고 난 뒤 무엇이 나를 어렵게 만드는지 찾아가는 것이 성찰이다. 한 가지 질문에 여러 가지 답을 찾아야 한다. 궁극적인 답을 찾아야 공부가 즐거워지고 평생 지속 가능한 가치로 남게 된다.

궁금하면 물어보아야 한다. 묻지도 않고 답을 찾을 수 없다. 자신에게도 매일 묻고, 동료에게도 묻고, 어느 누구에게도 물어 보면 답을 찾을 수 있다. 물어 보아야 답이 나온다. 의사나 의과대학생이 아닌 다른 사람들에게도 물어보자. 일반인이 의사나 의대생에 대하여 어떻게 생각하는지 진심으로 물어보라. 보통 사람들이 원하는 의사상에 대해 들어 본 적 있는지 궁금하다. 물어보기 전에 예상 한번 하고 속마음으로 비교해보라. 겉으로 예의상 하는 말이든, 마음이 담긴 속말이든 귀담아 들어 보라. 속말을 들으려면 커피라도 한 잔 사주고 들어보라. 마음에 상처 받지 않도록 준비를 해야 한다. 얼마나 학생의 생각과 다른지 깜짝 놀랄 것이다. 쓴 소리는 마음의 보약이다. 설마 그렇게까지 의사를 싫어하고 있었는지 실망할 필요는 없다. 지금 의대생 잘못이 아니다. 의대생이 왜 공부를 열심히 해야 하는지 느낀다면 커피 값이 아깝지 않다. 나는 가끔 의사 아닌 친한 친구에게 묻는다. 의사들 밥맛이지? 정말 친한 친구는 내가 어떻게 해야 할지 쓴소리를 아끼지 않는다. 내가 아닌 다른 사람들에게 진심으로 물어 보기 바란다.

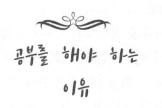

공부를 해야 하는 이유

『본과 때 공부를 상대적으로 미흡하게 했다. 제대로 공부를 하지 않으면 나중에 의사가 되어도 나의 부족함으로 인해 환자에게 피해를 줄 수 있다. 갑자기 죄책감이 든다. 그 때는 공부할 시간이 모자라기 때문에 시간이 많은 지금 공부를 하려고 한다.』

의료는 이상한 매력이 있다. 자신의 실력에 따라 환자의 결과가 다르기 때문이다. 의과대학생이 스트레스를 많이 받는 이유는 자신으로 인하여 좋지 못한 결과가 발생할 가능성을 염두에 두고 있다. 마치 의료인은 죄인처럼 오늘도 공부를 한다. 새로운 약제에 대한 임상시험 결과와 효과적인 치료법으로 환자의 생명을 구하는 것이 사망이기 때문이다.

의학은 가장 젊은 과학이다. 대략 100년 정도가 과학을 접목한 현대의학이라고 할 수 있다. 이전까지만 해도 지금의 경험의학, 대체의학처럼 황당한 의료가 주를 이루었다. 미국의 초대 대통령 George Washington은 편도선염이 걸렸다. 당시 의료의 주류인 사혈요법을 반복하여 과다 출혈로 사망하였다. 1800년도까지만 해도 세균 감염에 대한 개념이 없었다. 헝가리 의사 Ignaz Semmelweis는 산욕열의 원인이 의사들의 더러운 손이라고 주장했다가 오스트리아 병원에서 퇴출당했다.

내가 하고 싶은 공부를 해야 한다. 임상실습이 진행되는 과정에서 성찰을 통하여 학생들이 직접 자료를 찾아보고 이해되지 않는 부분에 대하여 생각하고 동료들과 토론하는 과정을 거친다. 이런 과정을 통하여 학생의 성찰이 진심으로 느껴진다. 사람들은 진정성이 무엇인지 잘 모른다. 하지만 진정성이 없는 것은 직감적으로 안다. 사람들은 진정성을 원하고 있다. 자신에게 진정성을 갖고 대한다면 하루하루가 매우 즐겁게 지나 갈 것이다.

공부해야 할 이유는
병원 밖에 있다.

『임상실습을 돌면서 미루는 습관이 있다는 것을 알게 되었다. 실습을 돌기 전까지 크게 문제가 되지는 않았다. 집중도를 높이는 공부와 달리 실습에서는 매일 환자를 보며 그때그때 공부해야 한다. 미루는 습관 때문에 실습이 충실하게 되지 않았다. 나중에 시간 날 때 찾아 봐야지 하면 잊어버린다. 봄에 핀 벚꽃을 보면서 꽃이 피는 때가 있는 것처럼 공부도 때가 있음을 알게 되었다.』

성찰은 인생의 선물상자

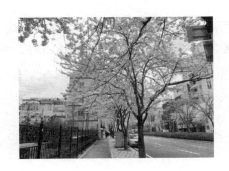

　학생들에게 공부해야 할 이유를 찾으라고 한다. 대부분 학생들은 병실에 누워 있는 환자를 떠올린다. 환자를 잘 치료하기 위해 공부를 한다. 성찰이 여기서 끝나면 발전 가능성이 없다. 이 정도 답변은 누구라도 할 수 있다. 아픈 환자를 치료하기 위하여 공부를 해야 하는 것은 당연하다. 그럼에도 불구하고 공부를 해야 할 동기는 좀처럼 생기지 않는다. 그래서 나는 공부해야 할 이유는 병원에 있지 않다고 한다. 실습 학생들에게 시간이 날 때면 언제나 사람을 만날 수 있는 곳을 찾기를 권한다. 지금까지 많은 학생들이 공부해야할 이유를 찾기 위하여 성찰의 고민이 담긴 사진을 보내 왔다.

　실습을 돌면서 활짝 핀 벚꽃을 볼 여유가 있었다면 분명 잘 한 일이다. 꽃이 피는 때가 있듯 공부도 때가 있다는 성찰은 멋지다. 활짝 핀 꽃이 주는 모습이 느낌으로 다가와 자신의 삶에 영향을 미치듯 우리는 누구에게나 어떤 느낌으로 다가가고 영향을 미친다. 벚꽃을 바라보는 사람마다 느낌이 다르듯 무엇을 느끼는지도 중요하다. 내가 어떻게 무엇을 느끼는지에 따라 꽃은 그냥 꽃이 아닐 수도 있다. 서정주 시인은 노래했다. 꽃에게 이름을 불러 주어야 생명이 탄생하고 가치가 생긴다. 같은 일을 보아도 스스로 무엇을 볼 것인지가 사실보다 더 중요하다.

　꽃을 보면서 나만의 생각이 있는 것처럼 같은 환자를 보아도 나만의 느낌과 생각이 다르다. 다른 사람과 같은 생각은 무엇이고 다른 생각은 무엇일까? 무엇은 같고 무엇이 다른가? 이런 생각들이 쌓여 실력이 되고 또 계획이 되고 더 큰 꿈을 이룰 수 있다. 세간에 이런 말이 있다. 품질은 자존심이고 마감은 생명이다. 아무리 좋은 작품이고, 발표, 논문, 원고라도 때를 놓치면 죽은 것과 같다. 조금 품질이 떨어지는 것은 나중에 만회가 가능하지만, 마감을 놓치면 기회는 다시 오지 않는다. 벚꽃도 때를 맞춰 피고 지는 것이 세상 이치이다. 공부를 해야 할 이유는 병원 밖에 있다.

자신감 회복을 위하여
미움 받을 용기를 갖게 되는 것

『매일 환자분들의 청진음을 들을 수 있다. 증상이 악화되면 더 소리가 심하게 들리고, 회복되면 다시 소리가 줄어든다. 매일 같은 일을 하는 것이 힘들고 미숙하였지만 조금은 자신이 생겼다. 지식이 부족하다는 생각이 들어 자괴감이 들 때가 많다. 친구들과 비교하며 열등감을 느꼈는데, 실습을 하면서는 알아야 할 부분이 명확하게 보이고 공부하면서 성취감을 느낄 수 있다.』

학생들은 자신이 미숙하고 지식도 부족하다고 한다. 일부분 사실이다. 전공의에 비하여 그렇고, 평생 한 분야만 판 교수보다 더 그렇다. 이제 막 과정을 마친 의대생이니 당연한 일을 부끄럽게 여긴다. 현재 모른다는 것은 정상이다. 배웠다고 가르쳤다고 다 알지 못한다. 잘 못 배웠을 수도 있지만 오히려 잘 못 가르쳤을 가능성이 높다. 왜냐하면 수재들만 모인 집단이기 때문이다. 학생들이 모르면 정작 부끄러워해야 할 사람들은 학생들이 아니라 잘 못 가르친 교수들이다. 그럼에도 불구하고 교수들은 이번 학생들이 대답도 잘 못한다고 누워서 침을 뱉는다.

『의과대학에 들어왔을 때 집을 떠나서 느껴지는 자유를 느끼고 싶었다. 많이 놀았다. 단 하나의 목표도 없이 친구들과 시간을 보냈다.』

학생들은 모른다고 한다. 뭘 모른다는 건지도 모른다. 우선 무엇을 모르는지 알려고 해 보았는지 궁금하다. 해보지 않고 모른다고 하면 그냥 한번 알려고 해보면 된다. 모른다는 말은 그 때 가서 해도 늦지 않다. 내가 어떤 말을 하던 학생이 받아들이기 나름이다. 학생이 보내온 성찰의 내용처럼 당장 시도해 본다. 밤낮 없이 주어진 과제에 대하여 정진 또 정진 해보자. 인생의 목표가 하늘에서 떨어지는 감처럼 저절로 떨어지지 않을 것을 믿는다면 감 떨어지기를 기다리지 말고 감이 있는 곳으로 가자. 가지를 타고 올라가자. 제대로 올라가는지 의문이 생기는 것은 좋은 일이다. 의문만 생긴다면 의사가 아니라 철학자가 될 것이다. 의문에 대한 답을 구하러 다녀야 한다. 이제 막 시작이다. 벌써 답을 구하려는 것 보니 마음이 급하고, 욕심이 많다. 욕심을 정진하는 에너지로 돌려 보기 바란다.

학생들이 자신감이 없는 이유는 생각에 행동이 따르지 않기 때문이다. 계획은 있지만 행동계획이 없다. 지금 당장 뭔가를 해야 변화가 생긴다. 행동을 해야 자신감도 생긴다. 성찰에서 많은 학생들이 과거를 돌아본다. 학생들의 미래는 현재 나의 행동에 달렸다. 과거를 돌아본다고 미래가 변하지 않는다. 자신감을 가지려면 내일 실패하더라도 오늘 도전해야 한다. 실패하더라도 포기하지 않으면 성공할 수 있다. 학생들은 0.01%의 선택받은 사람들이다. 도전하지 못할 이유를 찾지 말고 오늘 행동하자. 내일은 변한 자신을 발견할 것이다. 루즈벨트는 이렇게 말했다. 열등감을 느끼는 것은 자신이 그것에 동의했기 때문이다. 행하지 못해서 찾아오는 후회가 행하고 난 뒤에 찾아오는 후회보다 더 크다.

한 학생은 한 달 동안 책을 읽고 매일 성찰하였다. 독서를 좋아하는 학생이다. 스스로 학습하고 또 실습을 하는 동안 여러 가지 문제들을 성찰을 통하여 해결하였다. 성찰을 통하여 학생이 성장하는 것을 느낄 수 있었다. 성찰은 학생을 좋은 의사로 만든다. 책을 읽다가 좋은 글을 소개하고 자신에 맞게 해석하고 자신을 변화시키는 과정을 거쳤다. 독서를 통하여 성찰하고, 왜 의학 공부를 해야 하는지 깨닫는다. 독서라는 간접경험을 통하여 의학을 알게 된다.

유태인 속담에 한사람을 살리면 세계를 살린다는 말이 있다. 영화 쉰들러리스트에서 주인공 쉰들러는 마지막까지 한사람을 더 구하지 못해 미안해 했다고 한다.

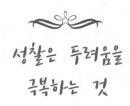

성찰은 두려움을
극복하는 것

『오늘은 기관지내시경을 참관하였다. 검사 후에 눈물을 보이시고 온몸을
파르르 떨면서 매우 힘들어 하셨다. 환자를 보면서 너무 미안한 감정에
휩싸였다. 환자를 위한 검사이지만 이런 상황에서 어떻게 환자를 대할까
고민해보았다. 당황하지 않고, 전문가답게 말해줄 필요가 있을 것 같은데
아직도 경험이 없어 이런 상황이 당황스럽기만 하다.』

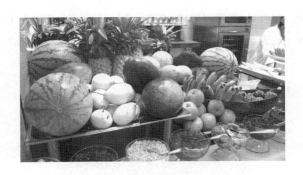

학생이 예전 선생님을 만난다고 한다. 농촌과 농촌의 선생님들과 아이들
을 찾아 보는 것이다. 단지 얼굴 보러 가는 것은 아닐 것이다. 감사의 인사를
전하고 자신이 받은 은혜와 지혜를 되갚아 주려면 무엇을 해야 할지 느끼는
것이 중요하다. 그들에게 감사하는 이유는 누구를 위함인지도 생각해 보기

바란다. 의대생은 극복해야 할 현실 앞에 묻혀 살 것인지 아니면 상황을 이기고 나가야 할 것인지 선택의 귀로에 서 있다. 선택은 의대생의 문제이다. 어떤 선택이든 용기를 갖길 바란다. 두려움을 극복하려면 과거로부터 위안을 받기보다 미래에 대한 용기를 가져야 한다.

『청진 소견이 잘 들리지 않았는데 교수님께서 환자를 중요한 교과서라고
생각하고 경험해 보라고 하셨습니다. 청진 소견을 공부한 뒤에
환자의 병변을 파악하고 다시 들어보니 처음과는 다르게 예상한
소견이 들렸습니다. 한편으론 들렸다는 감탄이 들었지만
왜 처음에는 이 소리를 놓쳤을까 하는 안타까움이 들었습니다.』

성찰이 조금 변한 것 같아 기쁘다. 학생이 학생 자신의 생각을 기록하였다. 환자의 청진 소견을 예상하였다. 하지만 기대와 달리 다르다. 그렇다면 왜 그런지 생각하는 것이다. 성찰은 바로 이렇게 하는 것이다. 이런 성찰은 학생들을 좋은 의사로 성장시킨다. 단지 오늘 무엇을 배웠다가 아니라, 무엇을 배우는 과정에서 학생의 느낌, 생각, 경험을 기록하는 것이 성찰이다.

『담당환자가 결핵진단을 받게 되었다. 문진을 할 때 마스크를 쓰지 않았다.
결핵에 감염된 것은 아닐지 걱정되었다.』

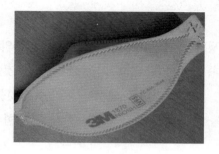

성찰은 인생의 선물상자

한국의 한 의사가 방사선을 관할하는 국제기구에 진정을 하였다. 국내 의료기관에서 방사선안전관리에 문제가 있다고 보고하였다. 방사선에 대한 안전기준과 실행지침이 있지만 잘 지켜지지 않았다. 문제를 제기한 사람은 의료인 중에 약자에 속하는 전공의들이다. 업무 중 보호구를 착용하지 못하는 경우가 종종 있다. 의료기관에서 안전의식이 부족한 것도 문제지만 과도한 경계를 하여 불필요한 공포를 만드는 것도 문제다.

호흡기 실습에서 학생들에게 통상 결핵환자를 맡기지 않는다. 만에 하나 있을 가능성을 차단하기 위함이다. 아직 스스로를 보호하는 방법이나 질병의 이해도가 낮기 때문이기도 하다. 학생들은 이러한 감염성 환자를 보게 되면 과도한 걱정을 한다. 오히려 어설프게 아는 것이 더 독이 된다. 결핵으로 진단된 환자를 보았다고 걱정을 태산같이 한다. 간호사가 환자를 지속적으로 볼 생각이면 개인 마스크를 관리하라는 말을 고깝게 받아들인다.

격리실에 문이 열려 있는 경우가 있고, 환자가 마스크를 쓰지 않고 다닌다고 한다. 이런 원칙은 학생들이 지적한 것이 맞다. 하지만, 현실적으로 가능하지도 않고, 꼭 필요하지도 않다. 감염을 예방하는 것이 목적이지 감염 예방을 위하여 아무것도 못하게 만드는 것은 과도한 행위임에도 글자로 배운 학생들이 이해하기는 어렵다. 안타까운 것은 자신의 지식과 다른 무엇을 만났을 때 성찰이 부족하다. 왜 그럴까라고 한 번 더 생각해야 한다. 이러한 오류의 원인은 내가 알고 있는 것이 절대 진리라는 가정을 했기 때문이다. 내가 알고 있는 지식의 함정이 어디에 있는지 성찰이 필요하다.

마치 병원을 안전 불감증 환자로 취급한다. 학생이 보는 것이 다가 아니다. 과도한 걱정은 안전의식이 부족한 것과 다르지 않다. 왜냐하면 하지도 않아야 할 일을 함으로서 감염환자의 진료를 방해하기 때문이다. 괜한 오해를 받지 않기 위해 의도적으로 학생들을 결핵환자의 회진에 참여시키지 않는다. 학생들은 결핵환자를 경험하지 못하고 졸업하게 된다.

결핵은 감염병이다. 감염병에 대한 안전은 지나칠 정도로 안전하게 관리된다. 병원에서 과도할 정도로 관리를 하고 있다. 감염력의 전파 방식이나 정도에 따라 대처하는 지침에 따라 행동한다. 결핵관리를 코로나 19나 메르스 감염처럼 할 필요 없다는 것을 굳이 설명해야할지 모르겠다. 감염 노출 확률, 전염가능성, 방사선 노출량과 피폭량 등에 대하여 과학적 접근을 해야 하는 의대생이 아무런 교육을 받지 않는 문외한처럼 행동하는 것이 안타깝다. 의학은 가장 젊은 과학이라는 것을 명심해야 한다. 막연한 두려움이든 무모한 용맹함이든 모두를 경계해야 한다.

무식하면 용감하다는 말이 있다. 내가 대학병원에 근무한 지 얼마 되지 않아 에이즈 환자를 보게 되었다. 1980년대에는 국내에서 후천성면역결핍증(AIDS) 환자가 매우 드물었다. 에이즈라는 질병에 대하여 잘 알지 못할 때였다. 외래를 보고 있는데 전공의로부터 연락이 왔다. 간호사들이 에이즈환자 채혈을 하지 않겠다고 한다. 한편으로 이해되었지만 또 한편으로 화가 났다. 최소한 에이즈는 일상생활에서 감염이 되지 않는다. 채혈을 주의 깊게 한다면 무슨 문제가 있을까 싶었다. 내가 먼저 채혈을 하고 나서부터 간호사들도 협조를 해 주었다. 일화로 끝이 났다. 요즘 간호사들이 들으면 웃을 일이다. 언제 에이즈 환자가 올지 모르고 에이즈 환자를 볼 때 지켜야 할 지침을 지키면서 수술도 어렵지 않게 한다. 무지해서 생긴 일이다.

『왜 전공의 선생님이 이런 처방을 하였을까? muteran 600mg 2앰플을 처방하였다. 좀 많은 것은 아닌가? 가래를 더 잘 배출하기 위해 사용하셨나? 이상하다는 생각이 들었지만 그냥 지나쳤다. 그런데 이번에도 같은 처방을

152
성찰은 인생의 선물상자

『다른 환자에게 발견하였다. 나중에 알고보니 CT 조영제로 인해
생기는 신독성을 예방하기 위해 투여한 것이었다.』

학생의 무지를 나무랄 수 없다. 이런 시행착오는 많이 할수록 좋다. 책상에 앉아 공부한들 지금처럼 오래 기억할 수 있을지 의문이다. 현장에서 체험하는 것이 임상실습이다. 내가 인턴 때 마취과에서 생긴 일이다. 성형외과 수술이 저녁까지 이어졌다. 수술실에는 마취과를 대표하여 인턴이 혼자 지킨다. 교수님은 세팅을 하시고 잠시 비운 사이 일이 터졌다. 환자의 심전도가 멈추었다. 심장이 멈춘 것으로 보이는 심전도 소견(flat ECG)을 보였다. 급히 교수님께 연락을 드렸다. 달려오신 교수님이 몸에 부착된 심전도 리드가 떨어진 걸 발견하고 부착했다. 별 문제가 아니었다. 나중에 알게 되었지만, 이런 일은 드물지 않다. 환자 상태가 안정적이라면 우선 심전도 리드를 먼저 확인해야 한다. 성형외과 교수님이 마취과 교수님께 무슨 일이 있냐고 지나가는 인사말을 하셨다. 아, 우리 인턴선생이 환자가 어레스트(arrest, 심장멈춤) 났다고 해서 달려왔다고 하신다. 나의 얼굴이 붉게 상기되었다. 성형외과 교수님에게 야단을 맞을 줄 알았다. 성형외과 교수님이 하신 말씀을 아직도 생생하게 기억한다. "인턴 선생, 환자가 심각하게 나빠지면 마취과에서도 신호를 알 수 있지만, 수술하는 집도의도 알 수 있다. 수술 부위 혈액 색깔이 나빠진다. 전혀 그런 것이 없으니 안심해도 돼요. 아무튼 인턴 선생이 지키고 있으니 안심하고 수술할게요!" 농담과 칭찬 그리고 교과서에 없는 교육을 해 주셨다. 얼굴이 붉어진 나는 감사의 말씀을 전하고 수술이 완전히 끝날 때까지 열심히 관찰을 했다.

『저의 모습을 적어보니 앞으로 제가 어떻게 바꾸어야 할지
어떠한 모습을 지켜나가야 할지 생각해보게 되었습니다.
나중에 실습일지를 다시 보면서 추억이 될 것 같습니다.

장점 단점을 써보는 게 이렇게 힘든 일인지 몰랐습니다.』

　자신의 단점과 장점 10가지를 각각 써보자. 그리고 단점 중에 가장 고치기 쉬운 것을 한 가지만 고른다. 그리고 오늘부터 단점을 고쳐 나가고 성공하면 다음 고치기 쉬운 것을 고친다. 장점 중 가장 하고 싶은 일을 골라 실행한다. 학생들은 장단점 중 스스로의 장점을 잘 못 적는다. 자신의 장점을 발견하는 습관을 만들기 바란다. 분명 과거와 다른 자신이 오늘 있다면 내일은 또 다른 모습으로 변해 있을 거다. 자신이 멋지게 변할 모습을 상상하면서 실천해 보기 바란다.

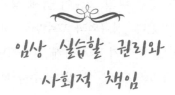

임상 실습할 권리와 사회적 책임

『'임상실습' 학생의 애매모호한 지위에 대한 것이다. 환자에게 별 다른 도움을 줄 수도 없으면서, 환자가 시간과 노력을 할애해주기를 그저 '기대'할 수밖에 없는 위치. 따라서 환자의 가벼운 불쾌와 거절에도 맥없이, 아무런 시도도 더

해볼 수 없는 존재. 그 탓으로 나는 오늘 무려 세 차례나 담당 환자로부터 진료 시도를 거절을 당했다. 그는 내가 다시 한 번 진료를 시도할 경우 퇴원해버리겠다고 엄포를 놓았다고 한다. 잘못한 것도, 잘못할 기회도 없이 환자의 단순한 과민함에 의해, 나는 부여받은 임상 실습의 기회를 박탈당하고 만 것이다. 과연 이러한 사정을 극복해내는 것이 임상실습생에게 주어진 의무인걸까? 임기응변과 위기대처능력이 물론 의료인으로서 중요한 미덕이긴 하겠지만, 임상실습생이 요구받아 마땅한 소양인지는 의문이 든다. 어떤 법적 보호도 받지 못하며, 교수님들과 전공의 선생님의 관습적 엄호만을 바라면서 교육 기회를 동냥하는 일은, 학생 입장에서 굉장히 불안하고 걱정스럽다. 의사 선생님들의 의업에 누를 끼칠까 두렵고, 이 시기를 제대로 보내지 못해 무능한 의료인이 되어버릴까 걱정스럽다. 선생님들께 무조건적 엄호를 부탁드리는 것도, 환자에게 무상의 양해를 기대하는 것도 아니다. 다만 최소한의 법적 권한과 그에 상응하는 법적 의무를 지게 되는 것을 바라는 것이다.』

학생의 성찰과 고민이 이해가 된다. 같은 환자에게 3번의 문진 시도를 했다는 것만으로도 학생은 최선을 다한 것이다. 세상에 모든 일이 내 뜻대로 되지 않는다. 어떤 일이든 최선을 다하고 천운을 기다려야 한다. 내가 최선을 다했다고 누구를 원망할 자격을 갖는 것은 아니다. 최선을 다했지만 되지 않는 일은 무수히 많다. 정말 운이 없을 수도 있고, 일이 성사될 때가 아닐 수도 있다. 나의 노력이 부족해서 그럴 수도 있다. 시운은 내가 통제할 수는 없다. 내가 할 수 있는 일은 이전보다 열심히 하거나 다른 방법으로 시도하는 것이다. 생각을 바꿔서 환자의 입장에서 생각해 보자. 학생이 세 번 찾아 간 날 환자에게 슬픈 일이 있었다면 학생 아닌 어떤 사람이 갔더라도 반가운 이야기는 듣기 어려웠을 것이다. 특히 환자로서 의무 없는 학생 진찰에 응하는 일은 하고 싶지 않은 날도 있다. 학생이 처음으로 거부라는 것을 경험한 것인지도 모르겠다. 당장 바꾸지 못 할 법률과 제도를 탓하기 전에 내가 바꿀 수 있는 일에 집중하기 바란다.

의학전문대학원 학장협의회에서 의대생 실습용 진료자격증을 논의한 적이 있다. 대학병원이나 수련병원에 입원하는 환자에게 전공의 수련을 위하여 전공의가 참관, 진료하는 것에 동의서를 받게 되었다. 의료인이 아닌 사람일수록 인체에 대한 노출이나 보호에 민감하다. 의사 부인이 출산할 때 의대생을 참관시키는지 궁금해 한다. 의료인들은 이런 질문 자체에 큰 의미를 두지 않는다. 의대생의 임상실습이 있어야 미래의 의사가 양성되기 때문이다. 의료인들은 인간의 최고의 가치인 생명을 다루기 때문에 인권, 알권리, 개인정보보호, 신체의 노출 등에 대한 개념이 상대적으로 약한 것이 사실이다. 의사들은 심폐소생술을 하고 있는데, 신체노출과 개인정보보호가 무슨 의미가 있는지라고 항변한다. 인권, 알권리, 개인정보보호를 목숨만큼 중요하게 생각하는 사람들도 있다.

인문학이 필요한 학생이다. 임상실습 의대생의 모호한 존재가 법률적으로 보호되는 것으로 환자의 마음을 얻기 어렵다. 법적 보호 이전에 의학으로 풀수 없는 대인관계와 소통능력도 필요하다. 소통은 말로만 하는 것이 아니다. 말보다 상대의 마음을 얻는 것이 중요하다. 상대의 마음을 얻으려면 어떻게 해야 하는가? 웃는 얼굴로 눈을 마주 보며 인사를 건네 보라. 그리고 학생이 원하는 것을 말해야 한다.

환자분의 아픔을 먼저 이해하자. 환자분의 고통, 질환, 심리상태 등을 먼저 이해하고 접근해야 한다. 자신의 입장에서 자신의 이익을 위하여 법을 말하는 것은 문제해결에 도움이 안 된다. 만일 환자가 법을 말한다면 우리는 아무 것도 할 수 없을지도 모른다. 학생의 행동은 이기적인 의사의 전형을 보는 것 같다. 환자의 마음을 열려면 시간이 필요하다. 학생 입장에서 시간 설정을 하고 조급해진 것이다. 환자에게도 선택권이 있다. 그 선택권은 학생이 임상 실습을 받을 권리보다 작지 않다. 세상에는 예외적인 사람도 있다. 하필 내게 그런 경우일 수도 있다. 세상의 운까지 내 것으로 맞출 수는 없다. 한 가지를 전체를 판단하는 오류는 없는지 생각해 볼 필요도 있다. 이러한 일조차 실습에서 배울 수 있는 자산이고 소중한 경험이다. 실패한 경험을 통하여 배우지 못하면 실패는 진짜 실패로 남는다. 환자분이 왜 그런 반응이 나왔을지 환자의 입장에서 생각해 보자. 세상에 모든 문을 두드린다고 열리지 않는다. 두드려도 열리지 않는 문을 열려면 어떤 노력이 필요할까?

『조급한 마음에 환자보다 저 스스로만을 생각했다는 교수님의 지적이
가장 정확한 말씀이신 것 같습니다. 말씀 항상 마음에 새기고,
흰 가운에 새기어 잊지 않겠습니다.』

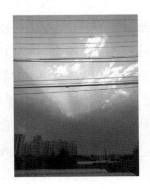

공감과 동감의 차이를 아시나요? 환자와 공감을 해야지, 동감하면 여러가지 문제가 생길 수 있다. 생각하면 행동이 바뀔 가능성이 있다. 생각하지 않고 바뀐 행동은 목적없는 배처럼 표류한다. 표류하다 운이 좋으면 목적에 다

다를 수도 있다. 생각은 할수록 깊이와 폭이 넓어지는 장점이 있고 얽혀있는 풀리지 않는 문제를 풀어갈 수 있다.

『모든 환자는 병원에 입원하는 순간부터, 환자복을 입게 된다. 품에도 잘 맞지 않고, 사이즈도 몇 가지 없는 볼품없는 하얀 색 환자복 안으로 숨어드는 순간, 환자는 급속하게 무채색의 사람이 되고 만다. 바깥에서는 각양각색의 옷치장으로 자신을 증명하고 기억하던 존재들이, 그저 병원에 매인, 피동적 존재로 전락하고 만다. 환자복을 입히는 것은 일종의 규격화 과정이다.』

의복은 인류가 지켜온 문화이다. 완전히 합목적적이고 인간 친화적이지 않다는 것은 누구나 느낄 수 있다. 그럼에도 불구하고 현재의 의복에 대부분 무감각하게 적응하고 있는 것에 의문을 갖는 것은 매우 혁명적이다. 이를 공감하는 사람들이 최근 무척 많은 것 같다. 특히나, 소득이 올라가고 요구가 증가하며, 안전과 질을 따지는 요즘 시대에 그렇지 못한 것 같다. 자신의 집에 두루마리 화장지를 불편없이 사용할 수 있는 능력이 있어야 공공화장실의 화장지가 없어지지 않는다고 한다. 오래 되지 않았지만 환자복이 없어지던 시절도 있었다. 마치 공중목욕탕의 수건처럼 그다지 좋지는 않지만 집에 걸레가 없어 그렇거나, 아님 집의 수건의 질보다 좋을 경우 그렇다고 한다. 옛날 이야기를 하는 건 지금의 환자복이 그런 과정을 거쳐서 역사적 결과의 문화로 정착이 된 것이라고 한다. 하지만 그럼에도 불구하고 분명 바뀌어야 할 시대가 또 다가온 것임을 학생의 세심한 성찰에서 느꼈다.

좋은 의사가 되려면

『사촌동생의 꿈은 의사가 되는 것이다. 그는 중학교 때까지 비행 청소년이었다. 사촌동생은 이렇게 살면 안 되겠구나. 나 같은 아이들을 보살펴주는 사람이 되어야겠다는 꿈을 가지게 되었다. 사촌동생은 말했다. "형, 만약에 의대가 힘들어 아무도 가지 않는다고 해도 난 의사가 되고 싶어. 정신과 의사를 하면서 나처럼 비행청소년이었던 친구들의 마음을 치료해주는 사람이 되고 싶어. 좋은 의사가 되려면 어떻게 해야 해?"』

후배들에게 가장 많이 받는 질문이다. 좋은 의사가 되려면 어떤 인성이나 자질이 필요한지에 대한 물음이다. 좋은 의사가 되려면 먼저 좋은 사람이 되어야 한다. 의사가 되는 특별한 인성이나 자질이 필요하지 않다. 그저 좋은 사람이면 된다. 좋은 사람이라는 말에 '좋은'은 영어로 'good'으로 쉽게 번역된다. 반대로 'good'을 번역하면 '좋은'이라는 의미와 착한(선한)의 의미가 포함된다. 우리는 좋은 것과 착한(선한) 것을 구분한다. 착한 것은 좋은 것이지만 좋은 것이 꼭 착한 것과 일치하지 않는다. 장황한 설명을 다는 이유는 '좋은 사람'이라는 의미에 좋다는 의미와 착한(선함이 있는) 사람이라는 의미가 포함되어 있기 때문이다. 그래서 좋은 의사는 착함이 있어야 한다.

의학적 지식이나 기술을 잘 습득하면 틀림없이 기능이 좋은 의사가 된다. 굳이 기능이 좋다고 한 의미는 좋다는 말에는 두 가지 의미가 담겨 있기 때문이다. 좋은 사람이라고 하면 꼭 지식이나 일을 잘하는 사람만을 의미하지 않는다. 의과대학생들은 지식이나 기능적으로 좋은 의사가 되려고 노력한다. 환자 치료만 잘하면 된다고 생각한다. 의사생활을 오래 하다보면 정말 좋은 의사가 뭔지 스스로 고민하게 된다. 지금은 지식마저 부족하니 한 가지만 생각해도 벅찰 것 같다.

아리스토텔레스는 '좋은'이라는 의미를 기능이 우수함에 두었다. 아리스토텔레스는 좋음(good)의 의미를 좁게 해석하였다. 즉 좋다고 하면 이로워야 한다. 좋은 기계는 기능을 잘하는 것이다. 좋은 의사는 치료를 잘하고, 수술을 잘하는 의사이다. 현대에서 좋다는 것은 기능뿐만 아니라 의도가 선(착함)해야 한다. 착하다는 말은 주로 사람에게 붙인다. 착한 사람은 있어도 착한 자동차라는 말은 어색하다. 최근에는 착하다는 말이 기업에도 사용되고 있다. 착한가격, 착한기업, 착한 차량 등등 좋은 것에 더하여 그것이 선함이 있다고 판단되면 착함을 붙인다. 기업이나 사물이 착하다는 말은 사람에게 선하게 이롭기 때문이다. 사회공헌을 많이 하는 기업이 착한 기업이고 값싼 노동력이나 아동의 노동착취를 하지 않는 코코아로 만든 초콜릿은 착하다. 인터넷에는 음식 값이 싼 식당이나 기름 값이 싼 주유소도 착하다는 표현을 쓴다. 모두 사람에게 선한 이익을 주기 때문이다. 현대에서 수술만 잘하는 의사를 좋은 의사라고 하지 않는다. 착한의사도 단지 수술을 잘하는 의사일 뿐만 아니라 환자에게 선을 베풀 줄 아는 의사가 착한의사이고 좋은 의사가 될 수 있다. 환자의 고통을 공감할 수 있어야 좋은 의사이다. 능력은 기본이다. 좋은 사람이든 좋은 의사든 자신의 분야에서 능력과 공감을 할 줄 아는 좋고 착한(선한) 사람이 되어야 한다.

학생이라는 젊은 시절 순수한 마음에 좋은 의사가 무엇인지 고민하지 않으면 훗날 후회가 밀려올지 모른다. 열심히 하고도 보람을 찾지 못해 스스로 회의에 빠지거나 돈만 아는 속물이 되기 쉽다. 나이가 들어 왜 내가 이토록 고생스럽게 열심히 했는지 미리 깨닫게 된다면 삶이 더 가치 있게 변할 것이다. 때로는 의사생활에서 위기를 맞을 수도 있다. 갑자기 자신의 고귀한 일에 회의를 품을 수도 있고, 의욕을 상실하여 지속가능해지지 않을 수도 있다. 의사의 일을 단순히 먹고 살자고 한다면 그처럼 불행한 일도 없다. 좋은 의사의 의미를 안다면 이런 위기 상황을 잘 극복할 수 있을 것이다. 좋은 의사에 대한 물음에 대하여 뼛속까지 답을 찾아 가면서 실천하는 의사가 되기 바란다.

『의사는 연기자가 되어야 한다는 교수님의 말씀을 생각해보았다.
훌륭한 의사가 된 것처럼 하루에 5분씩 연습하라는 말씀을
듣고 훌륭한 의사에 대해 생각했다.』

훌륭한 연기를 하는 것과 실제 훌륭해지는 것은 다르다. 좋은 의사가 되려면 좋은 의사처럼 생각하고 행동해야 한다. 학생들이 입은 흰색 가운은 왠지 어색하다. 몸에 맞지 않는 흰색 가운을 입고 처음부터 좋은 의사처럼 행동하기는 어렵다. 자신이 생각하는 좋은 의사상과 병원에서 좋은 의사 선배를 떠올리고 그들의 행동을 따라하면서 배우는 것도 한 가지 방법이다. 몸에 맞지 않는 옷을 입고, 자신의 생각에 없는 행동을 하기는 쉽지 않다. 처음에는 좋은 의사 연기를 하는 것이다. 하루 5분이든 10분이든 연습을 하고 익숙해지면 평생 그리 하면 된다. 우리는 연기한다는 말을 부정적으로 받아들이는 경향이 있다. 하지만 좋은 일을 따라하는 것은 좋은 일이다. 처음에는 단지 모방일지 몰라도 그것이 내 몸에 습관화된다면 그것은 가식적 연기가 아니라 현실의 모범이 될 수 있다.

의사는 연기자가 되어야 한다는 말에 동의하지 않는 학생들도 있다. 그들의 진정성을 이해한다. 왜냐하면 의사가 연기하듯 거짓 감정을 갖지 않아야

하기 때문이다. 그럼에도 불구하고 환자에게 용기를 심어주고, 걱정을 덜어주어야 한다. 건강을 위해서 금연하라고 과장되게 말을 할 수도 있다. 이처럼 의사는 진정성이 담긴 연기를 해야 한다고 말한다. 좋은 배우들은 한 작품에 들어가면 현실에서의 정체성을 잃어버리고, 영화 속 주인공의 정체성을 갖게 된다고 한다. 의사가 연기를 한다는 의미는 의사가 되기 전 사람의 정체성에서 의사의 정체성으로 바뀌는 것이다. 연기를 통하여 진짜 의사가 될 수 있다는 의미이다. 연기란 거짓으로 표현을 하는 것이 아니다. 연기하고자 하는 정체성으로의 전환을 의미한다.

오히려 의사는 연기를 배울 필요가 있다. 의사는 최고의 연기자여야 한다. 의사가 연기를 배워야 하는 이유는 환자를 위해서이다. 환자는 의사의 일거수일투족을 본다. 내 병을 치료하는 의사가 믿음직스러운지를 관찰한다. 환자는 의사의 말을 듣고 환자에게 관심이 있는지 확인한다. 의사가 자기관리를 철저히 해서 내 병도 자기관리처럼 잘 할 수 있는지를 간접적으로 가늠한다. 환자에게 이런 믿음을 줄 수 있는 것은 하루아침에 되지 않는다. 오랜 습관이 몸에 배어야 한다. 이런 소통에 가장 기본은 늘 진정성 있는 마음이다. 하지만 내가 아무리 환자를 우선적으로 생각하는 명의라고 해도 그 사람의 말과 행동 방식이 맞지 않으면 환자가 받아들이지 못한다. 예를 들어, 연기파 배우 덴젤 워싱턴은 한국에 와서 연기를 하는 것은 보여주기 위함이라고 했다. 공포 연극에서 칼을 연기자 목에 직접 대는 것보다 칼을 뒤로 숨기는 것이 관객에게 더 공포를 준다. 나의 진심을 진정성 있게 전달하는 것이 연기라는 소통의 기법이다.

친절한 의사는 어떤 의사인가? 의사의 역할은 어디까지일까? 영국에서는 일차 진료의의 역할을 환자의 삶이 건강해지는 것으로 정의하고 있다. 환자가 흡연을 한다면 환자의 건강을 위하여 금연을 하게 만드는 것이 의사의 책임이다. 전문 지식이 없는 환자가 올바른 선택을 하기 위하여 정보를 제공해야 한다. 정보 제공에 있어 단지 긍정적인 결과뿐만 아니라 의료의 특성 때문에 의료적 처치가 부정적인 결과를 초래할 수도 있다. 권유하는 치료 외에도 다른 치료 방법이 있는지, 그리고 치료를 받지 않았을 경우에 대하여도 자세한 설명이 필요하다.

친절해서 아직도 다닌다는 동네 이비인후과에는 또 다른 친절이 포함되어 있다. 말하자면 지역사회의 일원으로 주민들과 친구가 되는 것이다. 환자를 스쳐지나가는 사람으로 인식하는 것이 아니라 같은 동네에 사는 주민으로 친구와 가족처럼 대하여 사람들이 병에 걸리면 가장 먼저 친구에게 달려가는 것과 같다. 경영적 측면에서는 친절하게 대한 환자가 또 다른 환자를 소개하기 때문에 환자를 자신의 병원을 마케팅하는 홍보대사로 대우한 결과이다. 이런 환자들은 오랜 기다림을 참고 의사를 만나려고 한다. 능력은 있지만 쌀쌀맞고 냉랭한 의사와 능력은 그저 그렇지만 환자에게 살갑게 대해주는 의사 중 어떠한 의사가 더 좋은 의사인가? 이 질문은 선택 오류를 포함하고 있다. 사람들은 능력도 있고 환자에게 살갑게 대해주는 의사를 원한다.

『일요일에 김밥 먹은 후 계속 설사를 했다. 식은땀이 나고 어지러워서 집중할 수 없었다. 몸이 아프면 의욕이 사라지고 자고 싶은 생각이 들었다. 이 정도 아픈 걸로 포기한다면 나중에 의사가 되어서 어떻게 환자를 보나 생각이 들었다. 책임감이 있는 의사에게 가장 중요한 것은 건강관리라는 생각이 들었다.』

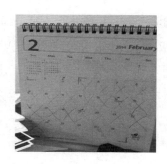

　좋은 의사가 되려면 환자가 되어 봐야 한다. 임상실습의 최대 난관은 학생이 아픈 것이다. 집 떠나와 기숙사에서 돌봐 줄 사람도 없는데 아프기까지 하면 서러운 생각이 든다. 의사가 되기 전 환자가 된다. 아픈 경험은 환자의 마음을 이해하게 된다. 건강한 것이 좋지만 누구나 아플 수 있기 때문에 특히 의사가 아파 보는 것은 의사에게 꼭 손해는 아니다. 오히려 유익한 경험이 될 수 있다. 아파 봐야 환자의 심정을 제대로 이해할 수 있기 때문이다.

『케이스를 쓰면서, 과제를 내면서, 발표를 준비하면서, 사람은 환자가 된다.
　환자의 이야기는 병력청취가 되고 환자와 교감은 신체진찰이다.』

　때론 여유가, 때론 경계하는 것이 필요하다. 환자를 단순히 아픈 사람으로 보지 않고 일로 보는 직업이 의사이다. 학생이라는 신분에서 의사의 직업으로 바뀌는 과정이다. 환자를 보통 사람으로 바꾸는 것이 의사이다. 나는 의사에 어울리는 사람인가? 의사가 되려고 한 사람이라면 누구나 이런 고민을 한다. 정말 나는 의사에 어울리는 사람인가? 적성검사를 하면 내향적 성격에 감정적인 성향으로 의사로서 역할을 잘 해낼지 의문스럽다. 의사가 되는 것 못지않게 어떻게 살아야 할지 고민하는 것은 보통의 청년과 마찬가지다. 의사라는 직업이 정해져 있을 뿐, 의사로서 살아가는 방법도 다양하기 때문이다. 외부에서 보는 시각과 달리 예비의사의 직업에 대한 고민도 결코 작지 않다.

자신의 적성에 맞는 과를 선택하는 것, 대부분 전문의 과정을 마치지만 과정 후 진로에 대한 고민은 의사 아닌 사람들이 생각하는 것보다 더 치열하다.

책을 보고, 여행을 하고 취미 생활을 한다. 자신이 좋아하는 것과 실제 자신이 잘하는 것이 무엇인지를 알고 싶어 한다. 왜냐하면 한번 선택한 길을 평생 걸어야 하기 때문이다. 선택한 길이 내가 좋아하고 잘하는 일인지에 대한 막연한 불안감이 있다. 남들의 시선이나 평판으로 인기가 있는 과를 선택하는 것은 맞지 않는 명품 옷을 입고 평생 스트레스를 받으면서 사는 것과 같다. 이런 고민을 누군가에 말하고 싶다. 정작 의료를 이해하는 사람들 중에 이런 고민을 상담해 줄 사람은 많지 않다.

병원에서 사람은 환자로 바뀐다. 학생들의 고민은 이런 변화에 익숙하지 않기 때문에 발생된다. 환자를 마주할 때 우리에게 때론 여유가, 때론 경계하는 것이 필요하다. 환자와 관계가 중요하지만 원칙을 지켜야 하고, 환자가 갖고 있는 질병의 치료가 중요한만큼 환자의 인간성을 존중해야 한다. 환자에게 의사가 필요한 것처럼 의사에게 환자가 필요하다. 이는 상호 의존적이지 일방통행은 아니다. 병원에서 사람은 환자 또는 의사로 역할이 바뀔 뿐이다.

너무 젊어 보이는 학생,
인문학이 필요한 시간

『학생들의 고민은 외모가 다가 아니다. 사람이 어려보이면, 환자가 잘 협조해주지 않냐고 물어본 적이 있다. 어려보이더라도, 그래서 신뢰감이 안 들고, 라포르 형성이 잘 안되는 경우가 있더라도, 이 부분을 인정하고, 나만의 방법을 찾아가는 과정이 또 하나의 실습이 아닌가 싶다. 환경에 맞추어 나를 변화시키거나, 아니면 자신만의 방법을 찾아야 한다.』

의대생에게 인문학이 필요하다. 환자를 대할 때 필수적인 대인관계와 소통능력은 의학으로 풀 수 없다. 소통은 말로만 하는 것이 아니다. 말보다 눈을 마주 보며 가장 먼저 소통을 한다. 자신이 정당하고, 공정한 일을 하는데 자신감이 없을 이유는 없다. 오히려 자신을 좀 과대포장(나이들어 보이고, 잘 아는 것처럼 보이고) 하는 것이 더 어색하다. 자신의 모습을 현재 교수들과 비교하여 단점만 보지 말고 장점을 보자. 자신은 현재 의대생이다. 우리나라에서 들어가기 힘들다는 의대에 들어와서 이제 임상실습을 나왔다. 앞으로 우리나라 의료를 책임질 사람이라는 긍정적인 면을 생각하자. 주치의가 바쁘니 혹시라도 제가 꼼꼼히 물어 보면 혹시 놓치는 것이라도 있거나, 추가해야 할 부분이 있을지도 모른다. 환자에게 솔직하게 직접 설득해 보라. 어려움이 있다는 것을 단지 해결해야 될 골치 아픈 문제로 인식하기보다 달리는 과정

성찰은 인생의 선물상자

에서 그냥 넘어야 할 허들 정도로 생각하고 도전하고 뛰어 넘어 보기 바란다. 허들을 넘으면 처음에는 넘어지기도 한다. 그래도 우린 오늘도 달린다. 외로 워도 슬퍼도 달리는 하니처럼.

『증상 없을 때 90% 이상의 사람들은 흡입제 복용을 하지 않는다.
당장 효과가 눈에 보이지 않기 때문이다.
효과가 눈에 보이지 않는다는 것은 동기를 떨어뜨린다.』

학생이 제안한 딸기 맛 흡입제를 개발해야 할지도 모른다. 복용 순응도를 높이기 위한 방법이다. 왜 하지 않나? 우선 왜 그런지 생각해봐야 한다. 학생 이 처음 이런 고민을 하지는 않았을 것이다. 그럼에도 불구하고 이런 생각은 문제를 해결하는 첫 단추가 된다.

『9층 흉부외과병동에 입원한 여자 꼬마아이가 있다.
어린나이에 휠체어를 타고 다닌다.』

소통은 자신을 내 보이는 것부터 시작이다. 늘 자신을 있는 그대로 보이려 고 한다면 말을 많이 하지 않아도 소통이 된다. 그렇게 한다면 서로 할 말이 많 아진다.

『담당 과목 초진환자를 예진으로 보는 것이 아닌,
내과 전체의 초진을 보는 것은 비효율적인 것 같습니다.』

환자는 처음부터 학생이 원하는 과로 분류되지 않는다. 특히 임상실습에 서 초진은 아무 것도 모르는 상태에서 시작하는 것이 타당하다. 효율이라는 아름다운 말에 숨어 살고 싶은지 묻고 싶다. 환자는 학생 교육을 위해 병원에 오지 않는다. 병원에 오는 이유는 자신의 질병을 더 잘 치료하고 싶은 마음에서 온다. 내 입장만 생각해서 교육을 잘 받을 수 있도록 해 달라는 것은 실제 상황과 다른 상황을 연출하는 것이나 다름없다.

외래 예진을 임상실습을 돌고 있는 분과의 환자를 배정받을 때 장점이 분명 있다. 학생은 분과전문의 수련을 받고 있는 것이 아니다. 임상실습에서 좋은 성적이 아니라 좋은 의사가 되려면, 어떤 전문과의 환자가 아니라 병원에 오는 모든 환자를 보는 것이다.

> 『조원들이 다 같이 협동하여 서로 공부한 내용을 토의하고,
> 모르는 내용이나 궁금한 점에 대해서도 끊임없이 토론하면서
> 굉장히 유익한 시간이 되었던 것 같습니다.』

김형석 교수는 안병욱 교수와의 관계에서 이런 말을 하였다. "이기적인 경쟁은 우리를 불행하게 만들고, 선의의 경쟁은 성장과 발전을 초래하나, 사랑이 있는 경쟁은 행복을 더해준다." 학생들에게 한 팀이 되어 토론을 하라고 한다. 토론에서 누군가는 승리한다. 하지만 토론의 목적은 승리가 아니라 토론 자체이다. 승리는 성적표가 아니다. 마치 축구에서 3대2로 끝난 게임에서 한번 이겼다는 것이다. 좋은 경기를 했고 두 사람 다 많은 것을 배웠다. 단지 토론을 듣는 사람들이 이번에는 한쪽에 손을 들어 주었을 뿐이다. 다음에는 어떻게 될지 모른다. 박빙이라면 다음 토론이 더 기다려진다. 토론이라는 게임을 통하여 같은 동료와 선의의 경쟁, 사랑의 경쟁을 하는 법을 배우기 바란다.

지식이 없는 선은 약하다.
선이 없는 지식은 위험하다.

『첫 증례 발표를 했다. 열심히 준비했지만 부족한 점이 많았다. 반드시 물어보고 파악했어야 할 것들 중 놓친 게 많았다. 나의 임상실습 첫 환자를 표면적으로만 이해한 채 발표하게 되었다. 나는 비로소 계통별 문진의 의의를 알게 되었다. 왜냐하면 신체의 모든 계통이 유기적으로 연결되어 있기 때문이다.』

의학적 지식을 원하는가? 지식을 구하려면 구글에 물어보라. 학생들은 늘 지식이 부족함을 하소연한다. 임상실습은 지식이 아니라 환자를 보는 지혜를 배우는 시간이다. 머리로 익힌 지식을 마음으로 이해해야 한다. 지식이 없음을 걱정하지 마라. 지혜를 배우다 보면 지식도 들어간다. 다만, 지식만 있다면 지혜를 배우기 어렵다. 지식이 없는 선함은 약하고, 선함이 없는 지식은 위험하다. 학생들은 임상실습에 와서 이과생답게 학문적과 비학문적 배움을 나눈다. 세상이 이과와 문과가 나누어져 있지 않는데 교육이 나누어져 있으니 지식을 오롯이 분리하는 재주가 있다. 그 이면에는 의학적 지식만 학문적이라는 오해가 깔려 있다. 배움을 바라보는 시각에 학생들의 비학문적이라는 용어가 무척 마음에 걸린다. 비학문적 배움이라는 말에 지식에 대한 오해가 읽혀진다. 미국의 유명한 사립학교인 Philips Exeter Academy의 교훈 중에

"Goodness without knowledge is weak and feeble, yet knowledge with-out goodness is dangerous, and that both united form the noblest char-acter and lay the surest foundation of usefulness to mankind"라는 말이 있다. 선이 없는 지식은 위험하다.

선의를 갖고 지식을 탐구해야 한다. 이 말을 되새겨 볼 필요가 있다. 선의의 약한 지식과 강하지만 위험한 지식 중에 선택을 하라면 어디를 선택해야 할까? 선의의 지식을 추구하면 된다. 현실은 이런 질문을 던지게 한다. 혹시 우리가 후자를 위해 앞뒤 가리지 않고 열심히 하는 건 아닌지 돌아봐야 한다. 로마의 마르쿠스 아우렐리우스 황제는 그의 명상록에서 계산된 정직함은 비수이고, 늑대의 우정보다 가증스러운 것은 없다고 하였다. 선함의 중요성을 무엇보다 강조하였다. 환자가 의사의 선의를 느끼는 것처럼 지식보다 선함이 먼저이다. 유태인의 지혜에서도 성공과 재물 그리고 선은 집안에 함께 들어 오지 못한다고 한다. 그러나 선이 먼저 들어오면 성공과 재물은 그 뒤를 쫓아 온다. 성공과 재물이 먼저 들어오면 선이 들어올 자리를 채운다. 선의는 반드시 선의로 보답 받는다.

『오늘은 다른 날보다 더 바쁘게 지나갔던 것 같다. 평소보다 좀 더 집중하지 못하고, 계획적으로 시간을 못 쓴 것 같다. 첫 주가 지나면서 긴장이 좀 풀어져서인 것 같기도 하다. 계속해서 긴장해야 기억에 남고, 성과가 있는 실습이 될 것 같다. 저번과는 달라야 한다고 생각했다.』

시간이 빨리 지나간 것처럼 ○○○학생이 변하는 속도도 빠른 것 같다. 변하려고 노력하는 속도도 그렇다. 처음에는 아무리 변하려고 해도 잘 되지 않는다. 한두 번 해서 고쳐 질 것 같으면 진즉에 고쳤다. 어려울수록 도전할 가치가 있는 것이고, 도전에 성공했을 때 그 보람은 무엇보다 크다. 욕심내지 말고 한걸음 한걸음 뚜벅뚜벅 나아가자. 뒤와 옆을 돌아보지 말고 목표를 향해 천천히 걸어가자. 머지 않아 목표에 도달해 있음을 알게 된다. 교수들이 하는 잔소리와 꾸짖음 그리고 이해되지 않는 말들은 모두 나를 응원하는 구호이다.

행동을 믿어야지 말을 믿지 마라

『좀 더 자신 있게, 적극적으로 행동하고 말하기 위해서 학원에도 다니고, 음식집에서 일하면서 배운 점들을 실전에서도 적용해보려고 노력했다. 머리로는 알고 있지만 마음으로는 깨닫지 못한다. 마음까지 와서 느꼈을 때 진짜 인정한 것이라고 생각한다.』

언제나 문제 제기와 질문만 있다. 질문을 했으면 답이 나와야 한다. 답은 행동이다. 변화된 행동이 답이다. 답을 써야 정답인지 오답인지 나중에 채점을 할 수 있는데 빈 답안지를 보고 있으면 답답하다. 인생이 객관식이라면 마지막에 찍기라도 할 수 있다. 늘 인생은 주관식이라 아무것도 행동하지 않는 답안지는 점수가 없다. 고민 그만하시고 행동해야 한다.

혼자 딴 생각하지 않기, 말할 때 들을 때 집중하기, 이는 정말 필요하다. 고뇌에 찬 장문의 편지를 접하면 어떻게든 도움이 필요하다는 것을 느낀다. 하지만 모든 것이 스스로 하지 않으면 방법이 없다. 생각은 그만하고 당장 할 수 있는 일을 하자. 책읽기를 실천하려면 도서관에 가자. 도서관에 가면 학생들이 읽을 책이 많다. 도서관에 가기만 해도 사람들은 달라진다.

『재랑 나랑 똑같은 시간동안 일하는데
재는 왜 나보다 항상 여유가 있어 보일까?』

좋은 성찰이다. 성찰이 성공적으로 이어지려면, 행동 계획(Action plan)이 있어야 하는데 이 부분에 대한 내용이 없다. 반성만 하고 있다면, 생각만 하고 있다면 변화가 생길까요? 우선 어떻게 변해 행동할지 행동계획이 세워져야 하고 그 계획에 따라 행동한다. 그리고 다시 성찰한다면 처음에는 잘 느껴지지 못하겠지만 아무리 작은 변화라 하더라도 하나하나 쌓여 간다면 몰라보게 변해져 있을 것이다. 독일의 니 뮐러는 말했다. 행동을 믿어야지 말을 믿지 말라.

『주말은 항상 좋다.
일을 하던 공부를 하던 중간중간에 휴식을 취해야만 일이 잘 돌아간다.』

일단 움직이고 보자. 그리고 조금 더 웃고 즐기자. 조금만 더 적극적으로. 사람마다 장단점이 있고 능력에 차이가 있다. 자신의 경쟁자는 어디에 있나? 같이 실습 나온 친구들만 경쟁자일까? 서울에 있는 다른 의과대학과 뉴욕과 런던에 있거나 이스탄불에 있는 의과대학생들은 지금 무엇을 어떻게 하고 있을지 생각해 보자. 꿈을 크게 가지고 뭘 해야 할지 느껴보고 이제 행동을 하자.

칭찬에 중독된 사람들

『지금까지 임상실습을 하면서 많은 분들로부터 코멘트를 얻었고 열심히 잘 하고 있다는 말씀도 간간히 들었다. 동기들이나 선배들과 이야기를 나누면서 주눅 들어 본 적이 없다. 임상실습 3일 만에 궁금한 것도 물어보기 꺼려지고 내 생각을 이야기 할 때에도 주저하게 된다. 여름이어서 벌써 해가 떴는데 잠이 오지 않는다. 우리가 한마디만 해도 그것에 대해 부족하고 더 생각해 보라고 한다면 과연 우리는 무슨 말을 할 수 있을까? 임상실습을 시작한 지 그리 오랜 시간이 지나지는 않았지만 이렇게까지 내가 초라하고 하찮게 느껴지는 과정은 없었던 것 같다.』

혼나는 것이 두려운가? 칭찬을 받으러 왔는가? 임상실습 3일 만에 의욕을 상실한 학생이다. 본인은 다른 과정에서 상대적으로 칭찬을 많이 받았던 것 같다. 학생들마다 재능과 역량이 다르다. 발표를 잘하는 학생도 있고 어눌한 학생도 있다. 달리는 말에 채찍질을 한다. 발표를 못하는 학생에게는 잘하도록 응원을 하고, 잘하는 학생에게는 더 잘하도록 요구를 한다. 학생의 성찰에서 느끼는 문제의 원인을 먼저 본인으로부터 찾기 바란다. 교수가 하는 말은 학생이 더 나은 의사가 되도록 응원을 하는 것이다. 그것은 혼내는 것이 아니다. 칭찬받는 데 익숙한지도 모르겠다. 지적을 받으면 기분이 좋지 않을 수 있지만, 그것도 나를 바꾸지 않으면 발전하기 어렵다. 세상이 나를 위해 바뀌지 않기 때문이다. 문제를 지적했는데, 문제를 어떻게 해결할지에 대한 고민이 없이 실망의 성찰이다. 한발 더 나가길 바란다. 그냥 문제가 많으니 포기하는 것처럼 보인다. 문제를 해결할 방안을 찾아야 한다. 예진도 3분 발표도 나의 입장에서 열심히 했는데 알아주지 못해 서운한 모양이다. 세상이, 환자가, 사회가 그리고 환경이 단순할 것이라는 선입견이 있는 것 같다.

주지 스님이 설법을 하며 주장자를 치시는 이유는 깨달음을 전하기 위함이다. 참선에서 잠시 한눈을 팔면 죽비가 어깨위로 쏟아진다. 모두 나의 깨달음을 일깨워 주는 일침으로 생각하고 혼도 나고, 지적도 받으며 성장하는 것이다.

『3분 스피치 주제를 정하고 준비를 하는데 하나부터 열까지 확신이 서지 않는다. 과연 이 주제는 듣는 이들의 구미에 맞을 것인가? 모두가 아는 내용인데 또 나만 몰랐던 것이면 어쩌나? 교수님들의 흥미도 이끌어 내야 하고, 우리가 배운 내용은 기본으로 하면서 더 심도 있는 내용을 다루면서, 너무 지엽적이지 않고, 너무 현실과 동떨어져 있지 않은 그러면서도 듣는 이들을 이해시키고, 그 내용을 충분히 숙지해서 그곳에서 파생되는 질문 역시 깔끔하게 대답할 수 있을까?』

3분 발표 주제를 선정하기 위한 고민이 역력하다. 학생은 교수를 바라본다. 교수가 원하는 것을 하려고 노력한다. 분명 좋은 태도이다. 하지만 3분 발표는 교수에게 잘 보이기 위해 하는 것은 아니다. 자시의 역량을 키우는 것에 더 중요한 목적이 있다. 그러므로 눈치 보지 말고 자신있게 준비하자.

학생의 성찰에서 학생 스스로 실망하고, 도전하며 생각하는 것으로 느껴진다. 길들여지지 않는 야생마처럼 이건 왜 그런지 의문을 갖는다. 시키는 것만 한다면 의료는 따분한 직업이다. 내가 무엇을 하려는 것인지 나의 입장과 환자 입장, 전공의 입장, 교수의 입장이 되어 생각해 보자. 세상에 그 누구도 생각할 수 없는 나만의 생각을 갖도록 노력해 본다. 상대를 이해하게 된다면 그 때는 생각이 바뀌고, 생각이 바뀌면 보이는 것이 달라질 수 있다. 스스로를 이해할 수도 있다.

『연습을 해 본 사람이라면 느낄 것입니다. 성장은 보이지 않아도
일어나고 있습니다. 중요한 것은, 성과는 눈에 보이지 않을 수
있다는 것입니다. 겉으로는 발전하는 모습이 보이지 않더라도
천천히 지켜 봐주셨으면 좋겠습니다.』

오락가락하는 마음을 잘 표현하였다. 아직은 한계가 보이지만, 성찰하면서 발전 가능성이 보인다. 이제 여기에 남의 이야기가 아니라 내 이야기를 써 나가야 한다. 나는 어떻게 성장할 것이다. 그래서 나는 오늘 이렇게 한다. 이렇게 써 나갑시다. 의사들이 소통이 잘 안 되는 이유는 남의 이야기를 잘 듣지 않기 때문이다. 분명히 A라고 하는데, 자신의 입장에서 A를 B로 인식하며 듣게 된다. 아예 듣지 않는 것보다 못하다. 좋은 의도의 어설픈 이해는 나쁜 의도의 깊은 이해보다 더 나쁘다. 처음부터 잘 되리라고 또한 잘 할 거라고 기대하지 말자. 그건 욕심이다. 꾸준히 진정한 겸손(genuine humility)을 갖고 목표를 향해 열심히 하다 보면 거북이처럼 목표를 지나온 것을 알게 된다.

『'학생에게도 배울 점이 있어.', '창의력' 관련 말씀을 들었을 때 오늘 받은
생일선물 중 가장 좋은 선물을 받았다고 느꼈습니다.
남은 실습동안 더 열심히 할 수 있는 동기가 되었습니다.
매일 성찰을 하면서, 좋은 목표까지 생긴 것 같습니다.』

학생들은 자신을 찾기 위해 열심히 하는 모습을 보인다. 열심히 자신을 찾고 있지만 어디에 있는지 못 찾는 것 같다. 마치 깊은 산에서 길을 잃어버린 사람처럼 제자리 걸음만 한다. 오늘도 실패, 내일도 실패한다. 오늘 못 찾

았다면 내일은 다르게 접근해야 한다. 어제와 다르게 남과 다르게라는 말이 있다. 뭔가 놓치고 있는 부분은 없는지? 부족한 점을 수정하려면 어떻게 할지에 대한 고민해야 한다. 욕심을 버리자. 인생을 경영하는 입장에서 보면, 반드시 해야 할 일을 하자. 반드시 지금 해야 할 일인지, 반드시 내가 해야 할 일인지를 구분하여 여유 있는 삶을 살아야 한다.

성공하려면 긍정하라.

『누군가 긍정적인 생각의 중요성을 말했다. 오늘 넘어져도 내일은
일어날 수 있겠거니, 주변에 잘되는 사람이 많아도 그래, 너 잘 되라
나도 잘 될테니 기다려라. 하다보면 언젠가 뭔가 이룰 수 있을 거야.
이렇게 생각하는 사람들이 부럽다. 오늘 100가지 나쁜 일과
단 한 가지의 좋은 일이 있었다면 오늘 하루 좋았다고 생각할 사람이다.』

긍정의 마음은 인생의 성공열쇠이다. 교세라를 창업한 전설적인 일본의 기업가 이나모리 가즈오는 인생 성공 방정식을 이렇게 말하였다.

성공＝인생을 바라보는 자세×타고난 재능(능력)×열정(노력)

성공 방정식은 긍정적 자세와 능력과 노력의 곱이다. 아무리 뛰어난 수재로 태어나 능력이 뛰어나도, 다른 사람보다 두세배 열심히 노력해도 인생을 바라보는 자세, 즉 긍정적 마인드가 없으면 인생 성공 방정식 곱의 합이 부정적으로 나타나서 성공하지 못한다. 아무리 어려운 순간이 와도 Look on the bright side of things. 이 말을 기억하면 좋은 일이 생긴다. 부정적인 사고는 실패를 두려워해 도전을 방해한다. 긍정적 사고와 비판적 사고는 유사하다. 모두가 창조적이다. 비판적 사고는 단순히 비판하는 것과 다르다. 비판과 비난은 부정적 사고에서 출발하는 것이다. 학생이 회복탄력성이라는 말을 아는 것은 중요하다. 아무리 어려운 상황에도 극복하는 힘이 회복탄력성이다. 회복탄력성도 긍정의 마음에서 나온다. 김주환 교수가 쓴 '회복탄력성'이란 책은 어렵지만 읽어 볼만하다.

『천식으로 반복적으로 악화되어 입원과 퇴원을 여러 번 한 환자를 담당했다. 환자분의 모습은 의외로 밝았다. 병원생활이 힘들지만 병의 치료를 위해선 긍정적인 태도가 좋은 영향을 준 것 같다. 긍정적으로 사는 사람이 그렇지 않은 사람보다 더 잘 낫는다. 너무 걱정을 많이 하다 보면 그 걱정 때문에 병이 더 악화된다. 이 환자분도 좋은 태도가 치료에 도움을 줘서 빨리 호전되었으면 좋겠습니다.』

긍정의 마음은 질병의 치료에도 중요하다. 암이 걸렸다고 실망하여 치료를 포기한다면 암은 급격히 나빠진다. 반면 암을 인정하고 자신이 추구해야 할 일이 남아 암을 극복해 나가면 기적이 일어날 수도 있다. 우리가 긍정으로 말해야 하는 이유는 관성의 법칙 때문이다. 못나지 않았다고 하면 우리 머리는 못난 것만 기억한다. 절대 코끼리를 생각하지 말고 하면 코끼리만 생각이 난다. 넘어지지 말라고 하면 넘어진다. 바라보는 곳으로 향하기 때문이다. 못생기지 않았다가 아니라 그냥 잘 생긴 것이다. 멋지다고 하면 된다. 넘어지지 말라가 아니라 조심하라고 하면 된다.

병원에서 일을 할 때 어려움에 봉착했을 때도 긍정이 필요하다. 왜 이렇게 힘들지 보다 우리 쉬운 방법을 찾아보자라고 하면 사람이 모이고 아이디어가 나온다. 알고 보면 세상 어느 누구라도 다른 사람에게 부정적으로 말할 자격을 타고 난 사람은 없다.

내과 교수들에게 전공의들과 소통하는 3원칙을 정했다. 첫째, 잘한 점을 먼저 말하기이다. 지적을 하고 싶다면, 먼저 잘한 점을 말해야 한다. 그러고 나서 고쳐 주고 싶은 점을 말한다. 주의할 점은 거짓 칭찬과 형식적인 칭찬은 곤란하다. 처음에는 잘 안되지만 자꾸 연습하면 된다. 상대를 배려하는 것은 세상의 가장 중요한 화두이다. 둘째, 대안 없는 비판하지 않기이다. 비판을 하려면 대안을 제시할 수 있어야 한다. 셋째, 첫 번째 원칙과 두 번째 원칙을 철저히 지킨다이다.

성찰은 인생의 선물상자

주변과 자신을 돌아보게 하는 힘

『오늘 하루 한 가지 마음에 걸리는 것이 있습니다. 같은 조원 학생이
아프다고 병원에 못 나왔습니다. 지금까지 제대로 신경조차 못 쓰고
있었다는 점입니다. 동료학생이 힘들어하는 모습을 볼 때마다
개인의 문제이고 스스로가 이겨나가야 한다고 생각했습니다.
힘들어 할 때 고민도 들어주고 한 번 재밌게 웃겨주었더라면
좋았을 것 같습니다.』

좋습니다. 학생의 진정한 마음이 정말 좋습니다. 오늘 당장 실천해보는 것
이 어떨지요? 조금 일찍 마치고 ○○군을 찾아 가는 겁니다. 안될 거라는 생
각은 버리고 무조건 해 보는 겁니다. 왜냐하면 선생님들은 젊고 용기가 있기
때문입니다.
　○○군을 만나고 오느라 수고 많았다. 학생은 성인이고 이제 무엇이 옳은
지 판단하고 행동할 수 있다. 바른 생각과 그에 따른 행동은 스스로에게 형언
할 수 없는 힘을 갖게 한다. 다른 사람에게도 보이지 않는 영향을 미친다. 누
군가 학생에게 충고를 해 준다는 것은 충고를 해주는 사람으로부터 무한한
사랑을 받고 있는 것이다. 애정이 없다면 어떤 조언도 하지 않을 것이다. 나
는 간혹 주변에서 이상한 행동을 하는 사람을 바라볼 때 이렇게 생각한다. 나

는 그 사람이 참 고마운 사람이라고 생각한다. 왜냐하면 이상한 행동을 하면 다른 사람을 불편하게 할 것이라고 내게 가르쳐 주고 있기 때문이다. 잘하는 일은 따라하면서 배우고, 잘못된 일은 저렇게 하지 않겠다고 하면서 배운다. 늘 주변 사람들로부터 배우면서 살아가시길 바란다.

어제와 다르게
남과 다르게

『내일은 절대 오늘 같지 않도록 할 것이다. 3분 발표도 어중간하게 망치고,
교수님께서 하신 질문에 대답도 제대로 못했고, 전체적으로 바보같이
서있어야 했다. 의문점을 갖고, 그 의문점을 따라 공부를 하라고 하셨는데,
난 오늘 애초에 의문을 가질만한 의욕도 뭣도 없었다.』

오늘 실패한 이유는 스스로 하는 공부에 익숙하지 않기 때문이다. 처음부터 임상실습이라는 여행 전체를 계획했더라면 실수를 줄일 수 있다. 무작정 떠나는 여행은 좌충우돌하기 때문에 재미있을 수 있다. 임상실습은 무계획으

로 떠나는 자유 배낭여행이 아니다. 임상실습을 무작정 떠나기보다 목표를 분명히 해야 한다. 임상실습에서 일어나는 상황과 과제에 대하여 의문점을 가져야 한다. 성찰은 나를 어제와 다르게 남과 다르게 이끌어 준다.

『어제와 나는 다른 사람인가? 어제까지는 매사에 우울하고 미래를 예상할 수 없는 불안한 나였다. 오늘의 나는 자신감이 생겼다. 하루 만에 생각이 바뀐 나를 보니 어제 하루 헛산 것은 아니다. 의사로써 어떻게 살 것인가? 나는 어떤 의사가 되고 어떤 삶을 살지 생각이 없다. 의사의 일이 재미있을 것 같지도 않고 마음이 많이 심란하다. 행복하게 살고 싶다.』

당장 시험이 걱정이고, 실습을 해보니 쉽지 않다. 아직 다가오지 않은 의사국가고시를 고민하면서 불안해한다. 군대도 가야하고, 인턴과 레지던트 생활에 받을 스트레스에 미리 걱정이다. 의사 생활이 힘든 생활이라는 선입견으로 허무주의에 빠진 것 같다. 무슨 과를 할 것인지도 모른다. 이런저런 불안한 상황이 반복되면서도 결정의 순간이 다가오고 있다. 정작 의사가 되어 어떤 삶을 살지에 대한 고민은 없다. 한 인간으로 어떻게 살지 성찰이 없기 때문이다. 의사로의 삶이 축복이라는 사실을 모르고 있다.

어제와 다르게 남과 다르게는 '육일약국으로 갑시다'의 저자이자 메가스터디 김성오 대표의 말이다. 약국을 찾는 사람에게 '어제와 다르게 남과 다르게' 대해야 한다는 것이다. 약대를 나와 재원도 경험도 없는 약사가 마산의 달동네에서 약국으로 성공하게 된 스토리가 흥미롭다. 달동네 약국을 마산에서 가장 유명한 약국으로 변모시킨 그의 경영 철학이다. 학생들에게 일독을 권한다. 의료에서도 이런 자세가 필요하다. 저자는 이익을 남기기 위한 것이 아니라 사람을 남기기 위한 것이라고 했다. 매일 자신을 변화시켜서 어제와 다른 나를 만들어 가고, 뭐든 남과 다르게 차별화된 전략을 갖게 되는 것이 성공비결이다. 약을 사러 오지 않은 사람에게도 친절과 서비스를 나누어 주고 진심으로 대하여 성공에 이르게 되었다. 누구든 내 약국에 온 사람은 나의 손님이고 나의 약국을 홍보하기 위한 홍보대사로 활용하였다. 약국과 마찬가지로 사람의 입소문이 중요한 개원의에게도 적용 가능한 전략이고 철학이다. 삶의 지표로 삼아도 될 만한 말이다. 김밥 파는 CEO 김승호 교수는 내가 가진 것을 필요한 사람에게 파는 것이 아니라 당신이 믿는 것을 팔아야 한다고 했다. 의사가 팔아야 할 것이 무엇일지 짐작이 간다. 의사가 진정성을 갖고 환자에게 치료를 권하는 것은 만일 내가 환자라고 가정하면 간단히 풀리는 문제이다. 의사가 팔아야 할 것은 진정성이다. 우리는 진정성이 무엇인지 정확히 모른다. 하지만 진정성이 없는 것은 단번에 안다.

『실패를 했을 때 두려워하지 않는 법을 배우고 있습니다. 교수님께서
제게 해주셨던 말씀처럼 실패를 두려워하는 것보다, 실패를 했을 때
그 실패를 통해 아무것도 배우지 않는 것을 두려워하겠습니다.
사실 학생 된 입장에서 공부란 항상 두려움과 실패의 연속이었습니다.』

어떤 일을 하던 성공하려면 성공하는 정신이 필요하다. 임상실습에서도 학생들이 어제와 다른 사람, 매일 발전하는 사람이 되었으면 하는 바람이다. 대부분 학생들은 먼 미래를 고민하지 않는다. 지금까지 고등학교에서 일등이었다. 남들이 부러워하는 의대에 들어와 의사가 되었으니 뭐든 잘 할 것 같다. 하지만 의사는 환자 보는 방법 중 일부 지식을 가진 사람에 불과하다. 의사는 막대한 분량의 의대 공부를 하느라 중요한 시기에 사람과 세상에 대하여 배우는 기회를 갖지 못한 불완전한 사람이다. 희망은 있다. 의사는 배우는 능력이 뛰어나기 때문이다. 의사가 될 사람이 자신을 알고 스스로 오만하지 않고 부족한 부분을 배워 가면 된다. 사람과 세상에 대해 조금 알 것

같다고 교만하지 않아야 한다. 교만은 실패를 불러온다. 실패한다고 좌절할 필요는 없지만, 중요한 것은 진정한 겸손의 자세를 갖는 것이다.

성찰로 돌아본 나의 힘, 가족

『오랜만에 집에 내려갔다. 가족이 같이 식사하는 식사는 즐거웠다. 아버지와 미래에 어떤 과를 선택할지 대화를 하였다. 얘기하면 할수록 답이 없는 것 같다. 지금 할 수 있는 만큼 열심히 해놓으면 나중에 길이 생기겠지. 주말을 가족과 보내고 나니 다시 실습할 힘을 얻은 것 같아서 훨씬 덜 우울해졌다. 이래서 가족이 필요하다.』

임상실습 중 학생들은 주말에 가족을 만난다. 가족은 자신을 지탱하는 힘이 된다. 성인이 되면서 가족으로부터 벗어나야 하는 시기가 온다. 자신의 미래를 결정하는데 가족은 큰 힘이 되기도 하고 큰 부담이 되기도 한다. 가족의 틀을 깨지 못하면 부화되지 못한 계란과 같다. 새끼 새는 둥지를 뛰어 내릴 용기가 있어야 날기 시작한다. 학생들은 이제 세상을 향해 날아갈 시기가 되었다. 학생들의 성찰일지에 둥지를 벗어나지 않으려는 마음이 느껴진다. 당장에 둥지에서 밀어 내고 싶은 마음이다.

이스라엘에서는 고등학교를 마치고 대부분 군대에 간다. 처음에 누구나 병사로 들어가지만 이중에 리더십이 있는 사람들은 장교가 된다. 25세가 되면 중대장이 되어 목숨을 건 전투를 지휘한다. 우리나라 학생들도 그럴 나이가 되었다. 세상에 나가 목숨을 건 전투를 시작해도 될 때이다.

경상남도 거창에 있는 거창고등학교 미래 직업선택의 10계라는 것이 있다. '부모나 아내나 약혼자가 결사반대를 하는 곳이면 틀림없다. 의심치 말고 가라.' 부모가 반대하는 곳이면 확실한 길이라고 한다. 이 말의 뜻은 안정적인 길보다 도전적인 길을 선택하라는 것이다. 도전적인 길은 위험하지만 자신이 원하는 길이다. 무엇을 하면 가슴이 뛰는지 가슴이 뛰는 길을 가야 한다. 의대생들은 의과대학에 들어왔으니 의사가 되는 것 이외에 자신의 미래에 대하여 다른 직종보다 고민을 덜 한다. 어떤 과목을 선택할지 정도 밖에 고민이 없다. 의과대학을 나와도 할 수 있는 직업이 너무나 다양하다. 의사로서 생명 과학적 지식과 배경이 필요한 일이 세상도처에 있다. 나에게 맞는 선배들이 간 길들을 한번 돌아보라. 아직 아무도 가지 않은 길을 스스로 개척해야 한다.

의예과 1학년은 고등학교를 막 졸업한 사람들이다. 아직 의대생이라는 개념도 없는 학생들이다. 나는 농담반 진담반으로 나같이 진료하는 의사가 의사 중 제일 하급의사라고 말한다. 왜냐하면 의료선진국에 가면 절반 이상의 의사들은 의과학자로 연구에 몰두한다. 대부분 환자가 아니라 연구에 몰두한다. 왜 그럴까? 의사도 자본주의 원리를 벗어나지 못하기 때문이다. 진료보다 연구에 더 많은 재원이 투자되기 때문이다. 의과대학 교수가 승진을 하려고 해도 연구업적이 가장 먼저다. 병원은 연구중심병원으로 탈바꿈 중이다. 연구에 더 많은 재원이 몰려든다. 돈을 벌기 위해 일을 하지 않지만, 돈은 일의 가치에 따라오게 마련이다. 자신에게 무엇이 더 가치 있는 일이고 가슴이 뛰는지를 물어 보아야 한다.

의사의 길은 진료와 연구 외에도 법조계, 언론계, 의생명공학계, 제약업계, 공무원 및 공공기관 등 수없이 많다. 혹시 우리나라 최고 기업에서 반도체 생산 연구에서 의생명공학적 개념이 필요하지도 모른다. 의사가 되면 얼마든지 새로운 길을 개척할 수 있다. 꼭 진료하는 의사만 의사가 아니다. '아Q정전'으로 유명한 중국의 작가 뤼신은 원래 의사였다. 뤼신은 중국의학의 무과학에 놀랐다. 그는 서리 3번 맞은 갈대 뿌리나 교접 중인 귀뚜라미가 효과가 있다는 말을 믿을 수가 없다고 했다. 국민들이 이런 것을 믿는다는 것이 더 이상하게 생각되었다. 그는 일본에서 유학을 하고 난 뒤 의사로서 질병을 치료하여 사람을 구하는 것보다 문학으로 사람들의 정신을 치료하는 것이 더 필요하다고 생각하여 작가가 되었다. 그는 작품 '고향'에서 이렇게 말했다. 希望本是無所謂有, 無所謂無的. 這正如地上的路; 其實地上本沒有路, 走的人多了, 也便成了路. '희망이란 본래 있다고도 할 수 없고 없다고도 할 수 없다. 그것은 마치 땅 위의 길과 같은 것이다. 본래 땅 위에는 길이 없었다. 걸어가는 사람이 많아지면 그것이 곧 길이 되는 것이다.' 거창고등학교 직업선택 10계명을 읽어 보기 바란다. 월급이 적은 쪽을 택하고, 승진의 기회가 거의 없는 곳을 택하라고 강변한다. 부모나 아내가 약혼자가 결사반대하는 곳으로 가라고 한다. 한가운데가 아니라 가장자리로 가라는 말을 곱씹어 볼 필요가 있다.

학생이 걷는 길이 처음이라고 해도 사람들이 따라가게 되면 그곳이 길이 된다. 앞으로 배워야 할 일들이 많다. 아는 만큼 보인다. 더 알아 가야 할 일이 많다는 뜻이다. 무엇을 할지, 무엇을 하면 즐거울지, 알게 될 것이다. 누군가가 답을 가르쳐 준다면, 앞으로도 답을 가르쳐 주는 사람이 계속 있어야 한다. 스스로 답을 찾아보아야 하는 이유이다. 지금은 깜깜한 밤처럼 한치 앞이 보이지 않는다. 밤하늘 어딘가에 별을 쳐다보면서 가다 보면 해가 뜨기 전에 벌써 목적지에 다다라 있을 것이다. 지금 보이지 않을 따름이다. 목표가 바로 코앞에 있다.

『임상실습 일정이 끝나고 모처럼 고향으로 갔다. 제가 힘들까봐 역까지 마중을 나오셨다. "아들, 고생했어."라고 어머니께서 말씀하셨습니다. 하지만, 저는 "엄마, 데리러 안 나와도 되는데 굳이 왜 나왔어."라고 약간 짜증스러운 말투로 대답했다. "에이, 우리 아들 고생했는데 데리러 나와야지"라고 어머니께서 말씀하셨다.』

집을 떠나야 효자가 된다. 집에 있을 때는 부모에 대한 감사한 마음이 없다. 모처럼 집을 벗어나 부모님의 가치를 알게 된다. 주의해야 할 것은 거창고등학교 직업선택 10계명은 직업 선택에서 적용해야 한다는 것이다. 대부분 부모 말씀이 옳다.

성찰은 자신을 찾는 과정

『축구 대회에 나갔다가 경골 비골 골절을 당했다. 수술 후 6개월간 쉬었다. 첫 2개월에 다리를 부러뜨린 사람을 원망했다. 이후 나의 생각이 달라졌다. 그 사람 덕분에 나의 목표가 달라졌다. 빨리 졸업하고 편한 과를 선택하려고 했다. 힘들고 험난한 길이 될지라도 내가 진짜 하고 싶은 것을 해야 한다는 용기가 생겼다. 오른쪽을 다쳤는데 이상하게도 왼쪽 다리가 아프다.』

우리는 모두 연결되어 있다. 아마존의 밀림이 훼손되면 아무 관련 없다고 생각하는 지구 반대편에 영향을 미친다. 오른쪽 다리가 부러지면 얼마 가지 않아 왼쪽 무릎이 아프다. 양쪽 팔의 근육이 발달하고 어깨가 벌어진다. 발을 쓰지 못하니 온몸을 팔이 지탱하기 때문이다. 목발을 짚고 다녀 보면 안다. 세상도 우리 몸처럼 연결되어 있다.

세옹지마는 현재도 반복된다. 우리 생활 속에서 살아 있다. 전공의가 결핵에 걸렸다. 수련기간에 결핵에 걸렸으니 불행이다. 집에서 약물 복용 후 2주간 쉬었다. 전공의 생활에서 누릴 수 없는 꿀맛 같은 휴식이다. 쉬는 동안 집에서 넘어져 설상가상으로 무릎 연골 손상을 받았다. 설상가상으로 결핵 치료 중에 무릎 수술을 받았다. 수술로 인한 경제적 손실과 몸이 다시 아프게 되었다. 수술로 인해 군대 면제를 받았다. 군대를 가지 않은 덕분에 본인이 꿈꾸던 인류학 석사를 받기 위해 영국유학을 갈 수 있었다.

성찰은 성공이 아니라 성장을 의미한다. 괴테는 "모든 사람들은 성공하려고만 할 뿐, 성장하지 않는다."라고 했다. 나무에 꽃이 피고 열매를 맺으려면 모진 겨울눈과 여름의 비바람을 견디어 내야 한다. 고통스러운 성장이 없이 값진 열매를 맺을 수 없다. 성찰은 어려운 과정을 묵묵히 견디어 내는 성장통이다. 아인슈타인은 성공한 사람보다 가치있는 사람이 되라고 했다.

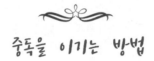

중독을 이기는 방법

『병원 입구에 담배 피는 곳이라니 이상한 생각이 든다. 대학을 남들처럼 쉽게 들어가지 못해 형들의 권유로 담배를 피우기 시작했다.
임상실습을 시작하고 나서 몸이 점점 안 좋아지고 주변사람들도 원하게 되어 금연을 했다. 많은 호흡기 환자들이 흡연을 멈추지 못한다는 사실이 안타깝다. 중독이란 것은 참으로 무섭다.』

학생들이 오락에 중독되는 경우가 종종 있다. 의과대학에서도 오락에 중독된 학생들 때문에 골머리를 앓는다. 오락이 흥미로운 이유는 자율적이기 때문이다. 자율은 창의성의 근본 바탕이 된다. 자율성이 제한되는 공부가 재미없는 이유이기도 하다. 공부해야 할 것은 정해져 있기 때문에 선택권이 없다. 오락을 시작하면 자율의 에너지가 작동된다. 머리는 창의성이라는 스위치를 킨 듯 흥분된다. 어떤 오락을 할지, 어떤 캐릭터를 선택할지, 어떤 무기를 쓸지, 주인공에게 어떤 옷을 입힐지, 어떤 길로 갈지 모두가 내가 선택할 수 있다. 하느님이 우주를 창조할 때처럼 오락을 시작하면 모든 상황을 스스로 창조하는 것처럼 느껴진다. 게다가 게임이론이 접목되어 있어 누군가와 경쟁을 하게 된다. 인간의 경쟁심리를 이용한다. 그것도 생면부지인 사람들과 아니면 지인들과 팀이 되어 다른 팀을 무찌르는 쾌감이 오락에 중독되게 한다. 무엇인가 중독된다는 것은 학습되는 것이다.

『지역 축구팀인 포항스틸러스 열혈 팬이 되었다. 고등학교 때 스트레스를 받을 때는 바람을 쐬러 가는 기분으로 축구장을 갔었다. 대학 때에도 왕복 5시간을 마다하지 않고 포항을 찾아갔다. 포항이 아시아 축구 대회 결승에 나가게 되었을 때는 모아놓은 용돈으로 결승전이 열리는 일본까지 가서 축구를 보았다.』

중독을 이기는 방법은 중독되는 것이다. 중독이 된다는 것을 의학적으로 해석하면, 뇌에서 기쁨을 느끼는 도파민, 세로토닌, 엔돌핀 등, 뇌 호르몬 분비가 습관화 된 것이다. 마약이나 흡연에 중독되는 것도 우리 뇌에 도파민이나 세로토닌이 나오게 하는 각성 효과 때문이다. 마약에 중독되면 마약을 한다는 생각만으로도 기분이 좋아지게 된다. 마약이나 오락할 생각만 해도 도파민, 세로토닌, 엔돌핀이 나오게 되는 것이 중독이다. 중독을 이기는 방법은 다른 일에 중독되는 것이다. 처음부터 오락이 아니라 다른 일에 중독되는 것이다. 세상에는 중독되는 것이 여러 가지 있다. 마약처럼 좋지 않은 중독도 있지만 독서중독, 봉사중독, 연구중독, 일중독처럼 중독은 다양하다. 그 중에도 독서와 봉사중독에 빠져 보기 바란다. 다른 중독은 사람을 황폐하게 만들

수 있다. 독서와 봉사중독은 사람을 가치 있게 만든다. 또한, 다른 중독에 빠
질 위험을 줄여준다. 어릴 때 독서와 봉사를 경험하게 하면, 책을 보거나 봉
사하는 상상만 해도 도파민, 세로토닌, 엔돌핀이 나온다. 이만큼 가치 있는
일도 없다. 중독을 이기는 방법은 좋은 일에 중독되는 것이다.

치유(Cure)보다 돌봄(Care)

『Cure보다 care가 중요한 환자에게는 무엇을 해주어야 하는지 막막했습니다.
완화의료(Palliative care)는 배운 적도 없어 막막하기만 했습니다. 한참을
공부하고 나서도 환자에게 구체적으로 내가 해줄 수 있는 것이 무엇인지,
보호자에게 무슨 말을 해야 하는 것인지, 알 수 없었습니다. 죽음이란 것은
예견할 수 없을 때는 멀고 두렵지 않은데, 예견할 수 있는 죽음 앞에서
환자가 직면할 두려움을 주치의인 나는 어떻게 설명하고 해결해야 하는
것인지 알 수 없었고 많이 부담스러웠습니다.』

의사는 질병보다 사람을 치료해야 한다. 사람은 모든 의료에서 최선의 목
적이다. 완화의료와 보조적 치료만의 일이 아니다. 의사들은 질병을 본다. 많

은 질병이 만성적이고 치료가 되지 않는다. 어찌 보면 노화과정에서 질병은 자연경과처럼 붙어 다닌다. 질병은 혼자 오지 않는다. 질병을 자세히 보면 질병에 대한 걱정과 질병치료에 대한 희망이 붙어 있다. 때로는 질병보다 걱정과 희망이 더 크다. 질병의 크기만큼 걱정과 희망이 다르기 때문에 질병 자체보다 더 큰 문제가 될 수 있다. 환자가 가진 질병의 크기와 걱정과 희망의 크기를 살펴야 한다. 의사가 모든 질병을 낫게 할 수 없기 때문이다. 그래서 늘 치유(cure)보다 돌봄(care)이 중요하다.

죽음 앞에서 선 성찰

『오후 회진을 도는데 마음이 울적해졌다. 가족을 보고 싶어 하는 중환자에게 일반 병실은 무리고 1인실을 권하시는 교수님을 지켜보고 있으니 눈물이 핑 돌았다. 환자가 얼마 남지 않았다는 사실은 보호자에게 가혹하게 느껴졌다.
  이해를 잘 못하셨는지 심장이 안 좋으면 혀 밑에 약을 넣으면 되는 것 아니냐며 되물으시던 보호자 할아버지를 생각하면 마음이 안타깝다. 조금은 차갑게 상황을 마무리 하는 교수님과 전공의 선생님들도 처음엔 이런 기분이었을 것이다. 나도 몇 년 후면 지금과 같지 않겠지.』

누구나 병원에서 환자가 낫기를 바란다. 병원이 존재하는 이유이기 때문이다. 현시대의 병원은 사람이 태어나고 병을 고치고 늙고 생을 마감하는 곳이다. 생로병사가 모두 일어나는 곳이 병원이다. 병원에서는 신생아실보다 몇 배나 큰 장례식장이 있다. 결혼식장처럼 생을 마감하는 순간에도 의식이 필요하다. 생을 마감하기 바로 전까지 의사들은 관여한다. 적극적인 치료 중이 아니라도 질병의 치료가 끝났지만 생은 계속된다. 아직은 여생이 있어 죽음을 맞기 위해 준비 중인 사람을 위하여, 인간으로서 존엄한 죽음을 맞이하기 위하여 호스피스 완화의료에서도 의사의 역할이 있다.

『스스로 죽음을 선택할 수 있는 권리를 인간에게 허용해야 하는가? 의학을
공부하는 이유는 어떻게 하면 사람을 살리는가에 있다. 의사는 어떤
경우라고 하더라도 사람을 살려야 할 의무가 있다고 생각하였다.
한 사람의 실존적 인간의 죽음에 대한 권리도 존중받아야 한다.』

학생들은 죽음에 임박한 환자와 환자의 가족들을 대하는 선배의사들을 보면서 자신의 미래를 예측한다. 병원에서는 생로병사가 모두 있다. 특히 대부분의 죽음이 의료기관에서 발생된다. 그럼에도 불구하고 의사들은 죽음을 배우지 않는다. 임상실습은 죽음을 배우는 첫걸음이다. 죽음을 맞을 준비가 되어 있는 사람들의 죽음에 대한 태도는 사뭇 다르다. 언제나 글자만 보지 말라고 한다. '환자가 죽고 싶다.'라는 말의 의미는 '죽도록 죽고 싶다'는 표현이다. 때로는 환자들은 죽고 싶을 만큼 아프다. 힘들다. 그러니 나를 도와달라는 표현일 수도 있다. '그저 힘들다'라는 습관적인 표현일 수도 있다. 귀찮다는 의미일 수도 있다. 의사는 이런 말을 잘 구분해야 한다. 단지 죽고 싶다와 아니다와 같이 2분법으로 환자를 바라보는 것은 위험하다. 사람들이 말하는 글자 속에 함의가 있다. 글자만 보지 말고 글자가 함유하고 있는 뜻을 읽어 내야 한다.

『나는 말하기보다는 듣기 위해 환자의 병실을 방문한다. 식사도 잘 했다고
하고 숨도 덜 차다. 그래도 왠지 마음이 좋지 않다. 마치 환자가 다가 올
삶의 끝에 대해 알고 있는 것처럼 보였기 때문이다. 질병의 진행과 상관없이
나는 지금 웃어야 할지 울어야 할지, 환자를 대할 때 나의 표정은
무엇인지도 잘 모르겠다. 환자는 늘 제게 웃어준다.』

　　사람이 사망하는 것에 대한 경험은 말로 표현하기 어려울 정도로 사람의
감정에 엄청난 영향을 미친다. 그럼에도 불구하고 의사라는 직업이 갖고 있
는 숙명처럼 삶과 죽음은 우리 모두에게 의식하지 못하지만 늘 가까이 있다.
의사라는 직업을 갖기 전, 이에 대한 고민이 필요하다. 의사라는 직업은 사람
을 상대로 하기 때문에 사람에 대한 여러 가지 위험에 노출되어 있다. 직업으
로서 사람을 봐야 할 때가 있다. 학생들의 진정어린 성찰은 삶과 죽음의 경계
선에 있다. 여기에서 커다란 오류는 공감과 동감의 차이를 모르는 것이다. 환
자의 죽음은 자연적이다. 어떤 경우도 환자의 죽음을 막지 못한다. 아무리 자
연적인 죽음이라 해도 한 인간의 죽음은 상실감을 유발한다. 의사의 의무와
책임은 이들의 죽음을 공감하는 것이다.

『아침에 환자 한 분이 돌아가셨다. 회진 중에 침대가 나가는 것을 보았는데,
천에 덮여있었지만 살면서 처음으로 본 사람의 죽음이었다. 병원에 있으면
사람의 죽음을 얼마나 보게 될까. 사람에 죽음에 대해 경건한 마음이
들기보다는 그냥 이런저런 궁금함이 생겨서 약간 죄책감이 느껴졌다.』

『말기의 심장 질환과 호흡기 질환 환자를 보게 되었다. 질병으로 인해 극심한
고통에 시달리는 삶은 나에게도 어떻게 다가올지에 대해서 생각하였다.
본인도 가족도 너무 힘들게 하루하루 버티게 된다.

이런 상황을 맞았을 때 미화되는 것은 그 순간일까? 아니면 그 순간을 살아낸 나일까? 많은 생각을 하게 된 하루였다.』

의사는 사는 것에 관심이 있다. 죽음을 바라보는 의사의 마음은 언제나 피하고 싶을지 모른다. 하지만 어떻게 죽는지도 매우 중요하다. 임종을 맞는 사람에게 감정으로 다가서기에 의사라는 직업으로 해야 할 일은 너무 많다. 죽음을 또 하나의 인생의 한 부분으로 받아들이는 고민을 지금 하지 않으면, 의사라는 직업으로서 뿐만 아니라 한 인간으로서 준비가 없는 삶을 사는 것이다.

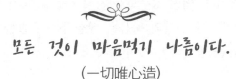

모든 것이 마음먹기 나름이다.
(一切唯心造)

『내가 하기 나름에 따라 배우는 것이 크게 차이 날 것 같다. 시간적 여유가 많지만 그만큼 해야 할 일도 많다. 오늘 처음 받은 환자는 아직 진단이 내려지지 않았다. 문진, 신체 진찰을 하고 공부를 해봐도 감이 잡히지 않아서 걱정이다.』

탄광에 갇힌 사람들 이야기도 냉장실에 갇힌 사람의 이야기도 모든 것이 마음먹기에 달렸다는 것을 말해 준다. 탄광에 갇힌 사람 중에 시계를 갖고 있었던 사람만 산소가 떨어지는 시각이 되어 정신을 잃었다. 다른 사람이 불안해 할까봐 시각을 늦게 불러 주어 다른 사람들은 불안해하지도 않았고, 쓰러지지도 않고 구조되었다.

냉장실에 갇힌 남자의 이야기도 마찬가지다. 한여름에 냉장실에서 물품을 꺼내려고 들어갔다 문이 잠겨 안에 갇힌 남자가 있었다. 반나절이 지나 남자가 보이지 않자 누가 냉장실의 문을 열었는데 그는 얼어 죽을 것만 같이 떨고 있었다고 한다. 이상한 점은 냉장실은 가동되고 있지 않았다는 것이다.

『대학에 와서 비로소 연극부에 들어갔다. 연출가로 지원했다. 다른 대학의 주말 수업으로 연극과 영화 연출을 공부했다. 기회가 있다면 연극을 연출하고 기획하고 싶다. 나의 장래희망이 불분명하다. 목적이 있어도 목적을 향해 가는 방향에 대해 무지했다. 목표를 설정하라고 주변에서 압박을 넣었지만 정작 목표에 도달하는 방법은 스스로 고민해 보지 못했다. 내 인생의 미래에 대한 연극을 연출해보고 싶다.』

연출가가 되고 싶은 학생이 있었다. 이 학생의 성찰을 보면 의사도 대학도 꿈이 아닌 듯하다. 교육제도가 진정으로 하고 싶은 일을 막고 있다는 생각이 든다. 연출가로서 활동을 못하지만 의사로서 자신의 인생을 연출하는 사람이 되길 바란다. 연극이란 참 묘한 매력이 있다. 누군가에게 보여주는 예술 활동이다. 때로는 과장되지만 때로는 어떤 글이나 말로 표현되지 않는 함의를 전달할 수 있다. 영국에서는 유치원부터 고등학교까지 연극을 정식과목으로 가르친다. 연극을 통하여 의사소통과 함께 어울리는 것을 배운다. 주인공이 아무리 중요해도 대사 한마디 없는 단역이 없으면 연극은 초라해진다. 누구나 무엇을 하든 사회에서 쓰임이 있고, 각자의 쓰임은 다르다.

성찰은 숲 전체를 바라보며
어떤 나무가 있을지 상상하는 것

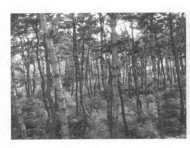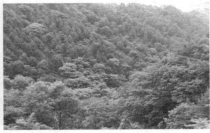

『초진 환자들을 예진하는 것이 중요하다. 교수님들마다 원하는 형식도
내용도 다르다. 환자의 주소만 간결히 적고 그것에 해당하는 문진과
신체진찰만을 원하는 분이 계신가 하면 모든 것을 빠짐없이 다루어야 한다고
하는 분도 계신다. 예진기록지에는 환자의 의심되는 질환을 3개 적으라고
명시되어 있다. 힘없는 학생들은 어떻게는 3개를 고민해서 채워 넣어간다.
그러면 어느 교수님은 오케이 하시는가 하면 왜 굳이 3개를
다 적느냐, 이런 병이 흔하냐고 혼내시는 분도 있다. 정신이 없다.』

세상은 사람의 얼굴 모습처럼 다양하다. 같은 질병의 환자도 다르게 표현
된다. 다른 것이 정상이다. 교수들도 다르고 학생들도 다르다. 다른 교수가
다른 말을 하는 것이 정상이다. 그러나 의학에는 원칙이 있다. 교수마다 같은

이야기를 다르게 말할 수 있다. 학생들이 다르게 받아들이는 이유는 글자만 보기 때문이다. 형식만 받아들이기 때문에 정작 중요한 내용을 놓친다. 말은 뜻을 담고 있다. 말의 뜻을 알려고 노력 해 보기 바란다. 학생이 누구이든 상관없이 그저 스쳐 지나 가버린다고 생각하면, 교수들은 단순히 알량한 지식에 진정성 없는 칭찬을 할 수도 있다. 학생들은 바른길로 유도하려는 쓴 소리에 귀를 열고 학생 스스로 느끼고, 이해하고, 변화할 수 있는 능력이 생기길 바란다. 성찰은 말의 뜻을 이해하는 능력을 키운다.

『오늘 하루 크게 두 가지를 느꼈다. 남들이 본 내 모습이 '자신감이 점점 떨어진다는 것 같다'와 '아직 틀에 사로잡힌 생각, 즉 우물 안 개구리 같은 생각을 벗어나지 못 하였구나' 이 두 가지였다.』

인간은 수없이 많은 세포로 구성되어 있다. 검사 수치는 밀리그램 단위로 소수점 아래 2-3자리에서 따진다. 의사들이 세심해지는 이유는 이런 미세한 변화 때문에 환자의 상태가 달라지기 때문이다. 신생아를 다루는 의사들은 성격 자체가 신생아를 닮아 간다. 의사는 전공에 따라 환자를 닮아간다고 한다. 정신과 의사는 정신과 환자와 유사한 측면이 있다. 환자를 잘 이해하기 때문일 것이다. 예진기록지에 세 가지를 적게 명시되어 있지만, 담당환자에 따라 1개만 적을 수도 있다. 더 이상 의심되는 질환이 없음에도 빈칸을 채우라는 것은 불필요한 일이다. 이런 것을 이해하는 것이 임상실습이다. 내가 33년 전 학생 때 일이다. 소아과에서 학생예진을 담당하였다. 약 1살 된 아이가 밥을 잘 먹지 않는다고 할머니와 어머니가 데리고 왔다. 병력과 성장 곡선 등 꼼꼼히 살펴서 예진을 하였다. 할머니와 어머니가 이런저런 증상을 말하였지만 아무리 보아도 정상이다. 정상을 어떻게 정의하는지 몰랐지만 어떤 질병도 의심할 수 없었다. 그래서 나의 예진 진단명은 정상 아이였다. 혼날 각오를 한 것이다. 학생에게 기껏 예진을 하라고 했더니 감별진단 하나 알아 내지 못했다. 환자와 함께 심판을 받으러 가는 죄수의 기분으로 예진 노트를 들고 소아과 교수님 앞으로 갔다. 소아과 교수님의 진료가 끝나고 점검을 받았다. 천우신조라 했던가? 그 아이는 정상 아이였다. 교수님 말씀이 정상 아이를 정상으로 진료하는 것이 중요하다고 하셨다. 학생이 용감하다고 칭찬을 하셨다. 당시 학생의 입장에서는 도박처럼 느껴졌다. 학생으로서 내가 아는 최선을 다했을 뿐이다.

성찰은 인생의 선물상자

CHAPTER 4

성찰보다 공부,
공부보다 성찰

의업의 길은 어렵다. 작은 실수를 용납하지 않는다. 품성이 어지간히 너그러운 사람도 성격이 예민해지고 치밀해진다. 상상하지 못할 공부의 양에 억압된 생활을 오랫동안 하다보면 삶에 지쳐 간다. 어떤 영역의 전공보다 중도 탈락자가 많은 것도 사실이다. 의대생은 스트레스를 해소하려고 안간힘을 쓴다. 의사들 중에 여러 가지 취미를 가진 사람이 유독 많은 이유이다. 취미가 더 적성에 맞는 경우도 종종 본다. 재능이 있으면 다행이지만 타고난 재능이 없는 경우에도 스트레스를 해소하기 위한 여러 가지 시도를 한다.

　　이러한 시도는 의대생이 되었을 때부터 미리 시작하는 것이 좋다. 무엇을 해야 할지는 스스로 겪어 봐야 알 수 있다. 그래서 휴식이 절대 필요하다. 학생들에게 임상실습 중에 반드시 휴식할 것을 권한다. 단지 부족한 잠을 자는 주말이 아닌 주중에 학생들이 열심히 해야 할 이유를 찾기 위하여 고단한 삶에 충전이 필요하다. 성찰은 의업을 지탱하게 하는 삶의 충전제이다.

　　의업은 길고도 험한 여정이다. 한번 발을 들여 놓으면 벗어나기도 쉽지 않다. 평생 변화하는 의학에 대하여 열정을 갖지 못하면 삶이 힘들어진다. 그 중에 성적이 좋아 의대를 왔다고 하는 학생들이 가장 힘들어 한다. 자신의 성정과 꿈이 다르기 때문이다. 의대 졸업생들 중에 많은 의사들이 기자, 변호사, 정책전문가, 정치가 등으로 변하는 것은 단지 꿈의 재발견 때문만은 아니다. 의사의 본분과 다른 적성을 발견했기 때문이다. 성찰은 이 모든 것을 가능하게 해 준다.

공부를 하면서 공부를 해야 할 이유를 찾기란 쉽지 않다. 바둑에서도 훈수를 두면 잘 보이는 것처럼 실습을 잘하는 방법도 실습을 벗어나 옆에서, 다른 곳에서, 멀리서, 내가 아닌 다른 사람으로부터, 의사가 아닌 다른 사람의 시각으로 볼 수 있어야 한다. 그들로부터 진심어린 충고를 들어야 한다. 그냥 스쳐가는 접대용 말을 듣기보다는 마음속에 있는 말을 들어야 한다. 내가 부족한 것이 무엇이고 어떻게 환자를 대해야 하는지 다른 사람으로부터 조언을 받아 보기 바란다. 그러기에 앞서 진정성 있게 내 마음을 먼저 열어야 한다. 조금은 긴장하고 쓴 소리를 들을 준비를 해야 한다. 학생이 찾고 싶은 답은 내 안에 있지만 스스로 볼 수 없다. 다른 사람 다른 장소 다른 시간에 거울 비춰 보듯 나를 바라보기 바란다. 내 모습이 내 안의 모습이 어떤지.

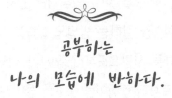

공부하는
나의 모습에 반하다.

『밀린 공부를 하느라 며칠 연속으로 밤샘 공부를 했다. 괜히 과한
욕심을 부려서 건강이나 실습을 망칠 것 같은 불안감이 든다.
다들 잠든 밤에 혼자 깨어있는 즐거움도 있는 것 같다.
온전한 나만의 시간을 가진다는 것은 참 좋은 일이다.』

성찰은 하루를 마치고 나서 책상 앞에서 이루어진다. 임상실습 중 학생들
은 긴장하고 또 흥분된 기분을 갖는다. 열심히 하겠다는 의욕은 있지만 실제
행동은 다르다. 생각보다 적응하기 쉽지 않기 때문이다. 학생들이 임상실습에
서 긴장하고 기대하는 이유는 다르다. 우선 힘든 과정학습이 끝났기 때문에
임상실습을 하는 것만으로 통과했다는 만족감이 있다. 의대생의 꽃이라고 할
수 있는 진짜 의사가 되는 병원 임상실습을 기대하기 때문에 흥분한다. 임상
실습 기간 동안 상대적으로 시간 여유를 즐길 수 있다. 실제 환자를 보게 되
는 느낌은 사람마다 다르지만 어린 시절 소꿉장난을 하거나 인형을 갖고 놀
이를 하거나 모의환자를 보는 것과 달라도 너무 다르다. 가슴이 두근거리는 첫
환자와 만남은 첫사랑처럼 오래오래 기억된다.

임상실습에 주어진 여유 시간을 즐기는 학생들도 있다. 그들에게도 임상실습은 힘들다. 노느라고 임상실습을 따라가기 쉽지 않기 때문이다. 열심히 하는 학생들은 스스로 공부를 하고 성찰을 통하여 공부하는 자신의 모습을 발견한다. 나르시스트처럼 책상 앞에서 잠들지 못하는 자신을 발견하고 자신을 사랑하게 된다. 공부하는 모습은 성찰의 가장 좋은 주제이다.

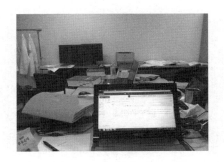

성찰보다 공부, 공부보다 성찰

나에게 필요한 것은
자신감

『긴장을 한 탓인지 자신감이 없어 보인다고 한다. 나는 깊게 생각해보지 않고 눈에 보이는 것을 가지고 결정을 내린다. 내용을 이해하기보다 내용 자체를 암기하며 공부하다 보니 시간이 지나면 다 잊어버렸다.
자율적 공부 습관을 들이려고 노력하였다. 공부 방식에 문제가 있는 것을 알지만 바꾸어 보려고 노력하지 않았다.』

　　사람들은 의아하게 생각할 것이다. 수재들만 모여진 의과대학생들에게 자신감이 없다. 소위 0.01%에 든다고 하는 그들이다. 의대생들이 자신감이 없다면 누가 믿겠는가? 그렇다. 대부분의 의대생들은 자신감이 결여되어 있다. 의대생이 자신감이 부족한 이유는 첫째, 어느 누구도 감당하기 어려운 학습의 양이다. 의과대학에는 이런 말이 있다. 3학년 1등보다 4학년 꼴찌가 낫다는 우스갯소리도 있다. 둘째는 도제식 문화이다. 서열이 군대만큼 엄격하다. 교수, 전임의, 전공의, 수련의로 이어지는 명령체계가 주눅 들게 만든다. 선배들은 시간이 지나면 알게 될 지식과 술기를 무기로 훈련과 교육이라는 명목하에 신체적으로 정신적으로 압박한다. 이미 훈련된 선배들이 보기에 학생들은 어설프기 짝이 없다. 혹시라도 실수를 할까봐 두렵기도 하다. 선배는 후배들이 어설프게 훈련되기 바라지 않는 마음에서 혹독하게 다룬다. 왜냐하면 환자는 고장난 라디오가 아니기 때문이다. 수리하다 잘못되면 새것으로 바꿀 수도 없다. 물론 선배 의사들로 이런 혹독한 과정을 거친 수재들이다. 이런 수재들 속에서 지식도 경험도 일천한 후배가 살아남기란 쉽지 않다. 어떻게 해야 할까? 성찰이 답이다.

마지막으로 이들을 괴롭히는 것은 미래에 대한 불확신이다. 예전과 달리 의사가 된다고 미래가 보장되던 시절은 지나갔다. 의대생이 되었다고 모두가 잘 나가는 의사가 되지 않는다. 내과전문의가 되어도 평균 이상의 환자를 보는 의원은 70%정도이다. 반대로 30%는 개원을 해도 잘 안 된다는 의미이다. 무작정 선배들이 시키는 일만 하고 살 수 없다고 생각하는 것이 요즘 젊은이들이다. 힘든 과정을 거쳐도 멋진 미래도 보장되지도 않고 그렇게 되기도 쉽지 않다. 현실과 이상이 괴리되는 순간이다. 이렇게 여러 가지로 주눅이 든 학생들은 아이러니 하게도 초등학교 입학한 학생들처럼 자신감을 가지라고 하는 말을 듣게 된다.

의대생들에게 말하고 싶다. 아무리 유명한 의사도 그들이 학생과 인턴을 할 때 수없이 많은 실수를 했고 선배들로부터 야단을 맞았다. 지금 정도면 정말 잘하고 있다. 단지 배우는 과정이기 때문이다. 절대 주눅 들지 말고 자신감을 가져라. 당신들 중에 곧 명의가 나온다.

학생들의 공통적인 단점 중에 가장 안타까운 것이 있다. 독서량이 부족하다. 의대생활에 치여 독서를 게을리 한 나머지 인간에 대한 이해가 부족하게 된다. 인간에 대한 이해부족은 사람들이 살아가는 삶에 대한 성찰이 부족하게 되고 결국 제대로 된 사람구실을 못하게 되는 것이다. 사람 구실이란 사람들과 어울려 사는 법을 아는 것이다. 가족이나 친척들도 의대생이라는 이유로 가족의 대소사에 예외를 시켜준다. 예외가 습관처럼 굳어지면 사람들과

성찰보다 공부, 공부보다 성찰

어울려 사는 법을 배우지 못하고 어른아이가 된다. 병원에는 의사 아닌 사람들이 많다. 그리고 매일 만나는 환자와 보호자들은 대부분이 의사가 아니다. 의사 아닌 사람들의 삶을 이해하고 소통하려면 의과학적 도서보다 보통 사람들이 읽는 책을 읽어야 한다.

교수는 완벽한 인간일 것이라는 착각

『나는 학생의사이다. 병원에는 교수님, 펠로우 선생님, 레지던트 선생님, 인턴 선생님이 있다. 아무도 내가 힘들 것이라고 생각하지 않는다. 객관적으로 봐도 위의 모든 분들이 나보다 바쁘다. 그래서 우리 학생의사에게는 '더 열심히 해라, 너희는 아직 모자란다'라고만 한다. 하지만 우리에게도 힘든 점이 있다.』

학생들은 말이 없다. 왜냐하면 자신에 비하여 완전한 것처럼 보이는 교수 앞에서 말하기가 쉽지 않기 때문이다. 교수들이 바쁜 것도 이유 중 하나이다.

병원에서 하루는 빠르게 돌아간다. 교수와 만남의 시간이 그만큼 적다. 가능한 틈을 내어 학생들과 마주 해도 좀처럼 말문을 열기가 어렵다. 교수를 높게만 바라보기 때문이다. 한동안 학생들과 소통하려고 고민을 하였다. 교수라는 지위 때문에 소통이 되지 않는다면 교수의 지위에서 내려와야겠다고 생각했다. 내가 스스로 망가지기로 작정을 했다. 효과는 아주 좋았다.

학생들과 만남에서 학교 다니면서 나의 부끄러운 에피소드를 먼저 꺼냈다. 내가 예과생 때 일이다. 점심 식사 후 오후 수업이 시작되었다. 점심시간에 동료와 시작된 바둑이 끝이 나지 않았다. 수업이 시작되었지만 휴게실에서 바둑을 두고 있었다. 이 때 학장님 순찰에 딱 걸린 것이다. 반성문도 쓰고 혼난 생각을 하면 지금도 얼굴이 화끈거린다. 실습을 돌 때도 당돌한 도발이 있었다. 소아과 실습 중에 학생들은 타교에서 진행되는 집담회에 참석한다. 집담회 후에 유명한 독일 맥주 집에서 식사를 하다가 한잔 한 것이다. 다른 친구들은 멀쩡했지만 나는 술을 못해 반잔 밖에 마시지 않았지만 얼굴에 표시가 났다. 전공의 선생님과 오후 회진 중에 술 냄새가 난다는 지적에 난감했었다. 생각해보면 젊은 나이의 치기로 일탈을 꿈꾸었지만 선배 선생님들이 너그러이 넘기지 않았다면 지금의 나는 없었을 것 같다.

교수도 누구나처럼 완벽한 인간이 아니다. 학생들에게 나의 과거에 대하여 말하면 말문이 조금씩 열린다. 교수들도 자신들처럼 젊은 시절이 있었다고 생각하며 한결 가까워진다. 학생들도 자신이 생겨 말이 많아진다. 내가 학생들과 소통하는 방법 중 하나이다.

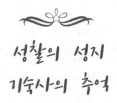

성찰의 성지
기숙사의 추억

『기숙사는 병원 안에 있다. 언제든 쉽게 환자를 보러 갈 수 있다.
서울 시내 한복판이라 교통이 편리하다. 땅 값이 비싸 그런지
시설이 오래 되어 불편하다.』

아직 아무도 사용하지 않은 기숙사는 깨끗하다. 학생들이 들어오면 딴 세상이 된다. 기간은 다르지만 한동안 학생들의 쉼터와 숙소이기도 하고, 공부방과 놀이터이기도 한 기숙사에 정이 든다. 기숙사에 대한 추억은 성찰의 단골 메뉴이다. 늦은 밤까지 공부를 하면서 기숙사의 모습을 찍은 사진을 보낸다. 학생들의 머릿속처럼 어지러운 기숙사이다. 어떤 학생에게는 기숙사 생활은 인고의 시간을 의미한다. 새벽이면 시내버스 소리에 잠에 깬다. 기숙사의 아침은 전쟁이다. 기숙사가 병원에 있어 좋다는 학생도 있다.

『집단생활에서 나 하나쯤 하는 마음이 깨진 유리창이다. '내일 하지'라고
미루는 마음도 깨진 유리창이다. 숲도 나무 하나하나가 모여 이루어지듯
삶도 하루하루가 모여 이루어진다. 물건을 잘 정돈해 놓으면 주위사람도
자기 물건을 함부로 던져 놓지 않는 '잘 닦인 유리창 효과'도 있다.』

성찰은 인생의 선물상자

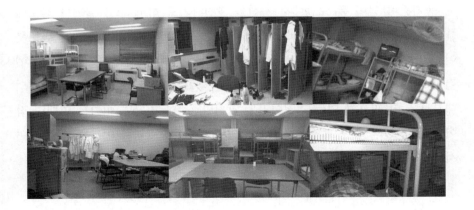

　지저분한 기숙사를 보면서 깨진 유리창의 법칙을 떠올리는 학생도 있다. 정리 정돈되지 않은 기숙사의 모습을 보면서 자신의 모습을 비춰본다. 게으르고 나태한 삶이 자신의 실습과 다르지 않다고 성찰한다.

　임상실습은 기숙사에서 시작된다. 대부분 학생들은 병원 환경에 적응하기 어려워 피곤해 한다. 실습을 따라가면 체력적으로 힘이 든다. 기숙사에 들어가면 머리만 대면 잠이 든다. 학생들이 기숙생활에 적응하는 것은 미래의 인턴과 레지던트 생활에 도움이 된다. 혼자 사는 세상이 아니라 공동생활을 하는 것은 자신의 자유를 제한 받는다. 취침시간, 아침에 일어나는 습관, 세수를 하는 일, 화장실 사용, 아침식사, 알람소리 모든 것이 생소한 기숙사이다.

『정리정돈되지 않은 숙소다. 처음에는 서로 부딪치며 마음의 상처를 주는 일도 있었다. 실습이라는 힘든 과정속에 오랫동안 함께 지내다보니 미운 정도 쌓이고 추억도 많아졌다. 서로에 대한 배려와 성격을 맞추어 갔다. 정돈되지 않은 숙소처럼 개성은 강하지만 같이 공부하고 여가시간을 보내 결속력이 강해졌다. 내일이면 떠날 숙소에서 벌써부터 조원들이 그리워진다.』

동기들이 잠이 든 모습에서 자신을 발견하기도 하고 코를 골거나 잠꼬대를 하는 친구들과 추억을 만드는 곳이 기숙사이다. 예민한 친구들은 잠버릇이 고약한 친구 때문에 걱정을 많이 한다. 너무 민감하여 병원 기숙사 생활에 겁이 난다고 한다. 하지만 걱정은 미리 할 필요가 없다. 우리가 하는 걱정의 대부분은 할 필요가 없는 걱정이라는 말처럼 1주만 지나면 어디든 기대면 잠이 드는 전천후 숙면 모드의 사람으로 변한다. 코를 골거나 이를 갈거나 자면서 웃거나 하는 것들은 기숙사의 추억으로 남는다.

『고등학교 때 친한 친구가 있었다. 친구는 매사에 긍정적이고 의리가 있었다. 친구의 결혼식에 초대받았다. 곧 부모가 된다고 한다.
친구는 어려서 홀어머니 슬하에 자라왔고 가정형편에 보탬이 되기 위해 고등학교 시절 내내 신문 배달을 했다. 친구를 보며 지금 내 나이를 생각하고 능동적으로 행동하고 책임을 질 때라는 것을 알게 되었다.』

『오늘부로 헌혈 가능일이 되었다. 어릴 때 수혈을 받은 기억이 있어 헌혈을 시작한 것이 어느덧 몇 년이 흘렀다. 헌혈은 환자의 생명을 구한다. 혈액은 장기관 보관이 불가능하다. 혈액을 자급자족하기 위해 연간 약 300만 명의 헌혈자가 필요하다. 누군가가 대신 해줄 것이라는 막연한 생각에 행동에 옮기지 않게 된다. 실천이라는 사소한 행위가 큰 결과를 가져다준다.』

가슴이 떨리는 공간, 명동과 종로

『주말에 CNN 카페라는 곳을 들렀다. English only cafe라고 쓰여 있었다.
한국인이 스스로 영어를 사용하기 위해 만든 이색적인 공간이다.
목표를 설정하고 달성하기 위해 노력을 할 때 목표 달성을
하지 못했다고 좌절을 하지 말자.』

　병원에서 외국인 환자를 종종 만나게 된다. 학생들에게도 외국인 환자가 배정되는 경우가 있다. 가끔 외국인 환자나 외국에서 실습을 오거나 아니면 연수차 온 외국인 의사가 있으면 영어로 회의나 보고를 진행하게 된다. 학생들은 의외로 소통을 잘한다. 영어에 대한 소통능력이 예전보다 좋아졌다. 하지만 여전히 영어에 대한 소통능력이 떨어져 외국인 환자를 어려워한다. 아프리카에서 온 흑인이 중환자실에 입원한 적이 있다. 불행히도 영어 한마디 못한다. 간호사 중에 통역사가 나왔는데 그녀는 손짓 발짓 그림 그리고 쉬운 영어 단어 몇 개로 소통을 하는 것을 보았다. 소통은 언어를 아는 것보다 소통하려는 의지가 중요하다. 의학도라면 최소한 영어를 자유자재로 구사하고 또 읽고 쓸 줄 알아야 한다. 왜냐하면 내가 외국인이라면 어설픈 영어와 손짓 발짓해서 병력을 청취하는 의사에게 진료 받고 싶지 않을 것 같다.

영어를 평가하는 시험만 없었더라면 우리나라도 영어 콤플렉스가 덜 해질 거라는 생각이 참 재미있다. 병원에서 아프가니스탄 의사들을 교육시킨 적이 있다. 아침 회진시간에 전공의에게 영어로 발표를 시켰다. 의외로 전공의들이 영어 표현을 잘하는 것에 감동한 적이 있다. 이제 한국인에게 영어는 두렵지 않다. 특히 젊은이들은 영어에 대한 콤플렉스가 많이 없어졌다. 우리나라에 외국인 여행자도 많고, 외국인 거주자도 많아졌다. 진료에 있어 영어는 기본이다. 다만 병원에서 사용되는 영어를 조금 배운다면, 영어를 사용하는 외국인 환자들에게 진료하는 의사에 대한 믿음을 줄 수 있다.

『명동 거리에 나가보았다. 사람이 정말 많았다. 사람이 놀고 있을 동안 나는
병원에서 실습하고 있었다. 뿌듯한 마음과 아쉬운 마음이 교차하였다.
실습기간 동안 한눈 팔지 말고 지식을 쌓고 이를 토대로 논리적인
생각을 하자. 목표를 세웠으면 그 목표에 집중을 해야 하는데
자꾸 다른 곳으로 눈이 돌아간다.』

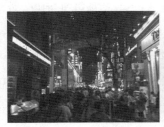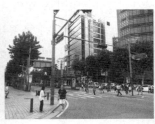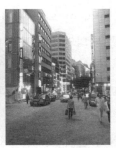

학생들은 실습하는 동안 정신없는 시간을 보낸다. 명동이 바로 옆에 있어도 잠깐 짬을 낼 시간도 없다. 명동은 독특하게 바뀌었다. 지나가는 사람의 절반 이상이 외국인이라고 해도 과언이 아니다. 간판은 외국어가 기본이고,

지나다니면 외국어로 호객하는 모습을 어렵지 않게 볼 수 있다. 바쁜 시간 짬을 내어 나가본 명동에 대한 학생들의 소감은 다양하다. 명동에서 그들이 무엇을 느껴야 하는 것은 없다. 세상은 둥글고 명동은 동북아시아 변방의 도심이 아니다. 다양한 국적의 사람들이 모이는 글로벌 타운이다. 의학도 마찬가지이다. 다양한 외국인이 병원에 오는 것처럼 다양한 국가의 의사와 환자들과도 소통하는 것이 현대 의료의 특징이다.

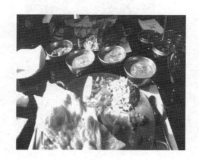

길거리 먹는 음식에도 성찰이 존재한다. 학생들이 어떤 점이 음식을 좋아하는 지 궁금하다. 친구들과 가족들과 명동에서 짧은 만남은 서울백병원에서 실습을 도는 매력이기도 하다. 어딜 가던 그 지역의 풍미를 느껴보기 바란다. 가족과의 행복은 작지만 근본적인 만족감을 갖게 한다. 늘 감사하는 마음을 잊지 않는다면 더 큰 행복이 있을 것이다. 언젠가는 가족이 떠나든 가족을 떠나게 된다. 있을 때 잘하라는 유행가가 더 철학적이라는 생각이 들 때가 있다. 유식하게 말하면 *carpe diem* 이라고 한다. 이 말 속에 참 많은 생각과 사상과 철학이 담겨져 있다. 명동에 가서도 오늘이 마지막이라고 생각하고 열심히 놀아 보라.

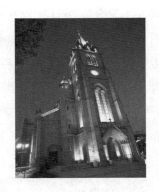

『명동에 나갔다가 무심코 지나쳤던 명동 성당이 눈에 들어왔다.
명동 성당은 우리나라에서 가장 오래된 한국 가톨릭 교회의 상징이다.
문득 '가톨릭'이라는 단어가 의미하는 것은 라틴어 'Catholic'이라는
형용사로서 뜻은 '보편된'이다. 인종과 빈부, 학식에 차이를
두지 않고 누구나 믿을 수 있다는 뜻으로 해석할 수 있다.』

해질녘이 되면 명동은 다른 세상으로 변한다. 길거리는 양쪽으로 포장마차 진을 친다. 계절마다 음식이 달라지기도 하고 오랜 기간 같은 음식을 다루기도 한다. 바다가재부터 번데기까지 진기한 음식 잔치가 벌어진다. 봄이면 딸기 꽂이가 맛있고 삼겹살 즉석 볶음가게 앞은 냄새가 사람을 그냥 지나치게 놔두지 않는다. 회오리감자 튀김은 줄서야 하기 때문에 쉽게 포기하게 된다. 회오리 감자를 들고 사진을 찍는 사람들까지 겹쳐 아수라장이다.

명동교자는 칼국수로 중국, 일본, 동남아 국가 관광객들의 단골집이 되었다. 예전 같은 향수는 없지만 백병원에 근무하면서 명동교자에 대한 사연이 많다. 인턴 때 일이다. 전공의 선생님과 일과가 늦게 식사 때를 놓쳤다. 명동교자에서 칼국수를 각자 2그릇 반을 먹었던 기억이 난다. 여기서 반 그릇은 사리를 두 번 받은 것이다. 지금은 한 그릇도 먹기 힘들다. 그 때나 지금이나

별로 달라지지 않은 한결같은 맛을 유지하기는 쉽지 않다. 값은 비싸지는 않지만 양도 적당하고 부족한 사람은 사리를 무료로 준다. 예전에는 많은 식당에서 무료 사리를 제공하였다. 지금은 무료로 사리를 주는 곳을 찾기 어렵다. 수십 년이 지난 세월동안 이 원칙은 지켜지고 있다. 이익보다 더 가치 있는 허기를 채워주려는 주인장의 배려가 남아있다. 시대를 반영하는 입에 단 음식을 파는 포장마차도 좋지만 명동칼국수 같이 한결같은 마음과 배려가 필요하다.

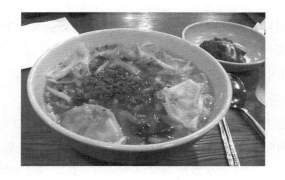

성찰보다 공부, 공부보다 성찰

아 숭례문!
숭례문과 사그라다 파밀리아

　학생들이 불타 버린 숭례문과 새로 만들어진 숭례문에 대한 글을 보내 왔다. 누구나 만감이 교차할 것이다. 민족이 명절에 민족의 정신과 같은 숭례문이 불에 타 없어지는 장면은 아직도 잊을 수가 없다. 수석회 문집에 기고한 글을 요약하였다.

　2008년 2월 10일 20시 40분경 숭례문이 화재로 사라졌다. 사라져가는 과정도 매우 극적이었다. 민족의 명절인 설날 연휴 마지막 날 일요일 저녁 8시에 국보 1호가 불에 타 없어지는 장면이 텔레비전으로 생중계되었다. 나와 우리 가족 그리고 온 국민들의 상심이 대단하였다. 화재는 일어날 수 있지만 조급한 마음에 대한민국의 보물을 졸속하게 복원하는 과정에 더 큰 실수를 저지르는 것 같다. 어디든 사고는 일어날 수 있다. 그것이 인재든 천재든 간에 사고를 어떻게 수습하는지가 문제다.

　문화재의 가치는 돈으로 계산할 수가 없다. 프랑스가 루브르 박물관의 모나리자를 파리와도 바꾸지 않겠다고 한다. 숭례문은 우리의 역사와 전통 그리고 문화적 자긍심이다. 문화는 사실보다 내용이 중요하다. 문화재도 문화재자체보다 문화재에 담긴 이야기가 중요하다. 문화재를 보호하고 복원하는 것도 문화재에 대한 가치를 높이는 새로운 이야기를 만들어 낼 수 있다. 그러므로 문화재를 복원하고 보수하는 것은 우리의 문화를 복원하고 보수하는 마음으로 오랜 기간 검토하고 검증하는 절차를 거쳐야 한다.

1898년 지어진 명동성당 첨탑 하나를 개보수하는 데도 10년은 족히 걸린다. 1700년대 건축된 러시아 피터스부르그 여름궁전은 1960년대 복원되었지만, 아직도 60년째 복원중이다. 바르셀로나 사그라다 파밀리아 교회는 지은지 200년 되었지만 앞으로 200년 더 지어야 완성된다고 한다. 우리처럼 빨리 빨리 짓는다면 2년이면 될 일을 이들은 200년이 걸린다. 국민들의 마음이 담긴 컨텐츠와 역사를 만들기 때문이다.

숭례문을 단순히 집을 새로 짓는 것쯤으로 생각하는 것은 관료주의의 폐해이다. 대목장은 집짓는 최고 기술자를 말한다. 기술자에게 총책임을 맡기는 꼴이다. 눈에 보이는 실체적인 숭례문보다 국민의 마음과 우리의 역사와 정신을 담은 집을 지으려면 역사학자, 박물관전문가, 철학자, 종교계, 행정가, 어린이, 노인, 청년, 언론계, 시민사회, 학계, 법률가, 건축전문가, 고고학자, 인류학자, 정치가, 미술, 음악을 비롯한 예술계 등 사회의 모든 전문가들과 국민 모두의 마음과 힘을 모아야 가능하다. 그래야 대한민국의 꿈이 되는 건축물을 지을 수 있다.

문화재청은 5년 3개월에 걸친 숭례문 복구 사업을 국민의 의지와 염원으로 완료하였음을 보고하였다. 전통기법으로 복구되어 다시 태어난 숭례문은 대한민국 희망과 미래를 다시 열었다고 하였다. 좋은 미사여구로 치장하고 행사를 했지만 국민들의 의지와 염원이 어디에 있는지는 찾기 어려웠다. 가림막이 제거되고 나타난 숭례문은 예전 모습과 달랐다. 양쪽 성곽을 복원하여 일견 더 웅장해진 느낌이지만 예전의 다정한 느낌은 없었다. 고증을 거친 여러 가지 기법과 재료를 사용하였다고 하지만 왠지 모르게 며칠 전 급하게 마감을 한듯 만듯한 새로움이 낯설어 보였다. 왜 내 눈에는 화재 감지기와 소화전만 눈에 들어오는지 모르겠다. 나만 그런 걸까?

얼마 전 노트르담 대성당에도 화재가 났다. 프랑스 인의 자존심에 난 상처는 우리나라 사람들의 숭례문화재와 비교가 된다. 많은 이들이 안타까워하면서도 어떻게 복원할지 사회 여러 분야에서 성금이 모였다고 한다. 복원 당시 대통령 당선자였던 이명박 전대통령은 국민성금으로 숭례문을 복원하자고 제안하였다. 하지만 일부에서 국민에게 책임을 전가하고 정부의 책임을 희석시키고자 강제 모금을 한다고 비판하자 제안을 거두었다. 복원기간이 20년이 되든 30년이 되든 상관이 없었을 것이다. 숭례문은 우리의 마음에 남아 있기 때문이다.

어린아이의 코 묻은 동전으로 국민모두의 성원으로 숭례문이 복원되었다면, 지금도 숭례문을 세계에서 가장 아름다운 건축물 중에 하나로 복원하기 위하여 복원중이며 이 목표를 달성하기 위하여 앞으로도 몇 년이 더 걸릴지 모른다는 소식을 듣고 있다면, 복원에 역사적 고증을 거치고 거쳐 한땀한땀 대목장의 복원 과정이 중계되었다면, 우리의 설날 명절마다 국민의 성원을 모으기 위하여 사회 모든 계층과 지도자들이 지혜를 모으는 기회가 있었다면, 대한민국 모든 학생들이 학교에서 숭례문의 가치를 논하는 토론과 복원과정을 견학하였다면, 우리의 역사물이 과거의 전통을 지나 현재의 첨단 기술을 거쳐 미래를 창조하는 새로운 마음을 담았다면, 아마도 숭례문은 아직 공사 중이지만 영원히 대한민국의 국민 마음에 자리 잡고 전 세계 사람들을 불러 모으는 콘텐츠가 있는 명소가 되고 국격 있는 나라가 되었을 것이다.

이 글을 쓰는 도중에 기쁜 소식을 접했다. 전라북도 익산의 미륵사지 석탑이 복원되었다고 한다. 1999년 복원을 시작하여 20년 만에 다시 선을 보인다고 한다. 천년의 세월을 복원하는데 20년도 짧은 느낌이다. 하지만 20번의 계절을 지나는 동안 복원하는 과정 그 자체가 우리의 역사로 남았다. 주말에는 20년 만에 복원된 익산 미륵사지 석탑을 구경하러 가야겠다. 아직도 나에게 숭례문은 복원 중이다.

역사와 문화의 거리 북촌과 인사동

『대림 미술관에 갔다. 청춘을 주제로 한 대중적인 전시회였다. 미술관에 이렇게 많은 사람이 모인 것을 처음 보았다. 우리나라 문화 수준이 높아졌음을 실감했다. 주제가 명확했지만 작품에서 예술적 깊이를 느끼지는 못했다. 진한 사골국물보다 인스턴트 스프 느낌이 난다.』

문화생활을 위하여 주말에 걸어서 가도 좋을 추천 장소는 다음과 같다.

1. 경복궁과 새로 개장한 현대미술관: 눈나무집, 삼청수제비, 북청칼국수, 대림미술관과 새로 개장한 국립현대미술관 자리는 고 박정희 대통령 시해 사건

에서 나오는 서울지구병원과 기무사가 있던 자리이다. 조선시대에는 규장각이 있던 자리이다. 지금으로 말하면 도서관이나 박물관에 해당한다. 학생들에게 자신이 누군지 발견하기 위하여, 공부를 해야 할 이유를 찾기 위하여, 자신의 전공을 이해하기 위하여 주말에는 다른 세상으로 나가라고 한다.

『작품 서도호 님의 "집 속의 집 속의 집 속의 집 속의 집"이었다. 작품의 제목에서 집은 총 5번 나온다. 박스 속에 답답함을 느꼈다.』

2. 인사동과 인사동내의 무료 갤러리: 수없이 많은 맛집과 무료 갤러리들
인사동은 문화 창고다. 골목골목마다 사연이 켜켜이 쌓여 있다. 보고자 하는 사람에겐 보인다. 전 세계에서 온 청년들을 만날 수도 있다. 그들에게 스스럼없이 다가가 보자.

3. 청와대 앞으로 걸어 청와대를 끼고 서쪽이 서촌이고 뒷동네가 부암동이다. 청와대 옆길을 따라 올라가면 왼쪽에 윤동주 기념관과 시비가 있다. 정상 부근에 커피집이 있어 한숨 돌리고 서울시에서 아직도 도롱뇽이 산다는 백사실 계곡이 나온다. 계곡을 따라 가다보면 환기 미술관이 나온다. 김환기는 대한민국 근대 미술의 선구자이다. 김환기의 작품을 담은 환기미술관은 건물 자체로 예술이다. 점심을 간단히 해결하고 고개 넘어 서울미술관에 가면 이중섭의 황소를 볼 수 있다. 박수근의 작품도 있고, 덤으로 흥선 대원군 석파 이하응의 별장인 석파정을 보는 것도 큰 즐거움이다. 역사는 성공한 사람들을 미화한 기록이다. 멋진 풍경 뒤로 왠지 모를 씁쓸한 맛이 난다.

4. 서대문형무소와 이진아 기념 도서관: 아마도 어릴 때 서대문 형무소에 견학을 했을지 모른다. 어른이 되어 가면 감흥이 다르다. 덤으로 서대문 구립도서관인 이진아기념도서관에 가서 한두 시간 아무 책이나 골라서 읽어 보자.

주의 할 점은 진짜 도서관이라는 것이다. 우리는 도서관과 독서실을 구분하지 못하는 경향이 있다. 이진아기념 도서관에서는 도서관에 비치된 책만 읽을 수 있다. 인터넷 설비도 되어 있어 도서관은 작지만 무한의 정보를 제공한다. 조용하고 친환경적으로 설계되어 도서관을 방문하는 사람을 푸근하게 포용한다. 이진아씨가 운명을 달리한 계절인 둥글래 꽃이 피는 6월에 개관되었다. 구립 도서관에 왜 이진아라는 이름이 붙었는지 눈물 없이 들을 수 없는 아름다운 이야기들을 들어 보기 바란다.

5. 전쟁과 여성인권박물관: 시간이 조금 더 난다면 추천한다. 선입견이 생길까 두려워 소개는 생략한다. 가보시면 알게 된다. 보이는 것만 보지 말기를 바란다.

인터넷이 발달하여 학생들은 장소 이름만 알면 나보다 더 잘 찾아 갈 수 있을 것이다. 동선만 잘 짜면 이 정도는 섭렵할 수 있다. 그 외도 수없이 많은 문화공관이 있다. 궁궐과 국립미술관, 박물관들은 역사와 철학가와 예술가들과 대화할 수 있는 장소이다. 지적 호기심을 자극하고 인문학적 소양을 높이는 지성의 보고들이다. 혼자 가면 친구를 만날 수 있고 둘이가면 절친이 될 수도 있다. 여럿이 가더라도 잊지 못할 추억이 된다.

『광장시장 안에 모르는 사람이 없을 정도로 유명한 이곳은 도착하자마자 긴 대기 줄로 압도했다. 기다림에 지쳐 사람들은 옆집으로 가기도 한다. 유명한 맛집의 옆집은 이렇게 장사가 된다. 세상사 또 하나 배운다.』

도심에는 역사와 전통이 있는 노점포들이 즐비하다. 의대생은 창신육회에서 음식을 먹을 때 소고기나 돼지고기를 날것으로 먹고 감염될 수 있는 질병을 떠올린다. 광장시장에는 마약김밥이 유명하다. 마약김밥을 먹을 때 마약이라는 말에 대한 토론을 하는 사람들이 의대생이다. 마약을 처방하는 의사는

성찰보다 공부, 공부보다 성찰

언제 정의로운가? 청계천에 산수갑산 오징어 순대도 일품이다. 잘되는 곳은 이유가 있다. 한길을 달리면서 직업적 전문성이 발휘될 때이다. 유명한 식당에 가도 손님이 많은 이유를 보면서 자신이 하는 의업에 대한 태도를 배울 수 있다. 성찰은 이래서 사람을 성숙하게 만든다.

또 주말이다. 서울, 조선의 500년 도읍지 서울에는 역사와 문화가 있다. 실습기간 동안 여러번의 주말을 맞이하게 된다. 주중에 열심히 했다면 주말에 쉬어 가는 것이 필요하다. 유명한 음식점과 더불어 역사와 문화를 만끽해 보기 바란다. 가족, 친구, 동료와 함께라면 더 좋다.

성찰의 명소
청계천을 산책하다.

『복원된 청계천을 걸어보니 마음이 힐링되었다. 많은 사람들이 선선한 저녁 바람을 즐기기 위해 냇가에 앉아 있었다. 여기저기서 이야기보따리를 풀고 있는 무리들도 보였다. 외진 수풀 사이에서 데이트를 즐기는

성찰은 인생의 선물상자

연인들도 보였다. 운 좋게도 마술 공연을 보게 되었다.
도심 속에서 한적한 산책을 즐기고 다시 힘을 내서 올 수 있었다.』

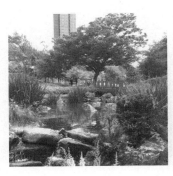
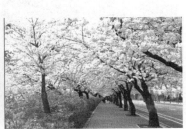

학생들은 청계천을 좋아한다. 병원 가까이 있고 산책을 하면서 성찰하기
좋은 장소이다. 도심 속에 물소리를 들을 수 있는 생태 공원이다. 공원을 산
책하면서 자신과 자신의 삶을 돌아보는 시간을 갖게 된다. 도심의 공원에서
의대생이 공부해야 할 이유를 찾는다. 누구도 생각하지 못한 발견은 여기서
시작된다. 학생들은 저녁 식사 후 가벼운 마음으로 청계천에서 산책을 하거나
공부를 하다가 문제가 잘 풀리지 않으면 한밤중에도 청계천에 산책을 간다.

『청계천에서 뜬금없는 베를린 장벽을 보게 되었다. 의대 입학한 후 독일여행
중에 보았다. 서울 도심 속의 베를린 장벽을 5년 만에 다시 만나니, 남북이
분단된 우리나라의 현실을 보는 것 같아 순간 허무함과 슬픈 마음이 생긴다.』

청계천에 가면 베를린 장벽이 있다. 분단국가의 상징이다. 베를린 포츠담
광장에도 베를린 장벽은 남아 있다. 분단국가에서 살고 있는 우리에게 시사
하는 바가 있다. 베를린 장벽은 위대한 정치가에 의하여 무너지지 않았다. 통
일을 염원하는 소시민들의 영웅적인 행동이 철의 장벽을 무너뜨린 것이다.

서울 도심 한복판에 있는 베를린 장벽을 보고 통일을 떠올린다면 그리고 우리의 마음에 통일의 염원을 갖게 한다면, 성찰은 성공하고 있다.

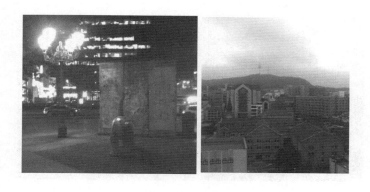

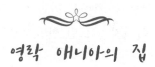

영락 애니아의 집

『영락 애니아의 집에 다녀왔다. 애니아의 집은 중증장애인들이 거주하는
곳이다. 쓰레기 청소, 친구들과 놀아주기, 산책시켜 주기 등으로
시간을 보냈다. 한 영화에서 들은 말이다. 능력이 있는 사람이 약자를
도와주는 것은 의무가 아니라 책임이다. 나의 심금을 울렸었는데

잠시 까먹고 있었던 말이 생각났다.』

『내가 누구보다 뛰어난 능력을 가졌다거나 그만큼의 지식이 있지도 않다. 새로운 목표가 생겼다. 빨리 의사가 되어 의료봉사 활동을 해야겠다.』

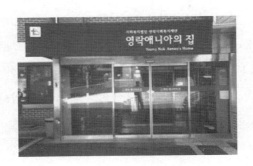

성경에 의하면 애니아는 와상상태의 환자였다. 베드로가 예수님의 이름으로 치료하였다. 와상중증장애인에게 예수님의 기적이 일어나길 바라는 마음에서 이름을 정하였다고 한다. 영락애니아의 집에는 혼자서 앉을 수 있는 아이가 없다. 하루 종일 누군가의 도움 없이는 살아 갈 수 없는 사람들이다. 애니아의 집 아이들과는 오랜 인연이 있다. 병원과 가까워 한두 명의 아이가 감기라도 걸리면 병원을 찾게 된다. 이들이 병원에 오려면 여러 가지 번거로운 일이 한두 가지가 아니다. 잠깐 다녀가더라도 전용차량이 있어야 하고 사람이 최소 2명은 붙어야 병원 방문을 할 수 있다.

동료들이 돌아가면서 방문 진료를 하자고 해서 가게 되었다. 중증장애인에게 내가 가진 것을 조금 나누어 주려고 갔다. 그런데 참 이상한 일이 생겼다. 내가 도움을 주려고 가서 아이들을 돌보고 돌아오는 길에 말할 수 없는 기쁨을 느꼈다. 도대체 이건 뭘까? 내 마음에 가득 담긴 선물은 무엇과도 바꿀 수 없는 충만한 감동이었다. 한번 느낀 봉사의 기쁨에 나는 그들에게 점점 중독되었다. 애니아의 집에는 나에게 행복감을 가져주는 아이들과 이들을 돌보는 천사 같은 직원들이 있다. 직원들을 천사라고 부르는 이유는 그들이 하는 일이 단순히 노동 강도가 높기 때문이 아니라 아무나 할 수 없는 일을 기쁘게 해내기 때문이다. 일상에서 천사를 만나고 싶다면 영락 애니아의 집으로 가라.

『애니아의 집에서 봉사를 하였습니다. 중학생시절에 뇌성마비 환우들을 위한 봉사 경험이 떠올랐습니다. 이들에게 간식을 먹이는 것부터가 보통 어려운 일이 아니었습니다. 운동량이 부족한 환우들을 위해 걷기연습을 시키는 것도 생각보다 어려웠습니다. 강당에서 다가오는 졸업식을 위하여 걷기연습과 준비가 한창이었습니다. 준비한 프레젠테이션이나 영상에서 아이들을 사랑하는 마음이 보였습니다. 시설에 가면 천사를 볼 수 있다는 말씀을 교수님께서 하셨는데 정말 천사 같은 사람들을 보았습니다.』

애니아의 집에 다녀온 학생들은 봉사를 했다고 말한다. 학생들이 애니아의 집 중증장애인들에게 어떤 도움이 되었는지 모른다. 그들이 도움이 필요한지도 모른다. 왜냐하면 내가 갖고 있는 것을 주는 것이 봉사라고 생각하기 때문이다. 봉사는 내가 믿는 것을 주는 것이다. 그래야 내가 주고 싶은 것과 그들이 받는 것이 일치된다. 그래야 봉사 후에 지친 몸을 이끌고 돌아오는 길에 되로 주고 말로 받은 감동을 느낄 수 있다. 그래서 나는 학생들에게 오늘 애니아의 집 봉사에서 무엇을 받고 왔는지 물어 본다. 한 번에 느끼지 못한다면 기회는 또 있다. 머리로 이해되는 것이 마음으로 내려와 느끼기까지 시간이 걸린다.

시험날도 아닌데 공부하느라
밤을 지샌 경험

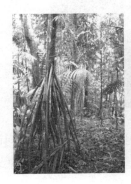 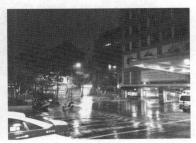

『몸은 피곤하고 머리는 아프지만 뭔가 열심히 하고 있다는 것이
뿌듯하게 느껴집니다. 분명 끝나면 얻어가는 것이 많을 것
같은 호흡기내과 실습입니다.』

『호흡기 내과 실습 3일째입니다. 깊은 밤은 지나고 어느새 새벽이 오고 있는
시간입니다. 제 지식이 너무나 모자라 채우려면 시간이 부족한 것 같습니다.
오늘 OOO 교수님께서 물어보신 질문들에 제대로 대답한 것이 없습니다.
부끄럽습니다. 부끄러움을 안다는 것은 부끄럽지 않은 일일 수도
있다는 생각이 듭니다. 여명이 비춰듭니다.』

『잠시 생각하는 시간을 가져 봅니다. 바쁜 와중에 시간을 낸다는 건 쉽지는
않습니다만 참 의미 있는 일인 것 같습니다. 먼 길을 갈 때에도 수시로 멈춰

성찰보다 공부, 공부보다 성찰

위치와 방향을 확인해야 정확한 곳에 도착할 수 있는 것처럼 생각하는
시간을 갖는다는 건 삶의 방향을 잃지 않게 해주는 일인 것 같습니다.』

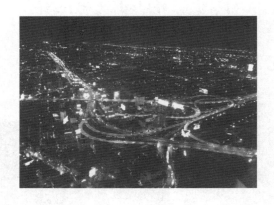

『갈림길에 선다면 어느 길로 갈지 고민을 해봐야 할 것입니다.
제가 원하는 곳으로 가기 위해서 어느 길로 가야되는지. 그러려면 일단
제가 가기 원하는 곳이 어디인지 알아야 합니다. 제 인생에서도 어느 순간
갈림길이 나올 것입니다. 그때 시간에 쫓겨 급하게 아무 길이나 선택하지
않도록 조금씩 제가 가야 할 곳이 어딘지 이상적인 목표점이
어딘지 생각해봐야 할 것 같습니다.』

의대생들은 밤샘에 이골이 난 사람들이다. 과정학습에서 상상을 초월하는
의학지식을 단기간 습득하려면 암기의 달인이 된다. 시험이 코앞이고 공부할
양은 많고 시간은 부족하니 잠을 줄이는 수밖에 없다. 시험이 끝나면 시험 답안
지에 모든 것을 쏟아 내고 다음날 잊어버린다. 운이 좋다면 몇 가지 기억한다.

임상실습에서는 시험도 없기 때문에 밤샘을 할 이유는 없다. 하지만 학생
들은 밤을 샌다. 누가 시키는 것이 아니라 진짜 공부를 하는 것이다. 스스로
자료를 찾고 이해를 하고 순서를 정하고, 요약한다. 요약한 것을 중심으로 발

표 준비를 한다. 그러면 새벽이 지나는 것을 느낀다. 이 때 자신을 돌아보게 된다. 자신감은 조용히 학생 옆으로 다가온다.

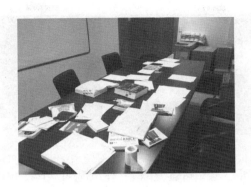

버스킹하는 용기와 경험

『청계천이 보이는 카페에서 발표 준비를 하였다. 기타와 노래 소리가 들렸다. 아마추어였지만 사람들과 이야기하며 즐거움을 나눌 수 있는 능력과 용기가 부러웠다. 고등학교 시절 무대 공포증이 있었다. 평소와 달리 사람들 앞에만 서면 벌벌 떨고 말도 잘 못하였다. 내가 공연도 해보고 사회까지 볼 정도로

성찰보다 공부, 공부보다 성찰

많은 변화를 준 것이 기타와 노래였다. 캠퍼스 첫 공연은 아직
잊혀지지 않는다. 올해에는 길거리 공연을 해야겠다.』

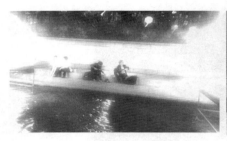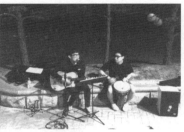

가슴을 뛰게 하는 일이라면 언제든 꼭 해봐야 한다. 머리로 생각할 일이
아니다. 당장 주말에 청계천 버스킹에 도전해 보기 바란다. 오프라 윈프리는
'내가 확실히 아는 것들'이라는 책에서 말했다. '그대로 자리에 머물 것인가,
무대에 나가서 춤을 출 것인가'의 갈림길에 섰을 때, 당신이 춤을 춘다면 정
말 좋겠다. 자리에서 일어나 밖으로 나가, 온전하게 살겠다는 선택을 하자.

버스킹은 의사로서 온전한 삶을 살게 할 것이다. 버스킹을 하면서 사람들
과 소통하라. 병원에서 무엇을 해야 할지와 왜 공부해야 할지를 알게 될 것이
다. 사람들이 어떻게, 왜, 무엇을 위하여 살아가는지를 아는 것이 진정 환자
를 한 인간으로 이해하게 된다. 의사라는 직업이 매일 사람을 만나는 일인데
사람의 진면목을 이해하지 못 한다면 훌륭한 의사가 될 수 없다. 버스킹의 용
기와 경험이 중요한 이유이다. 꼭 성공하길 바란다.

『친구에게 연락이 왔다. "버스킹 하러 가자"
서울 실습을 오기 전 작년 방학 때부터 친구들과 함께 버스킹을 했다.
나는 젬배라는 악기를 다룬다. 우리 멤버들이 해운대로 모였다.
나는 곧장 젬배를 들고 바닷가로 향했다.』

시간만 가면 저절로 성취될 줄 알았다.

『무더위에 지쳐가고 있다. 재수까지 하면서 의대에 진학하였다. 처음에는 불치병을 고치겠다는 순수한 꿈이 있었다. 의대를 일단 들어왔으니 땡이라는 생각으로 지금까지 살아왔다.』

의대에 일단 들어왔으니 끝이다. 이제 고생 끝이다. 적당히 놀기만 하면 된다. 의대생의 머릿속을 들어가 본 듯한 말이다. 그래서 더욱 성찰이 필요하다. 나는 의예과 1학년에게 의학입문 강의를 한다. 고등학교를 졸업한 신입생을 보면서 풋풋하다는 생각이 든다. 한편 의대에 들어왔으니 이제 땡이라는 생각을 가진 모습도 발견한다. 마음이 울적했던 기억이 난다. 우수한 자원이 들어와서 기껏 한다는 것이 다른 과와 다른 점퍼를 입고 다니면서 폼을 잡는 데 청춘을 낭비한다. 이런 세월을 지난 학생들이 지금 갈피를 잡지 못하고 우왕좌왕하는 이유를 알겠다.

성찰보다 공부, 공부보다 성찰

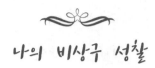

나의 비상구 성찰

『중환자실에서 동맥혈 채혈을 했다. 전공의 선생님이 시범을 보여주셨다.
하지만 나는 실패했다. 환자에게 미안한 마음이 생겨 불편했다.
동맥혈 채혈이 실패한 것은 환자분의 혈관을 잘 잡지 못했기 때문이다.』

학생들의 성찰에는 현상만 있고 계획과 행동은 없다. 지금까지 왜 실패했는지에 대한 반성과 현상만 있다. 원인은 무엇이라고 생각하는지 성찰이 없다. 그냥 아직도 모르고, 성찰을 못했고, 독서와 경험이 없다는 핑계는 표면에 나타난 현상이다. 근본적인 원인을 탐구해야 한다. 문제만 지적한다면 원하는 답을 얻지 못한다. 대안이 필요하고 계획이 필요하다. 물론 실천은 반드시 행동으로 변화를 보여주어야 한다. 뭔가 다른 것이나 다른 방법이 있을 것 같다. 진짜 원인을 찾아보고 다른 방법으로 시도해 보기 바란다.

성찰은 인생의 선물상자

찔리면 누구나 아프다.

『중환자실에서 동맥혈가스검사를 했다. 생각보다 잘 되어서 기분이 좋았다. 의식이 없으신 분이였지만 혹시 아프진 않으셨을지 걱정된다.』

학생들이 실습에서 가장 기억에 남는 술기를 꼽으라면 단연코 동맥혈 가스 검사이다. 첫 실기 동맥혈 가스 검사는 학생들을 의기소침하게 만든다. 실패를 딛고 다음에 성공하려면 자신에게 왜?라고 물어봐야 한다. 무엇이 잘못되었을까? 왜 그랬을까? 어떻게 해야 할까? 이런 질문에 대한 답을 찾기 바란다. 동맥혈검사를 하기 전 무엇을 어떻게 준비했는지 돌아봐야 한다. 실패는 성공의 어머니라고 하는 말이 왜 생각난다.

나를 지금에 이르게 이끌어 주신 호흡기 스승님 이야기다. 성함만 들어도 호흡기분야에서는 세계적인 석학이시다. 스승님의 인턴 때 이야기를 사부님으로부터 들었다. 두 분은 주치의와 인턴으로 처음 만났다고 한다. 하루는 환자 보호자가 주치의 면담을 요청했다. 보호자 말은 이번 인턴이 채혈을 하기 위해 환자에게 8번이나 찔렸다는 것이다. 보호자가 2-3번은 참았고, 그래도 실패해서 잘 안 되면 잘하는 간호사에게 부탁하는 것이 어떠냐고 말을 했는데도 계속 시도하여 8번 만에 채혈하였다고 한다. 앞으로는 그 인턴에게 피를 안 뽑게 해 달라고 요청했다고 한다. 포기를 모르는 스승님의 열정에 머리가 저절로 숙여졌다. 사부님은 이 일이 인연이 되어 인턴선생을 자세히 알게 되었고 부부의 연으로 이어졌다고 한다.

성찰보다 공부, 공부보다 성찰

『힘들고 단순한 병원 생활을 하다보면 상황이 흘러가는 대로 나를 방치하게 된다. 인생의 길목에서 좌표를 잃어버린 것처럼 느껴진다. 주체적으로 사고하며 인생의 목적을 잃지 말라는 말씀 감사합니다.』

학생들이여, 용기를 가져라. 세계적인 석학도 여러분과 마찬가지로 실패했다. 학생 때는 누구든지 서투르다. 만일 오늘 성공했다면 오늘 시도한 방법을 잘 기억하라. 하지만 실패했다면 포기하지 않는 것과 오늘 하던 방식과 다르게 해야 한다. 오늘 실패는 성공하지 못하는 방법을 알게 된 경험이다. 진짜 실패는 실패했다고 포기하는 것이다.

『실제 환자에게 첫 번째 동맥혈가스검사를 하였다. 결과는 꽝이었다. 한 번만에 뽑지 못한 것이 여전히 마음에 걸린다. 책과 실제 임상의 차이를 느낄 수가 있었다. 책의 몇 글자를 자의적으로 잘못 해석하면 안 된다는 교훈을 얻었다. 책에는 주사기를 당기지 않고 혈압으로 혈액을 채울 수 있다고 기술되었다. 피가 보이면 주사기를 살짝 당겨줘야 한다.』

나는 인턴 때 남달리 동맥혈가스검사를 잘해서 여기저기 불려 다녔던 기억이 난다. 자신감이 붙어 자꾸 하게 되니 자연히 실력이 늘었다. 소아과에도 불려 갈 정도였다. 하지만 언제나 자만은 금물이다. 동맥혈가스검사는 잘해야 본전이다. 한 번에 성공하면 기껏해야 고맙다는 소리 한번 듣지만 실패하면 모든 화살이 내게로 온다. 동맥혈가스검사를 하면서 실패의 경험에서 배운 교훈은 사자가 토끼 한 마리를 잡을 때도 최선을 다한다는 것이다.

당시만 해도 유리 주사기가 있었다. 교과서는 유리 주사기를 쓰던 시절에 기록된 것이다. 기금은 모두 일회용 주사기를 쓴다. 일회용 주사기 안쪽 피스톤 끝은 고무재질이다. 첫째는 주사기를 처음 사용하면 피스톤 끝 고무가 밀착되어 움직이지 않는다. 헤파린으로 몇 번 피스톤을 움직여 부드럽게 만들어야 한다. 일회용 주사기는 유리 주사기처럼 주사침이 동맥혈에 들어가도 저절로 피스톤이 올라오지 않는다. 그러므로 가볍게 당겨 주어야 한다. 한손은 동맥을 한손은 주사기를 잡고 있다. 입으로 피스톤을 당기는 친구도 있었다. 그 때부터 한손으로 주사기와 피스톤을 잡는 연습을 했다. 나는 내과 전공의가 되고 나니 타이(tie, 수술이나 시술에서 봉합 실을 묶는 행위)할 일이 별로 없다. 외과를 선택한 친구들은 밤낮 없이 쉬는 시간에도 타이 연습을 한다. 가만히 보니 왼손 한손으로 타이를 한다. 수술 중 시야에 따라 왼손이 필요한 경우가 많다고 한다. 나는 신기하기도 하고 재미삼아 왼손 한손 타이를 따라 했다. 지금도 왼손 한손 타이를 할 수 있다. 축구 선수 손흥민이 양쪽 발로 슈팅을 하기 때문에 세계적인 일류 선수가 되었다.

『침습적 술기는 실패 시 환자에게 고통을 주기 때문에 술기에 대한 막연한 공포가 있었습니다. 오늘 abga실습 일정이 있기에 한번 해볼 기회가 주어졌는데 환자분이 의식이 없는데도 긴장이 풀리지 않고 동맥은 안 찾아지고 나중에 인턴이 될 때가 걱정되었습니다. 오늘 해보니 배운 것과 다른 점이 많았습니다. 우선 모형과는 달리 동맥이 고정되어 있지 않다는 점이고 혈관의 위치를 감 잡기 더 어렵습니다. 그래서 요골동맥을 손가락으로 촉지하는 것보다 손끝으로 촉지해서 더 정확한 위치를 잡도록 하는 게 좋겠다는 생각을 했습니다.』

동맥혈 가스 검사의 성공과 실패 여부는 마음자세에 달려있다. 미리부터 마음을 단단히 먹고 자세를 잘 갖추고 안정적인 마음으로 시도하면 금방 성공한다. 하지만 마음이 급하고 빨리 해야겠다고 준비도 없이 서두르면 필패다. 서두를수록 오히려 성공하지도 못하고 시간도 많이 걸린다. 학생들은 오늘 운이 나빠서 실패했다고 생각할지 모른다. 하지만 내 경험으로 보면 준비가 부족했던 것이 가장 중요한 원인이다. 그냥 봐도 맥박이 잘 뛰지 않고 어려운 환자는 침대 옆에 의자를 갖다 놓고 장기전 계획을 한다. 그러면 왠지 모르게 한 번 만에 성공한다. 맥박이 잘 만져지는 사람의 경우 눈을 감고도 할 수 있을 것 같다. 자만하면 방금까지 그렇게 잘 뛰던 혈관도 잡히지 않는다. 자만심은 혈관을 도망가게 한다. 맥박이 잘 만져지는 단단한 혈관은 자만심 가득한 주사바늘을 요리조리 피해 도망 다닌다. 무엇이 실패를 하게 했을까? 왜 실패했을까? 다음엔 어떻게 다르게 할까? 동맥혈 가스 검사에서도 성찰이 필요하다.

재미있을 거란 착각

『기관지 내시경은 상상이상으로 환자에게 부담이 되는 검사이다.
힘든 시술에도 환자가 교수님께 수고하셨다는 말씀을 하셨다.
환자를 보면 안타깝기도 하고 한편 마음이 뭉클해진다.』

학생들이 실습에 나와서 놀라는 것이 있다. 병원에서 시행되는 검사를 실제 경험해 보면 낭만적 감정이 사라진다. 기관지내시경도 그중에 하나다. 직접 검사를 받는 것도 아닌데 옆에서 보기만 해도 환자가 얼마나 힘들지 감정이입이 된다. 학생들은 교과서에서 글자로 배운 기관지내시경의 힘든 과정을 보고 놀란다. 책을 통해 배울 때와 사뭇 다른 느낌이다. 간편하고 멋있는 검사라고 생각했지만 기대만큼 편하지 않다. 자신이 환자라면 견딜 수 있을지 의문이 든다.

기관지내시경 검사를 받아 보지 않고는 알 수 없다. 물에 빠지면 숨이 어느 정도 찰까 생각해 보면 비슷한 느낌이다. 나는 실험 대조군으로 기관지내시경을 받아 보았다. 그래서 얼마나 환자가 힘든지 누구보다 잘 안다. 기관지 검사를 하는 호흡기 내과 교수들 중에 자신이 기관지내시경 검사를 받아 본 사람은 드물다. 한마디로 고문 중에 가장 힘든 고문이 이런 것이 아닐까 생각한다. 기관지내시경만큼은 숙련된 의사가 매우 정확하고 신속히 검사를 진행해야한다. 대부분 검사를 마친 환자들은 힘든 검사임에도 불구하고 검사 후 안도감을 느끼고 검사자에게 수고했다는 인사를 빼놓지 않는다. 속담과 반대로 대부분 물에 빠진 사람을 구해주면 감사인사를 한다. 환자에게 기관지 내시경 검사는 아주, 매우, 심하게 힘들다.

나는 검사가 끝나면 환자에게 이렇게 말씀 드린다. 전신마취를 하지 않고 하는 검사 중에 가장 힘든 검사를 받으셨다. 검사가 잘 되었으니 이제는 안심하셔도 된다. 정말 수고 많이 하셨다. 의학에서 산 경험만큼 중요한 공부는 없다. 임상실습은 그래서 중요하고, 임상실습 중에 성찰은 경험을 이론적으로, 체계적으로, 그리고 과학적인 뒷받침을 해준다.

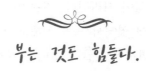

부는 것도 힘들다.

『폐기능 검사를 받았다. 생각보다 내 폐기능이 좋지 않아 실망하였다.
부는 게 너무 힘들어서 내가 잘 못해서 그런 줄 알았다. 결과를 보니
나의 폐기능이 안 좋았다. 몸 관리를 잘해야겠다. 공부도 중요하지만
건강한 신체를 바탕으로 건강한 공부를 해야겠다.』

폐기능 실습 검사에 이 검사를 직접 해보기 전까지는 왜 환자들이 이 검
사를 하며 힘들어 하는지 궁금해서 직접 해보고 싶었는데 막상 겪어보고 나
니 상당한 노력이 들어가는 검사임을 알게 되었고, 검사를 하다 그만두는 환
자들의 심정에 공감이 되었다.

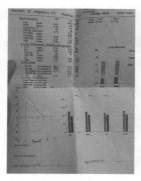 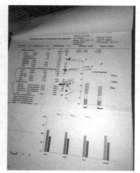

임상실습 중에 학생들에게 폐기능 검사를 직접 하게 한다. 간단할 것 같

지만 힘들기 때문이다. 의사가 직접 해보지도 않고 환자를 설득하기 어렵다. 그래서 실습 나온 의대생은 직접 환자경험을 하게 된다. 자신의 폐기능을 알 수도 있다. 학생들은 대부분 특별한 질병이 없으며 젊다. 의학에 대한 이해를 하고 있을 뿐만 아니라 이론적으로 폐기능 검사를 배운 터라 자신만만하다. 하지만 막상 폐기능 검사에 도전을 해보면 만만하지 않다. 숨을 최대로 쉰다 는 것과 지시에 맞게 호흡을 멈추고 분다는 것이 아프지는 않지만 어렵다. 쉬 운 검사로 생각했던 폐기능 검사를 하고 나면 부는 것도 힘들다는 것을 알게 된다.

『병이 없는 내가 하는 것도 힘든데, 환자분들은 정말 힘들겠다.
생각보다 더 폐기능 검사가 끝까지 숨을 내쉬고, 들이쉬고 하는 과정들이
힘들다는 것을 느꼈고, 정말 호흡곤란 등의 증상이 있는 환자분들은
이런 검사가 많이 힘들겠다는 생각이 들었습니다.』

의사가 모든 질병을 앓아 볼 수 있다면 명의가 될 것이다. 누구보다 환자의 심정과 질병의 경과를 잘 알기 때문이다. 나는 어려서 맹장을 앓았다. 단순 맹장을 넘어 복강내 염증이 퍼졌다. 인턴 때 응급실 근무에서 맹장염만큼 누구보다 진단을 잘 할 수 있다는 자부심이 생겼다. 나는 여러 가지 알레르기 질환을 갖고 있다. 호흡기에서 알레르기 질환의 이해는 호흡기전문의를 명의로 만든다. 하지만 현실은 모든 질병을 경험해 볼 수 없다. 질병을 경험해 볼수는 없지만 환자가 하는 검사는 받아 볼 수 있다. 그래야 얼마나 힘든 검사를 하고 왔는지 환자의 마음을 이해하는 명의가 될 수 있다.

히포크라테스 선서의 이해와 오해

『같은 직업에 종사하는 것만으로 서로 보호를 해주어야 하는지요?
오른쪽에 종양이 있다는 소견서를 갖고 온 환자를 본 적이 있다.
실제로 종양은 왼쪽에 있었다. 문제가 생기지 않을까 하는
마음에 아무 말을 하지 못했다.』

히포크라테스 선서의 의미를 글자로 이해하지 않기 바란다. 글자가 중요한 것이 아니라 내용이 중요하다. 2천 년 전에 적어 놓은 선언이 현대 의료에서 글자 그대로 통할 리가 없다. 그러므로 '나는 동업자를 형제처럼 생각하겠노라'라고 한 의미도 현대에 와서 다른 의미로 해석되어야 한다. 달을 보라 하면 달을 봐야지 손가락을 쳐다보는 것처럼, 말에는 의미가 숨겨져 있으니 말 자체보다 말이 함의하고 있는 의미를 새겨야 한다.

병원 소견서나 의무기록을 검토하다 보면 의아한 경우가 가끔 있다. 명백히 잘못된 경우도 있지만 때로는 상황이 이해되지 않는 경우도 있다. 의료행위는 그 당시 상황에 따라 무엇이 최선인지로 판단해야 하기 때문에 상황을 제외한 행위 자체만으로 옳고 그름을 판단하기 어렵다. 그럼에도 불구하고 왼쪽 오른쪽 표기가 잘못 된 것은 명백한 오류이다. 이런 오류는 의료현장에 무수히 많이 발생된다. 발견하였다면 즉시 두세 번 확인하여 수정하고, 또한 환자에게도 설명하고 알려주어야 한다.

『환자분이 배농을 하지 않고 치료를 할 수 있는 방법이 있다고 들었다고 한다. 교수님이 그런 치료를 받을 수 있는 환자가 아니라고 환자분께 설명을 하는걸 보고 의아했다.』

다른 것은 틀린 것이 아니다. 때로는 비슷한 것이 틀린 것이 될 수 있다. 이것이 진정한 환자와의 소통이다. 수술실에서 신생아를 안고 가다 넘어진 사건이 있었다. 미숙아였기에 시급히 처치가 필요하였다. 두 명의 의료진이 구속되었다. 당시에 넘어진 사실을 미리 고지(open disclosure)하였다면 이렇게 큰 사회적 파장이 일어나지 않았을 것이다. 안 좋은 소식을 좋은 소식보다 먼저 알려야 할 때가 있다.

다른 것은 틀린 것이 아니다.

『아버님의 MRI 촬영에 생리식염수 대신 증류수가 들어갔다고 한다. 만일 피해를 입은 사람이 있다면 적절한 조치를 취하여 보상을 받으라는 문자를 병원으로부터 받았다. 다행이도 아버지께서는 이상이 없으셨다.
병원에 대한 실망보다 믿고 다녀도 되겠다는 생각이 들었다.
이런 작은 행동 하나하나가 의사에 대한 신뢰를 올릴 수 있다.』

학생들은 아직 의료를 모른다. 자신이 오래전 생각해 왔던 의료라는 선입견에 빠져 있다. 병원에서 실수는 매일 같이 일어난다. 실수에 대하여 진실 말하기는 입장에 따라 달라질 수 있는 문제가 아니다. 단지 솔직하게 말하는 것이 최선이다. 환자와 소통하기로도 번역되는 진실 말하기(Open dis-closure) 운동은 의료 현장에서 이제 일상이 되었다. 의사나 병원의 입장이건 환자나 보호자의 입장이건 문제를 명확히 파악하여 완전 공개하는 것이 원칙이다. 왜냐하면 항상 중심은 환자이기 때문이다. 심각한 부작용이 발생한 경우라면 추가적인 피해가 발생되지 않도록 즉각적인 후속 처치를 시행해야 한다. 피해 상황을 있는 그대로 알리고 최대한 그리고 신속한 책임 있는 사과를 해야 한다. 아버님의 경우 생리식염수 대신 증류수가 들어갔기 때문에 큰 문제가 발생되지 않았을 것이다. 이런 경우라고 하더라도 병원은 사실을 알리고 발생 가능성이 있는 피해에 대비하여야 한다. 인간으로 양심을 지키는 일은 의료를 떠나 인간으로 지켜야 할 기본적인 태도이다. 아무도 없는 주차장에서 사고를 내고 그냥 떠나지 않는 것과 같은 인간의 도리다.

환자안전에 대한
오해와 이해

『활동성 결핵 환자를 맡게 되었다. 처음 며칠 동안에는 결핵인지 몰랐다. 폐렴환자로 생각하고 입원했기 때문이다. 마스크 등의 보호 장구를 전혀 하지 않은 상태로 면담을 하였다.』

학생들은 결핵 환자를 볼 때 걱정이 많다. 감염될 가능성이 있기 때문이다. 그래서 가능한 학생들을 활동성 결핵 환자 회진에 참여시키지 않는다. 하지만 폐렴환자를 치료하다가 결핵으로 진단이 바뀌었을 때는 난처하다. 원칙적으로 접촉자에 대하여 검사를 진행한다. 학생의 지적은 옳다.

마스크가 없는 것이 아니라 어디 있는지 모르는 것이다. 안타깝게도 미리 고지 받지 못한 학생들의 지적을 반영해서 병실 앞에 마스크를 마련하였다. 학생들을 위한 별도의 마스크가 아니라 격리병실에 들어가게 되면 누구나 이용가능하다. 하지만 의료진들은 알면서 못하는 것들이 있다. 잠깐 회진을 하면서 마스크를 쓰는 것이 감염 위험을 감소시킨다는 것이 과학적으로 입증되지 않았다고 믿는 것이다. 신참 간호사가 격리 병실 출입 전에 마스크를 건네는 것과 중환자실에서 환자를 보기 전에 손 소독제를 들이 미는 이유는 원칙을 지키라는 암묵적 압력이다.

성찰보다 공부, 공부보다 성찰

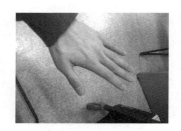

　학생이 보내온 사진이다. 제목은 씻지 않아 세균이 바글바글거리는 나의 손이다. 중환자실에는 내성균주가 산다. 학생의 손 씻기 습관은 아직 초보 수준이다. 의사가 되는 것은 손을 씻는 것에 익숙해지는 것이다. 중환자실에 들어갈 때 당당하게 손을 씻고 들어가자.

　학생들에게 환자안전에 대한 강의를 하였다. 대한환자안전학회 회장을 역임하기도 해서 누구보다 자신이 있다. 환자안전은 누구에나 피할 수 없는 의학의 이데올로기나 문화와 같다. 환자안전 문화라는 것은 중환자실에서 손을 씻지 않는 의사에게 신참 간호사가 손을 씻으라고 말할 수 있는 것, 환자가 의사에게 환자 회진 후 손을 씻었느냐고 물어보는 것이다.

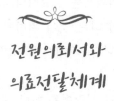

전원의뢰서와
의료전달체계

『다른 병원에서 천식을 진단받은 환자가 소문을 듣고 찾아왔다. 예진을 하며 약물을 통해 증상 조절이 잘 되던 환자라서 굳이 병원을 옮겨 진료를 받을 필요가 있을지 의구심이 들었다. 증상에 맞추어 교과서대로 용량과 종류를 정해 처방을 하면 좋은 의사라고 생각하였지만 오늘은 많은 경험을 통해 환자를 많이 보고 그 경험을 참고하여 환자에게 처방을 내릴 수 있는 의사가 좋은 의사라는 생각이 들었다.』

    대학병원에는 많은 환자가 의뢰된다. 개원의 선생님이 정성스럽게 쓴 전원의뢰서를 보면 환자에 대한 생각이 달라진다. 개원가에서 해결하지 못한 부분이 무엇인지 자세히 기록되어 있고, 환자의 주 호소와 해결되지 않은 문제와 해결해야 할 문제들이 기록되어 있다. 자료가 첨부된 경우 진료는 비교적 수월하게 이루어진다. 반대로 인터넷이나 소문을 듣고 찾아 온 환자는 주의해야 한다. 문제 파악을 위하여 세심하게 들여다 보아야 하고, 환자가 감추고 있는 것은 무엇인지 알아내야 한다. 환자가 의사를 시험하려는 의도가 있기 때문이다. 어떤 경우도 원칙을 지킨다면 문제는 없다. 우리나라에서 1, 2, 3차로 나뉘진 의료전달체계는 붕괴라고 표현될 만큼 무너졌다. 원하면 어디든지 진료를 받을 수 있다. 비록 3차기관은 의뢰서가 있어야 한다지만, 우선

성찰보다 공부, 공부보다 성찰

예약부터 하고 차후에 진료의뢰서를 강요하다시피 끊어 달라고 한다. 개원의 입장에서 우선 환자와 실랑이 하는 것이 편하지 않다. 국가 의료전달체계 수립에 사명감이 있는 것도 아니다. 그래서 환자가 원하면 발급하는 것이 시간을 절약할 수 있다.

나는 외래에서 간혹 환자와 실랑이를 한다. 환자는 한번 진료 후 2번째 방문에서 서울대학교 병원에 예약이 되어 있으니 진료의뢰서를 발급해 달라고 한다. 왜 그런지 물어 보면 그냥 서울대학교 병원이 좋을 것 같다고 한다. 겸연쩍어하는 말투이지만 당당하다. 나는 이렇게 말한다. 환자분을 서울대학교 병원에 의뢰할 이유가 없습니다. 여기서도 충분히 치료할 수 있습니다. 이 말을 듣고 고분고분 말을 듣는 환자는 드물다. 그만큼 의료전달체계는 무너졌다. 병원, 즉 의료는 공공재의 성격이 강하다. 누가에게나 공평하게 나누어 써야 한다. 응급환자, 중증환자, 희귀질환 환자에게 사용되어야 할 특수의료를 제공하는 상급종합병원의 자원은 보통의 환자가 침해하면 안 된다. 외국의 사례를 빌리면 영국에서 축구를 하다 다리가 부러졌다. 우리 같으면 당장 119를 호출할 것이다. 영국에서 911을 호출하면 '상태를 파악하고 급하지 않으니 택시타고 오라는 명령이 떨어진다.' 간단한 골절 사고에 앰뷸런스를 투입하다 중환자 이송이 안 될 수 있기 때문이란다.

우리나라는 낮은 수가와 국민인식의 차이로 의료접근성이 전 세계에서 가장 좋다. 선진국과는 비교되지 않는다. 외국에서 응급실을 제외하고 예약 없이 진료를 기대하는 것은 우물에서 숭늉을 찾는 것과 같다. 해외에서 예약을 한번 해본 사람이라면 알 것이다. 기본이 한 달 이후에 예약이 된다. 갑자기 병이 생겼는데 한 달 있다가 병원에 오라고 한다. 앓느니 죽겠다는 말이 절로 나온다. 의료접근성이 좋은 것은 바람직하지만 지나치다. 지금의 의료체계는 의료인의 희생으로 막다른 골목에 다다랐다. 이 체계가 무너지면 얼마나 불편한 상황이 올지 당해 보지 않으면 모른다. 무너진 의료전달체계를 지금이라도 다시 바로 세워야 한다. 수도권 쏠림, 대형병원 쏠림 현상은 의료전달체계의 붕괴 조짐이다. 국민들에게도 솔직하게 의료의 공공성을 공급자 측면만이 아니라 소비자 측면에서도 강조해야 한다. 의료전달체계의 단계를 지켜야 한다. 내 손톱 밑의 가시가 다른 사람의 암보다 크게 느껴지겠지만 어느 병원에서 진료하는 것이 타당할 지는 의료인의 판단에 따라야 한다.

성찰은 나를 변화시키는 것

『아침 회의 시간에 교수님 질문에 제대로 답을 하지 못했다.
어제 밤에 한 번 기준을 봤음에도 전혀 기억하지 못했다.
외워질 때까지 충분히 보는 것이 중요한 것 같다. 의사로서 기본적인
지식을 모른다면 환자의 진단과 치료에 큰 영향을 미치게 된다.
기억나지 않는 것은 여러 번 보는 습관을 들여야겠다.』

학생이 보낸 메일을 성찰이라고 생각하면 그것은 오해이다. 오늘 있었던 사실에 대한 기록이다. 이런 내용은 본인이 아니라도 쓸 수 있다. 학생만의 생각과 특징이 전혀 나타나지 않는다. 그래서 뭘 느꼈는지가 중요하다. 단지 열심히 하겠다는 것을 느꼈다면 모호하다. 오늘도 내일도 열심히 해야 한다

247
성찰보다 공부, 공부보다 성찰

는 것은 누구나 알고 있다. 전 국민이 아는 사실이다. 이것을 오늘 성찰에서 깨달았다는 것은 아닐 것이다. 왜 이런 성찰이 일어날까? 무엇이 이렇게 만들었나? 외워질 때까지 충분히 본다고 그 많은 지식이 다 기억이 나지 않는다. 어제 밤에 본 것도 기억하지 못하는데 아무리 많이 본다고 2-3주 지나면 잊어버린다. 무엇이 문제인지 성찰이 필요하다. 이러한 물음이 생기고 물음에 답을 찾아 가는 것이 성찰이다. 다음에는 조금씩 변화가 생기길 기대한다. 성찰은 선생님을 변화시켜야 하는데, 성찰이 부족하니 변화도 부족하다. 왜 그럴까?

『어제 제가 쓴 글을 다시 한번 읽어보니 정말 제가 했던 일만
나열되어 있는 글로써, 성찰에 대한 본질이 사라졌던 것 같습니다.』

학생에게서 답장이 왔다. 이렇게 성찰은 하루에 새로운 가치를 부여하고 좌표를 수정하게 만든다.

『성찰을 하는 것은 단순히 후향적인 의미에서 하루에 가치를 부여하는 것이 아니라고 생각한다. 비록 성찰 일기를 '쓰는' 시간은 하루 일과가 모두 마친 다음이지만, 그 때서야 다급히 불러들이는 하루의 기억이 성찰의 재료로서 충분할 리 없다. 결국 항시 성찰을 '염두에 둔' 생활이 바탕이 되어야 하며 이것은 하루를 확장시킨다.』

학생들이 성찰 일기에 대한 고뇌를 느끼게 해준다. 성찰을 염두에 두고 생각의 힘을 곤두세우며 하루를 보낸다고 한다. 성찰 거리를 찾고 성찰 거리를 요리하듯 손실하여 내 것으로 만드는 과정을 거친다. 생각이 깊고 또한 좋은 방법이다. 무슨 일은 하던 생각을 하며 행동하고, 다시 되돌아보는 기회를 가지며 성찰하는 것은 자신의 성장을 위한 것이다. 역량이 뛰어난 사람들에

게 시도해 볼만한 방법이다. 다만, 임상실습을 따라가기도 어려운 상황이라면 성찰에 대한 생각은 접어두고 임상실습에 몰입하자. 저녁에 아무 생각이 나지 않을 수도 있다. 왜 아무 생각이 나지 않는지도 성찰이 될 수 있기 때문이다.

『실습이라는 게 본인이 얼마나 열심히 하냐에 따라 느끼고 얻는 것이 다르다. 머릿속에 지식으로만 남길 것이냐 아니면 직접 현실에 적용시켜 볼 지에 대한 선택이다. 후자를 선택하고 싶다. 많은 노력이 필요하겠지만, 새로운 보람을 위해선 그 노력 역시 값질 것 같다.』

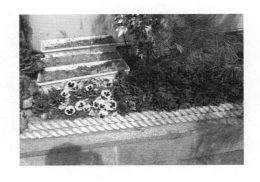

『화단의 꽃 한번 찍어보았습니다. 봄이 온 거 같습니다.^^』

의과대학 임상실습은 봄이 되기 전에 시작된다. 학사 일정이 길기 때문이다. 여름 방학도 그만큼 짧다. 겨울에 시작되어 한숨 돌리면 어느새 봄이 온 것을 느낀다. 밖을 보면 꽃들이 피기 시작하기 때문이다. 우리가 인턴을 할 때는 졸업 후 대략 2월에 일찍 인턴일을 하기 시작한다. 지금은 잘못된 관행이라고 철저히 관리하지만 당시만 해도 그랬다. 정신없이 3-4개월 병원에서 먹고 자고, 한밤에 퇴근하고 새벽에 출근을 하다보면 5월이다. 나는 인턴을 하던 해 5월 휴일 낮에 가까운 교회에서 결혼식에 가게 되었다. 그 때 봄이 온 줄 알았다. 학생들의 성찰에서 봄이 왔다는 의미는 아마도 봄이 온 줄도 모르고 열심히 했다는 의미일 것이다. 봄이 성큼 다가온 것처럼 학생들의 실력도 늘었을 것이다.

환자는 생물학적 존재가 아닌 사회적 존재

『나의 담당환자는 매일 외출을 한다. 그는 40세 남성으로 한 가정의 가장이며, 두 자녀를 두고 있으며 현재 이혼을 한 상태이다. 매일 그와 이야기를 나누며, 그의 외출이 치료에 미치는 영향에 대해서도 이야기를 나눈다. 그에게 있어 외출은 가장 합리적이고 이성적인 판단이다. 그는 가장이기 때문이다.』

아름다운 성찰이다. 환자의 개인적인 사정을 의학적으로 성찰한 것이다. 입원의 목적은 퇴원이다. 환자의 질병을 빠른 시간에 교정하여 환자를 사회로 환원시키는 것이 입원치료의 궁극적인 목적이다. 그래서 입원 첫날 퇴원계획을 수립한다. 폐렴이라면 1주일 후 퇴원가능하다. 진단을 위한 입원은 2-3일 정도면 퇴원계획이 가능하다. 물론 중간에 합병증이 발생되면 퇴원계획은 수정된다. 환자는 질병을 가진 사회인이다. 병원에 와서 환자가 되었지만, 조금 전까지도 사회인으로 생업에 전념하였을 것이고, 또 퇴원하면 사회인으로 돌아간다. 어떤 경우 이러한 사회생활의 단절이 커다란 영향을 미칠 때가 있다. 질병의 경중을 따져 보고 사회생활의 연속성 및 대체 가능성을 고려하여 입원 결정이 이루어진다. 이도저도 안 될 때는 외출이라는 제도가 있지만 질병의 치료에 불리하다.

고통스러운 검사를 하는 이유?

『오늘 오후 회진 시 경피적 폐조직 생검을 시행하던 환자에게
합병증으로 기흉이 발생하였다. 몇 년 후면 내가 저런 시술들을 하고
있으리라 생각하니 내가 과연 할 수 있을까라는 의구심도 들었다.』

성찰보다 공부, 공부보다 성찰

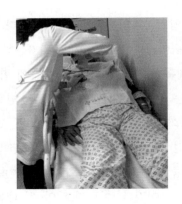

　학생들은 임상실습에서 처음으로 실전 의료 행위에 참관한다. 교과서의 시술 절차는 이론이다. 글자를 실제 행동으로 옮기는 것이 어렵다. 의사들은 자신만의 행동 지침이 있다. 의사들이 가운 주머니에 갖고 다니는 수첩에 이런 지침이 빽빽이 들어 있다. 지금은 컴퓨터나 스마트 폰에 저장이 가능해졌지만, 예전에는 선배들의 수첩이 보고였다. 아무리 자세히 기술된 책을 읽어도 실제 시술에서 필요한 절차와 지식은 다르기 때문이다.

CHAPTER 5

성찰의 태도와
아쉬운 성찰

> 학생들의 성찰일지에 성찰이 없다. 하루를 바쁘게 생활하여 정신이 없기 때문이다. 새로운 환경에 적응하느라 신체적으로도 힘들다. 조용히 성찰할 시간이 부족하다. 그래서 숙제처럼 사건을 나열하듯 기록을 보내거나, 예전에 생각했던 추억을 성찰한 것처럼 보낸다. 조금은 아쉽지만 성찰은 계속되어야 하기 때문에 교수라는 책임으로 성찰에 답장을 보낸다.

때로는 성찰이 반성문이나 작심삼일이 될 멋진 계획표로 착오한다. 성찰에 성찰하는 자신이 빠진 이야기를 하는 경우도 있다. 무슨 말인지 멋진 말로 표현은 하지만 구체성이 부족한 성찰도 어렵지 않게 만난다. 성찰하는 태도는 사실보다 중요하다.

의학교육을 담당하는 교수들과 의대생 교육에 대하여 토론한 적이 있다. 의대생의 학력 저하가 문제라는 것이다. 왜냐하면 고등학교까지 주입식 암기 교육에 객관식 문제 풀이를 하는 교육이 이루어졌기 때문이다. 자신의 생각을 조리 있게 말하지도 못할 뿐만 아니라 어법에 맞게 쓰지도 못한다고 한탄한다. 가끔 초등학교 방학숙제 일기 같은 성찰을 만나면 어디부터 고쳐야 할지 난감할 때가 있다. 대학교육은 바뀌었는지 묻고 싶다. 국가고시 합격률을 따지는 세상에서 사람들이 원하는 인간적이고 실력 있는 의사를 양성하고 있는지 의구심이 간다.

이상하게 들릴지 모르지만 병원은 의사라는 재원을 사용하는 소비자이다. 의과대학은 의사 생산자이고 병원은 의사 소비자이다. 의과대학이라는 의사의 공장에서 생산하는 재원을 소비한다. 매년 새로이 생산되는 재원이 들어오지만 나아진다는 생각이 별로 없다. 의과대학은 소비자가 원하는 생산품을 만들지 못한다. 대학이 좋은 상품(인재)를 만들어야 소비자인 병원이 잘 돌아간다. 생산품이 소비자 요구에 맞지 않으면 반품이라도 해야 하는데 인재는 그럴 수가 없다. 궁극적으로 의사가 독립적인 전문가로 성장하기 위하여 의학교육의 일부인 임상실습에서라도 교육을 잘해야 한다. 의과대학 임상교수로서 의대교육에 책임이 없지는 않기 때문에 아무리 진료와 연구에 시간이 빠듯하여도 마치 타고난 의무감으로, 연어가 목숨을 걸고 태어난 강기슭을 치고 올라가듯 학생들을 만나러 간다.

성찰은 일기가 아니다.

『내가 놓치는 부분이 많다는 것을 실습 돌면서 깨닫는다. 반성이 많이
되었다. 오늘은 내 담당환자가 기관지동맥 색전술(BAE) 시술을 하는 것을
참관했다. 긴장한 할머니의 모습이 안쓰러웠다. 할머니가 소독부위를
긁었는데 간호사가 소리 질렀다. 난 저러면 안 되겠다.』

학생들은 성찰이 무엇인지 모르는 일기를 쓴다. 늦게 일어나서 학교에 지
각했다. 선생님에게 혼났다. 내일은 일찍 일어나야겠다. 시술에 참관했다. 간
호사가 소리 질렀다. 난 저러면 안 되겠다. 성찰이 아니고 단순한 기록이다.
왜 저러면 안 되는지 알 수 있다.

그러면 어떻게 해야 하는가?

간호사는 왜 소리를 질렀을까?

무엇이 문제인가?

저렇게 안하려면 무엇을 고쳐야 하나?

이 순간 내가 할 수 있는 것은 무엇일까? 성찰은 수없이 많은 질문을 하게
만들어야 한다. 그리고 답을 찾으려고 생각해야 성찰이다.

『오전엔 외래참관과 예진 한명을 맡아서 했다. 만성기침으로 오는
환자가 많았다. 만성기침에 대해 공부를 해야겠다. 오늘도 회진을 돌고
환자보고를 하는데 어제보다 더 나아진 게 없는 것 같다.

발전이 없는 것 같아서 의욕이 떨어졌다. 더 열심히 해야겠다.』

성찰은 자신의 느낌과 생각 그리고 계획과 전망을 적는 것이다. 단순한 사건의 기록이 아니다. 사건에 대한 보통사람들의 생각이 아니라, 비록 왜곡될 수도 있지만 나의 생각을 적는 것이다. 내가 생각하기에 무엇이 문제인지, 이 문제는 왜 생겼는지, 이러면 왜 안 되는지, 이렇게 하지 않으려면 어떻게 해야 하는지, 왜 이런 문제가 반복되고 있는지, 여기서 나는 무엇을 배울 것인지를 생각하고 기록하는 것이다. 이러한 과정 속에서 나의 역할은 무엇이고 내가 이렇게 하지 않으려면 또는 동료나 사회가 나아가야 할 방향을 나름의 논리로 정리를 해 나가야 한다. 생각 없이 살면 사는 대로 생각한다.

『본과 때 공부했던 것처럼 한 가지 증상, 한 가지 병만 가지고 입원하는 경우는 드물다. 보통 다른 과거력이나 악화인자들을 여러 개 가지고 있기 때문에 그런 것을 고려를 해야 한다. 아직 그런 부분이 익숙하지 않다. "왜?"라는 질문을 스스로에게 던지는 과정의 연습이 안 되어 있었다.』

어제 실패했다면, 오늘은 다른 방법으로 시도할 것. 저는 이 말을 좋아 합니다. 늘 이런 마음과 자세로 행동한다면 반드시 변화된 모습을 찾아 볼 수 있을 거예요. 학생들은 스스로 할 수 있다는 것을 모른다. 아직 한 번도 시도를 해 보지 않았을 뿐이다. 지금까지 방식과 다르게 시도하자. 생각만 하면 공상이다. 행동으로 옮겨야 변화가 실제 일어난다.

성찰일기에서 중요한 것은 일기가 아니라 성찰이다. 초등학교에서 일기에 대한 추억이 좋은 사람이 별로 없다. 매일 쓰는 것이니 일기라고 생각해서 그날의 기록을 적는다면 그것은 하루의 기록이다. 성찰에는 무엇을 하든 자신만의 생각이 마음으로 내려오는 과정이 필요하다. 이 과정을 거치면서 오늘의 내가 내일의 나에게 대화를 나누는 것이다. 기록을 성찰해야 성찰이다. 성찰에는 단순한 생각으로 시작되어 고민한 흔적과 마음이 담겨야 한다. 오늘 외래에서 다양한 환자군을 만나서 많은 것을 배웠다 보다. 여기에서 선생님의 느낌과 환자들의 상황, 자신의 소감, 무엇이, 왜 그런지를 생각해야 한다. 나는 어떻게 해야 할 지 학생의 생각과 느낌을 알고 듣고 싶다. 솔직하게!!!

방학숙제 같은 성찰

『하루 종일 바빴습니다. 오전에 회진, 오후에 있을 PBL 준비,
새로 입원한 환자 병력청취를 하였습니다. 점심을 먹은 후 전공의
선생님의 흉부 영상 판독법을 배우고, 증례발표참관, 오후 회진,
PBL 참여로 하루가 짧게 느껴졌습니다.』

임상실습에서 성찰일기를 보내라고 하면 초등학교 일기장 쓰는 실력이 나온다. 일기장에 도장을 받기 위한 글쓰기를 보는 순간 화가 머리끝까지 치민다. 성찰은 일기와 다르다. 방학 숙제하듯 관습적인 일기쓰기를 버려야 한다. 초등학교 일기 습관을 버려야 한다. 방학숙제로 쓰는 일기는 주어진 틀에서 보여지는 글쓰기를 하였기 때문에 정작 쓰여지지 않아야 할 내용만 가득하다.

자신의 내면을 들여다보지 않는 성찰은 더 이상 성찰이 아니다.

　아침에 양치하고 세수하고 밥 먹고 실습했는데 힘들었다. 꼭 이렇지는 않지만 회진을 돌고 환자를 보고 문진하고 참관하였다. 새로운 것을 보아서 많이 배웠다. 이것이 많은 학생들이 저지르는 성찰 일기의 오해이다. 하루 종일 바쁘게 돌아다녔지만 자신의 생각은 없이 스폰지처럼 모든 것을 새롭게 받아들였다고 한다. 이해가 가지 않는 것은 아니다. 모든 것이 새롭다. 이론으로 배운 학문을 실제 환자를 두고 보면 모든 것이 새롭다. 그냥 받아들이기도 쉽지 않은 마당에 뭘 생각하고 고민하고 판단하고 개선하라고 하는지 이 문제부터 성찰해야 할 형편이다.

　성찰에서 중요한 것은 기존의 관습화된 학습이 아니라 자신의 내면이다. 지식과 이성적 대뇌 피질보다 더 깊숙이 해면체에 들어가 감성을 건드려야 한다. 머리에서 내려와 가슴 깊은 곳에서 울리는 자신의 내면에서 나오는 느낌이 바로 성찰이다. 때로는 현실의 나와 이상의 나 사이의 갈등이 될 수도 있고, 실수와 경험이 쌓여가는 고통일 수도 있다. 굳이 남에게 보여 주고 싶지 않는 내면의 목소리가 될 수도 있다. 가벼운 일상에서 스치듯 지나가는 느낌일 수도 있고 죽음처럼 무게를 가늠할 수 없이 마음을 짓누르는 주제가 될 수도 있다. 가장 가까운 사람에게 전하는 비밀 편지가 될 수도 있고, 거리를 두고 싶은 사람에게 전하는 이별편지가 될 수도 있다. 혹은 여행지에서 자신에게 보내는 엽서 한 장의 내용일 수도 있다.

　성찰을 통하여 남들이 보지 못하는 것을 볼 수도 있다. 혹은 처음에는 보이지 않던 것이 점점 보이기 시작하게 되고 보이기 시작하면 세상을 보는 눈이 달라진다. 성찰은 또 다른 세계로의 통로를 제공하기도 하고 그것이 목표가 될 수도 있다. 성찰을 통하여 질문하는 법을 배우고 영원히 답을 찾을 수 없을 것 같은 질문의 답을 우연한 기회에 발견하게 된다.

반성은 있는데 계획이 없어요.
어떻게 하겠다는 계획이 있어야 행동이 바뀌고
행동이 바뀌어야 평판이 바뀌고
평판이 바뀌면 자신감이 생기고
자신감이 생기면 인생이 변하죠.

매일 시작과 각오만 있다.

공부해야 할 부분

- 천식의 진단과 치료
- 호산구성 천식의 증상 및 검사 소견
- 폐렴의 원인균과 증상, 원인균에 따른 치료
- 과민성 폐렴과 호산구 폐침윤
- 만성 폐쇄성폐질환의 검사 소견과 치료
- 기관지확장증의 증상과 영상 검사, 검사실 검사 소견
- 기흉의 원인과 치료
- 흉부 영상의 소견에 따른 진단적 접근
- 간질성 폐질환의 종류와 그에 따른 치료

-폐혈색전증의 병태생리와 임상증상 및 진단

-폐혈색전증의 영상소견 및 치료

-폐기능검사에서 유발검사 소견에 따른 진단방법

-결핵의 영상 소견과 진단, 치료

-폐암의 종류에 따른 항암제의 선택

-호흡음에 따른 의심질환

하루 공부할 목표를 보내 왔다. 공부를 잘하고 못하고를 떠나서 목표가 과다하다. 실천이 가능할지 의문이 간다. 임상실습시간에는 실습을 해야 한다. 임상실습에서 공부는 현장에서 환자를 보면서 배웠던 부분을 복습하거나 이해되지 않는 부분을 찾아보는 것이다. 내일 치룰 시험 공부할 범위를 적은 것인지 아니면 교과서 내용을 복사한 것인지 분간이 가지 않는다. 학교에서 여러 번 배웠을 법한 학습목표라면 혼자 공부해도 된다.

임상실습 현장에서 부딪히는 살아있는 학습 목표를 세워야 한다. 무엇부터 가르쳐야 할지 막막하다고 느끼는 순간이다. 마음 한구석에서 '호기심과 이런 학생을 사람 만드는 것이 교육이지'라고 용암처럼 도전의식이 일어난다. 그래, 한번 해보자. 나를 진정한 교수로 만들어 주는 멋진 학생이 왔다. 나의 긍정에너지가 폭발하는 순간이다. 어제 학습 목표 공부는 다 했나요? 뭐라고 답할지 벌써 궁금하다.

『오늘은 증례발표를 하였습니다. 아직은 발표하는 것도 서투르고 어려웠지만 교수님께서 많은 것들을 피드백 해주셔서 어떤 점이 부족한지에 대해 생각해볼 수 있었습니다. 이 공부가 나중에 진짜 사람을 살릴 수 있을 거라는 생각을 하니 더 의미 있다는 생각이 많이 들었습니다.』

위 글에는 성찰이 있긴 하다. 뭔가 잘 해보겠다는 의지의 표현이다. 하지만 무엇이 부족하다는 건지, 의미가 있다는 건지 모르겠다. 어떤 것을 배우고 싶은 건지 구체성이 없는 글들의 나열이다. 스치듯 지나가는 느낌을 관광하듯 기록하였다. 자신의 내면의 세계로 들어가지 못한 것이다. 내면의 나를 만나고 나의 경험을 현재와 비교하여 계획을 수정하는 미래지향적인 성찰이 없다. 마음의 울림이 느껴지지 않는다. 임상실습에서 경험이 실력으로 쌓이게 되려면 마음을 울리는 성찰이 필요하다.

『청진을 했다. 엄청 큰 천명이 들렸는데 제대로 듣지 못했다.
차분히 들었으면 충분히 들을 수 있었을 것이다.』

천명이 들리는 환자의 청진에 오류가 있었다. 배우는 과정이라는 핑계와 합리화를 하고 있다. 실습 과정은 실패로부터 배우는 과정이다. 그래서 성찰이 있다. 그런데 막상 뭐가 잘 못되어 있는지에 대한 성찰은 없고 또 공부를 더 해야 한다고 한다. 청진을 못한 이유는 무엇일까? 성찰은 이 질문으로 부터 시작되어야 한다.

『환자를 대하는 태도를 배우고 싶습니다. 실습에서 배울 것이 많지만 가장 힘들었던 것은 환자를 대하는 것입니다. 환자들이 저에게 얘기해주지 않는 부분도 많았고 아예 이야기를 하지 않으려고 하는 환자도 있었습니다.』

환자를 대하는 것에 경험과 기술이 필요합니다. 경험은 오랜 시간이 필요합니다. 세월이 지나가야 되는 거죠. 다른 한 가지는 환자를 보는 기술입니다. 의사가 환자를 대하는 고도로 훈련된 기술이 있습니다. 임상실습을 하면서 나와 선배들은 어떻게 다른지 관찰해 보세요. 다른 점이 있다면, 어떤 부분에서는 기술이고, 지식이고, 또한 경험인지 분리하여 보세요. 마찬가지로 환자가 가져온 고민거리가 환자의 질병과 걱정을 분리시켜 보세요. 한 덩어리가 얽히고 설켜 왔을 때, 자세하게 분리하여 때로는 현미경으로 때로는 망원경으로 보는 자세가 필요합니다. 성찰은 임상실습에서 학생을 발전시킨다. 학생들은 병원이나 학교 그리고 교수와 선배가 뭔가를 해줄 것이라고 기대를 하고 있다. 하지만 아무도 학생이 배우는 것을 도와주지 않는다. 방해하지도 않으니 스스로 배워야 한다. 지금까지 부모님이 챙겼다면 앞으로는 모든 것을 스스로 챙겨야 한다는 것을 명심해야 한다.

나의 성찰에
내가 없다.

『기계환기를 공부하며 응급 기계환기가 필요한 경우에 대하여 공부하였다. 추가적으로 필요한 약물요법에 관하여 공부하였다. 기계환기가 필요한 적응증에 대하여 공부하고 기계환기가 죽음에 임박할 정도로 위험한 상태에서만 시행하여야 하는 이유를 알고 기계환기의 합병증에 대하여 공부하였다. 가정 기계환기를 사용할 수 있는 적응증을 공부하였다.』

성찰의 태도와 아쉬운 성찰

학교에 가서 국어 공부하고 다음시간에 수학공부를 하였다. 공부를 했다는 것 외에 무엇을 했다는 건지 성찰이 없다. 기계 환기 공부 중 무엇을 했는지, 응급 기계 환기는 무슨 의미인지, 기계 환기의 약물요법은 또 무엇을 말하는지 성찰이 없다. 최소한 성찰을 하려면 의문을 가져야 한다. 예를 들어, 가정 기계 환기 적응증을 공부해 보니 내가 생각한 기준보다 엄격하였다. 환자는 오랫동안 숨이 차지만 검사결과에서 기준이상으로 나오면 적용이 되지 않았다. 왜 환자의 증상과 검사 결과가 일치되지 않는지 이해할 수 없었다. 여기서 자료를 찾고 해석할 수 있으면 좋겠다. 이것이 성찰이다. 성찰에 가장 중요한 내 생각이 빠져있다.

학생들은 교과서나 심지어 국가고시용 요약 집에 나온 내용마저도 아무런 의심 없이 진실로 받아들인다. 교과과정에서는 시간이 부족해서 확인할 수 없었다고 하더라도 이제 임상실습에서 시간을 갖고 조금이라도 의구심이 생기면 비판적사고 능력을 발휘해야 한다. 인쇄된 것은 모두 진실인양 병원의 여러 가지 검사 결과와 판독지를 금과옥조처럼 여긴다. 아직 판단할 기본적인 지식이 부족하기 때문일 수도 있다. 이렇게 실습을 하면 그들이 오류를 범하는 지도 모르고 오류에 빠지게 된다. 그러면 나중에 혼돈상태가 될 수 있다.

『오후 회진 때 질문을 많이 받았는데, 분명 낮에 공부했던 부분들임에도 대답을 제대로 못했습니다. 공부를 너무 겉핥기식으로 했던 것 같습니다. 호흡기학 왜 공부해야 하는지는 아직 답이 안 나왔습니다. 지금까지 어떤 공부를 하면서 그 공부의 의미를 생각해 본 적이 없던 것 같습니다.』

성찰에 내용이 없다. 어떤 질문을 많이 받았고 어떤 공부를 했는데 어떻게 대답을 못했는지가 없다. 지금의 성찰 방식은 앞으로 무엇을 고쳐야 할지가 분명하지 않다. 그래서 나아지지 않는 거다. 그래서 답을 못 찾는 거다. 지금까지 하던 방식에서 답을 찾지 못했다면, 지금처럼이 아니라 뭔가 바꿔야 한다. 지금까지 하던 방식이 아닌 다른 방식으로. 생각을 바꿔야 한다. 단지 아침에 일어나서 세수하고 양치하고 학교가서 공부하고 밥먹고 힘들었다고 하면 진정 무엇이 힘들었는지 알 수가 없다. 성찰에 학생의 이야기가 하나도 없다. 자신의 이야기를 써야 한다. 무엇을 상상하고 있는지 궁금하다. 학생의 머리 속을 다 비우고, 임상실습과 왜 공부해야지 이것만 넣어 보라. 학생은 금방 달라진 자신을 발견할 것이다. 여러 가지 잡생각들을 쓰레기통에 버리자.

『가난할수록 의료에 대한 요구는 증가하는데 정작 막대한
의료비를 감당할 수 없는 상황은 의료의 딜레마입니다.』

무엇인지 문제를 발견하였다. 이제 어떻게 해야 하는지가 성찰의 시작이다. 이건 내가 할 일이 아닌 것처럼 못 본체 지나갈 것인지 생각해 보기 바란다. 성찰을 위한 성찰은 아무런 변화를 만들어 주지 못한다. 성찰에는 다음 행동 계획과 계획에 따른 행동이 따라야 변화가 생기고 그 변화는 습관이 되고 습관은 성과로 이어진다. 그렇기에 성찰만 한다는 것은 사고의 유희, 즉 말장난이 될 가능성이 매우 높다. 지금 당장 행동으로 옮기고 왜 안 되는지 고민해 보시기 바란다.

성찰 없는 성찰 일기

『Menthol cigarette과 general cigarette의 질환 발생률의 차이가 있는지 찾아서 발표하려고 했으나 menthol cigarette과 general cigarette의 질환 발생률의 차이가 있다는 자료는 없었고 menthol cigarette 사용자가 general cigarette 사용자보다 금연률이 낮다는 자료만 있어서 포기하였다. 점심으로 하동관에 가서 곰탕을 먹었다. PFT에서 기관지유발검사의 적응증과 금기에 대하여 공부하며 mannitol challenge test와 methacholine challenge test의 차이점에 대하여 공부하였다. NEJM에서 백일해에 의한 rib fracture의 사진이 올라와 있는 것을 보고 3분 스피치를 준비하며 cough induced rib fracture의 원인 및 management에 관하여 공부하였다.』

엘사가 빠진 겨울왕국 같다. 주인공 없는 영화를 보는 느낌이다. 학생의 성찰에 주인공은 누구인가? 성찰 주인공의 생각과 판단은 담겨져 있지 않다. 성찰에서 주인공의 이야기를 듣고 싶다. 이런 성찰 일기를 보면 가슴이 아프다. 성찰 없이 하루의 기록을 쓴 것이다. 친구랑 싸웠는데 슬펐다라고 하면 일말의 감정이 실려 있다. 하동관이라는 유명 음식점에 가게 된 경위와 다녀와서 곰탕의 맛이 어땠는지 정도의 소감이 필요한 것이 성찰의 기본이다. 다른 누구와 달리 학생만의 생각을 적는 것이 성찰이다. 누군가 대신 마음을 적을 수 있다면 그건 학생의 성찰이 아니다. 중국 사람도 하동관에서 곰탕을 먹는다. 그 사람의 감동은 무엇일까? 공부를 하고 책을 읽을 때도 마찬가지다. 학생의 감동을 느껴야 한다. 설령 실패하거나 이상한 감정이라도 실패는 성공으로 가는 길이다.

팩트는 없고 감정 몰입

『오늘 하루는 유난히 길었다. 신채호 선생님의 '역사는 아와 비아의 투쟁이다'라고 했다. 그게 삶인 것 같다. 실습을 마무리하고 나오기 직전에 기분 좋지 못한 일이 있었다.』

이런 성찰은 조금 아쉽다. 사실이 빠지고 감정만 있다. 말하기 곤란하면 간단한 사실이라도 있었더라면 감정을 이해하는데 도움이 되었을 것 같다. 유난히 길고 힘든 하루를 보냈다고 한다. 왜 그런지 알 수 없다. 아직은 학생이 무엇을 고민하는지 잘 모르겠다. 말을 꺼내기 어려운 모양이다. '두려움이 인생을 결정하게 하지 마라'라는 책을 읽어 보기를 권한다.

Never stop learning
끝이 없는 공부를 끝내려 한다.

『내가 잘하는 것은 남이 시킨 대로 하는 것이다. 이것이 자랑은 아니다. 항상 시킨 것을 제대로 해내야 한다는 신념으로 살아와서 주어진 일은 확실히 잘한다. 완벽을 추구하고 인정을 받기 위해 길러진 능력이다. 시키는 것에 대해 비판적 사고를 거친 후에 이게 적절한지, 어떤 식으로 해결해야 할지 판단이 필요하다. 오늘은 의학도서실에 가서 NEJM, JAMA의 논문들을 찾아보는 시간을 가졌다. NEJM의 제일 뒷페이지에 "never stop learning" 이라는 문구가 있었다. 매우 간단한 문구이지만 임팩트는 강렬했다. 이를 항상 실천하는, 배움에 게으르지 않은 사람이 되자고 다시 한번 결심했다.』

학생들은 끝이 없다고 하면서 끝을 보려고 한다. 그러니 해도해도 만족스럽지가 않다. 평생 해야 할 공부를 끝내려고 하니 스트레스를 받게 된다. 나태해지는 것도 문제이지만, 지나친 것도 문제다. 주말에는 공부를 놓아주고 왜 공부하는지를 깨닫는 시간을 갖기 바란다. 그래야 주중에 더 열심히 매진할 에너지가 생긴다. 왜 공부하는지를 알아야 공부가 재미있어지고 열심히 해도 지치지 않는다.

공부는 왜 하나? 병원 밖을 나가면 왜 공부하는지 알 수 있을까? 서울백병원 주변에 주말에 가보면 좋을 만한 장소를 'The Black book'에 적어 놓았다.

스스로 찾아보는 것도 재미다. 매주 월요일 학생들에게 지난 주말에 무엇을 했는지 물어 본다. 그리고 주말 동안 쉬면서 왜 공부하는지를 찾아 보았는지 물어본다.

『공부는 정말 끝도 없다. 해도 해도 계속 공부할 것이 남아있다.
그리고 하나를 공부하면 먼저 공부했던 것을 잊어먹고
또 다른 것을 공부하면 바로 전에 했던 것을 잊어먹고.
이번 주말에는 복습을 해야 할 것 같다.』

동서고금을 막론하고 배움에 끝이 없다. 배움 자체도 끝이 없을 뿐만 아니라 무엇을 왜 배워야 하는지도 끝이 없다. 배움을 지속하지 못하는 이유는 배움을 지속해야 할 이유를 찾지 못하기 때문이다. 지금까지 배움은 시키는 배움이었다. 학생들은 끝없는 배움을 지치지 않고 지속하려면 배움의 이유를 알아야 한다. 학생들에게 꿈을 꾸라고 한다. 꿈을 이루기 위한 배움은 지속가능하기 때문이다. 왜, 무엇을 위하여 배우는지 의문을 품고 생각하고 행동해야 한다. 성찰을 통하여 마음속에서 울리는 소리를 들어 보라.

『지식을 머릿속에 집어넣더라도 계속해서 까먹게 되어 이 점이
고민이었으며, 오랫동안 기억을 하기 위해서는 반복적으로 지식을 접하며
여러 번 활용하는 습관을 길러야 한다고 생각했다. 또한 나만의 입장에서
바라보는 것이 아닌 환자, 동료, 상대방의 입장에서 생각하는 것을
자주 함으로써 내가 살아온 세계에서의 결론뿐이 아닌
다른 결과가 나올 수도 있다고 생각하였다.』

청춘이란 한치 앞이 보이지 않는 항해라고 했다. 한치 앞을 볼 수 없는 때

가 청춘이다. 다른 사람은 문제가 없어 보인다. 정작 본인은 안개 속을 해매는 것 같이 느껴진다. 대부분 목표의 코앞까지 다다랐는데, 두세 걸음만 더 가면 되는데, 거기서 포기하고 만다. 목표가 눈에 보이지 않고, 손에 잡히지 않기 때문에 영원히 가지 못할 것 같은 두려움, 공포감, 실망감 때문에 포기한다. 학생들은 지금 분명 목표를 향해 가고 있다. 학생들이 원하는 만큼 원하는 곳으로.

『의학 공부는 외워야 할 것이 너무 많다. 또한 연구가 덜 된 분야도 너무 많다. 찾다가 시간만 날리고 찾지 못하는 경우도 많을 것이고, 성적이 떨어져 유급하는 것은 사양하기 때문이다. 모르겠다. 무엇이 옳은지. 즐겁게 꿈 속에서 사는 게 나은지, 괴롭게 현실에서 사는 게 나은지.』

　자기만족에서 그치면 현재 그 자리에도 존재하지 못한다. 세상이 변화하고 있기 때문이다. 최소한 세상보다는 한발 더 나가야 한다. 세상과 같은 속도로 변화하는 것을 공진화라고 한다. 변화하지만 전혀 변화하지 않는 것이다. 학창시절은 혼돈의 상태라는 말이 적합하다. 어떤 것이 가능한지 무엇이 불가능한 것인지 잘 모르는 상태이다. 그 점이 학생의 장점이다. 모르기 때문에 도전할 수 있다. 불가능하다고 생각하는 것에 도전해 보라.

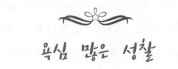

욕심 많은 성찰

『욕심을 버리기는 참 어려운 것 같다. 공부도 마찬가지로 좀 더
　효율성 있게 한다면 성적이 더 잘 나오고 좋은 평가를 받는다.
내 방식은 머리에 오래 남고 깊은 생각을 하지만, 시간이 너무 오래 걸렸다.
의문이 들어도 대부분 그러려니 했다. 고등학교 2학년 이후로는 배운 것을
　그냥 그대로 받아들이기 시작했고, 질문도 거의 하지 않게 되었다.』

공부에 대한 욕심이 많은 학생이다. 학생들은 서둘러서 지식을 얻기를 원
한다. 급하게 집어 넣은 지식은 시험기간에는 효과가 있을지 모르지만 내 것
이 되기는 어렵다. 마음이 급해지면 사람들은 욕심을 부린다. 욕심이 없다면
인간이 아니다. 하지만 욕심 부리는 사람치고 잘 된 사람이 없다. 차근차근
순리를 따라 쌓아 가야 한다. 순리를 따르지 못하고 지금 당장 뭔가를 한다면
일이 잘 되지 않을 뿐만 아니라 일이 되어도 만족스럽지 않다. 남들과 비교하
는 것도 욕심이다. 반대로 비교도 하지 않는 것도 욕심이다. 자신의 최선을
다하여 묵묵히 천천히 가는 것이 더 멀리 간다.

반대로 살다 보면 무슨 일이든 마음처럼 되지 않을 때도 있다. 이럴 때는
그냥 내버려 두는 것이 최선일 때가 있다. Beetles의 노래 Let it be는 내가
가장 좋아하는 노래 중 하나다. 내가 곤경에 처해 있을 때, 어머니의 지혜로운
속삭임은 그럴 때는 그냥 내버려 두라는 것이다.

세상에서 가장 먼 여행이 어디인지 아세요? 마음에서 머리로 가는 여행이다. 고 김수환 추기경 말씀이다. 고고한 성직자의 마음도 그런데, 우리 같은 범부의 머리에서 마음으로 여행은 언제나 멀기만 하다. 학생 혼자 그런 고민하고 있지는 않다. 부정적 마음을 갖고 사는 사람들은 위험을 직시하고 있기 때문이다. 수없이 많은 사람들이 학생만큼 고민하고 또 욕심내고 살았고 살고 있다. 그리고 이렇게 말했다. Carpe diem! 영어로 Seize the day이다. 오늘을 즐겨라.

태도는 사실보다 중요하다.

『처음 이곳에서 실습을 시작하고 교수님의 좋은 말씀들이 약간은 철학적이고 우리의 실생활과는 거리가 있다고 느꼈었다. 하지만 지금 생각은 다르다. 의문을 가지지 않고 그저 외우는 식의 공부는 한계가 분명하다.』

의사에게는 명석한 두뇌 보다 성실함이 더 우선한다. 오히려 명석한 두뇌가 방해될 때도 있다. 태도는 사실보다 더 중요하다는 말이 있다. 인생의 좌우명으로 삼아도 좋을 말이다. 과학적인 입증보다 사람들이 믿는 것이 더 사실일 때가 있다. 정확한 비유가 될지는 모르겠지만, 미국에서 진화론의 과학보다 천지 창조설을 더 많이 믿는다고 한다. 과학이 태도를 잃어버리면 그것이 아무리 옳다고 해도 사람들이 믿지 않게 된다.

비단 과학뿐만 아니라 세상살이에서도 마찬가지이다. 졸업성적이 뛰어난 나의 동료 한명은 대학교수가 되어 평생 암을 연구하는 것이 꿈이었다. 하지만 결국 자신의 꿈을 포기해야 했다. 뛰어난 두뇌와 탁월한 성적에도 불구하고 원하는 곳에 지원을 하지 못하였다. 부당한 의료제도와 의사사회의 폐쇄성이 문제였다. 지금은 더 많은 기회와 제도 개선이 되었지만 당시만 해도 그러지 못했다. 운이 나쁜 탓도 있었겠지만, 실력보다 태도를 중요시 하는 사회라는 한계를 극복하지 못하였다. 태도가 사실이나 실력보다 중요한 때가 있다.

참 쉽지 않은 말이다. 지금도 사회가 발전하지 않는 중요한 요인이라고 생각한다. 옳은 일이 아니라는 것도 마음 깊이 간직하며 나는 그렇게 살지 않겠노라고 다짐하지만 인간의 한계는 결국 옛말이 옳다고 한다. 나는 매순간에 옳은 결정을 할 수 있도록 용기를 달라고 기도한다. 마음속에 담은 용기를 실천하고 살 수 있기를 기도한다.

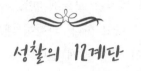

성찰의 12계단

『담당 환자는 흉막삼출이 있어 배액 중이셨습니다.
스테이션에 간호사선생님께 저는 학생인데, 환자분께서 진통제를
달라고 하더라고 말씀 드렸는데 이미 진통제가 들어가고 있는 중이라고
대답해 주셔서 진통제가 계속 들어가도 통증 조절이 잘 되지
않을 수도 있다는 것을 알게 된 것 같습니다.』

　　아주 좋은 성찰이다. 다만, 아쉽게도 성찰이 2단계에서 멈춘 느낌이다. 통증이 있는 환자를 보고 간호사에게 질문한 것은 칭찬 받을 만하다. 진통제가 들어가고 있음에도 통증이 계속 있을 수 있다는 것을 아는 것도 대단한 일이다. 성찰은 여기서 멈추었다. 왜 그럴까?라고 생각하지 않고 나중에 열심히라고 끝이 났다. 왜 통증 조절이 안 될까? 통증을 조절하는 다른 방법은 없을까? 어느 정도 통증을 조절해야 할까? 배우는 학생이라도 3-4단계의 성찰이 필요하다. 왜냐하면 처음 배울 때부터 이런 의문을 제기하지 않으면, 실제 의사가 되어도 배운 대로 처방만 할 뿐 새로운 문제가 생겼을 때 문제해결을 할 수 없다. 이런 태도는 습관이 되어야 한다. 왜, 왜 그럴까? 왜 문제 해결이 되지 않을까?

『외래에서 폐기능검사와 폐 영상 소견에 대한 질문을 받았는데,
제대로 해석을 해내지 못하여 몹시 부끄러웠다.』

274

성찰은 인생의 선물상자

모르는 것이 부끄러운 것이 아니라 아는 척하는 것이 부끄러운 것이다. 학생이 모르는 것을 부끄러워 할 필요가 있을까? 배울 때는 얼굴이 좀 두꺼워져야 한다. 나는 평생 배우고 있어 아직도 부끄러운 줄 모른다. 스스로 그렇게 느끼는 것이라 생각한다. 스스로에 대한 부끄러운 감정을 이용해 보는 것도 좋다. 무엇을 해야 할지 목표를 세우는 에너지로 바꿔 보는 거다. 모르는 것이 부끄러운 것이 아니라 모르는 것을 모른다고 말하지 않은 것이 부끄러운 거다. 모르는 것을 자랑해야 한다. 부끄러움을 긍정의 에너지로 바꾸어 공부해야 할 에너지로 바꾸자.

환자의 입장에서 진료를 기다리면서 긴장되고 힘들었다고 하는 성찰은 학생을 한 단계 발전시킨다. 여기에도 성찰이 1단계에서 멈춘 느낌이다. 진료를 기다리는 환자의 마음에 대한 학생이 느끼는 감성에 대한 성찰이 없다.

왜 그런 감정이 생길까?

실제 환자들은 학생과 같은 감정일까?

일반적인 기다림과 환자로서 기다림은 어떻게 다른가?

무엇이 환자의 기다림을 만들어 내는가?

환자의 기다림을 줄이려면 어떻게 해야 할까?

이런 고민을 나 혼자 했을까?

환자의 기다림에 대한 통찰과 혜안을 연구한 전문가가 있지 않을까?

왜 그럴까?라고 생각하지 않고 나중에 열심히 해야겠다. 여기서 끝난다. 지금 이런 문제를 해결하려는 태도를 기르지 않으면 결국 문제를 문제로 인식하지 못하고 대충 넘어가는 습관이 쌓인다. 성찰에도 단계가 있다. 임상실습을 하는 학생이라면 최소 3-4단계의 성찰을 해야 한다. 성찰을 해야 단계를 넘어갈 수 있기 때문이다.

『임상실습이 시작된 지 이제 7개월 남짓 되었는데 이렇게 조원들과 다 함께 모여서 공부를 해본 것은 처음이어서 생소하기도 했고 피곤했지만 함께한다는 것 자체가 너무 재미있어서 즐겁게 공부를 한 것 같습니다.』

『왜 그런지는 모르겠지만 말하는 것이 약간 어눌해서 교수님께 지난주에도
지적을 받아서 제 자신이 부끄러웠습니다. 안타깝게도 어렸을 때부터 말투가
이렇게 되다보니 계속해서 지적을 받는데도 불구하고 고치질 못하는 것
같습니다. 방학 때 시간을 내서 버릇을 고쳐볼 수 있도록 하겠습니다.』

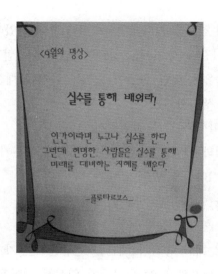

CHAPTER 6

성장이 느껴지는 성찰

성찰을 하면 학생 스스로 깨닫는 힘이 생긴다. 처음에 익숙하지 않아도 가만히 앉아 자신을 돌아보고, 스스로에게 솔직해지는 시간을 갖게 된다. 무엇을 해야할 지 행동을 구상한다. 새로운 학습법과 학습 동기가 유발된다. 그래서 학생들은 시키지 않아도 밤을 새우면서 고민한다. 이런 고민을 한 흔적이 있는 성찰을 만나면 보물 상자를 발견한 것 같은 기분으로 답장을 한다. 힘든 과정을 스스로 이겨내게 하는 성찰을 해보지 않은 사람은 알지 못한다. 실습을 마치면서 보내오는 성찰편지에서 그들의 무한한 가능성을 볼 수 있다.

스스로 깨닫는 힘(悟道者不入)

『바쁘신 와중에도 제 성찰 메일을 하나하나 읽어보시고 직접
답변해주셔서 정말 감사드립니다. 공부를 하든, 일생을 살든 무엇 하나
대충대충 넘어가면 안 된다는 생각이 들었습니다. 분명히 저는 내과 수업을
들었는데 교수님께서 무언가를 질문하실 때는 하나도 기억나지 않고,
심지어 방금 보고온 것도 머리가 새하얗게 되면서 아무것도
기억나지 않는 상황이 있었습니다.』

학생들은 임상실습을 마치고 소감을 한마디씩 남기고 간다. 서울백병원
중환자실 의사 회의실 책장에 'The Black Book'이 꽂혀있다. 누구든 호흡기
임상실습을 마친 사람은 적을 수 있다. 학생들은 이 책에서 선배들의 지나간
흔적을 찾는다. 처음 임상실습을 돌기 전에 그 기록을 읽어보게 된다. 의학적
내용과 공부하면서 느꼈던 감정들이 솔직 담백하게 기록되어 있다. 미래의
자신을 떠올리면서 의사가 된다는 것과 의사로 사는 것에 대한 생각들도 있
다. 환자를 대하면서 생긴 감정은 좀 더 구체적이다. 선배들이 남긴 글을 읽
으면 이해되지 않는 부분도 있다. 선배들의 글은 뭔가 해야 한다는 동기 부여
가 되는 것 같다. 결국 스스로 깨달아야 한다. 임상실습이 끝나고 그들도 이
책 한 쪽에 언젠가 다음 후배들이 읽고 감동을 줄 만한 뭔가를 남기려면 말이
다. 오도자불입(悟道者不入)이다. 이미 깨달은 자는 임상실습에 들어올 필요가 없
다. 우리는 아직 깨달음이 부족하기 때문에 공부해야 한다.

내면에 솔직해지기.
학생은 학생이다.

『임상실습에서 어설픈 학생에게 실제 환자를 대상으로
실습을 시키는 것이 정당합니까?』

학생의 고민을 잘 알겠다. 나도 그런 적이 있었기에 이해가 간다. 분명한 것은 스스로 인정하고 고쳐 나가는 것이다. 그러기에 학생만의 특별한 방법이 필요하다. 집중력이 필요한 것인지, 메모가 필요한 것인지, 준비를 할 때부터 말하기를 염두에 두어야 하는 상황에서 무엇을 어떻게 할지 준비와 연습이 필요하다. 어느 부분을 내가 잘 못하고 또 어떻게 했을 때 내가 잘 해내는지를 스스로 찾아야 한다. 미안하게도 다른 사람의 도움을 받으면 좋겠지만 자신을 자신보다 더 잘 알 수는 없다. 답은 자신 안에 있다. 눈이 밖으로 달려 있어 자신을 보지 못한다. 눈을 안으로 돌릴 수 없다면, 나를 나의 몸에서 쫓아 내어 나 자신을 보게 할 수 있다. 내 몸에 자아를 느껴보고 나 자신을 보도록 해 보자. 분명 내가 나를 보면 진정한 나와 겉으로 보이는 내가 다름을 알 수 있다. 겉모습의 나보다 내면의 진정한 내가 시키는 대로 하면 정답이다.

자신에게 솔직해져야 성공한다. 학생들은 교수 앞에 오기를 싫어한다. 괜한 질문을 받을까 혹시 새로운 과제를 받을까 두렵기 때문이다. 마찬가지로 학생들은 환자에게 가기 주저한다. 왜냐하면 학생이라는 것을 감추고 싶기 때문이다. 학교에서 학생의사라는 이상한 명칭을 붙여 주지만 학생은 학생이다.

시작이 중요하다. 학생들은 의과대학에 들어 왔으니 이룬 것이 많다고 생각한다. 사실 의과대학은 아무 것도 시작하지 않은 상태이다. 많은 사람들은 의대생을 완성된 상태로 보지 않는다. 백지부터 새로 시작해야 한다. 지금이 바로 시작할 때이다. 백지보다 많은 것을 알고 있지만, 잘못된 선입견은 차라리 백지보다 못하다. 조금 알고 있는 지식도 단단하게 고정되거나 완성되지도 않았다. 어느 누구도 의대생에게 그런 것을 기대하지 않는다. 학생이 의과대학을 뒷문으로 들어오지 않았다면, 누구 못지않게 능력은 있다. 하지만, 자신감이 없다. 자신을 속이기 때문이다. 간단한 속임수에 넘어 갈 사람은 자신밖에 없다. 자신을 속이지 마라. 자신은 쉽게 속일 수 있어도 다른 사람들은 늘 호의적으로 보지 않는다.

『아침회진에 천식 환자의 호흡음에서 천명이 들리지 않았다.
귀신이 곡할 노릇이다.』

학생들이 교수에게 거짓말을 하게 만드는 질병이 있다. 환자의 상태가 수시로 변화하는 천식질환이 그렇다. 분명 천명이 들렸거나 들리지 않았는데, 회진에서 반대 현상이 일어나는 것이다. 학생들은 귀신이 곡할 노릇이라고 한다. 중증 천식은 악화가 빈번하고 일중 변동이 있어 시각에 따라 증상이 달리 나오는 것을 모르기 때문이다.

의사의 상징은 청진기이다. 모든 의사들이 청진기를 갖고 다니지 않는다. 요즘은 청진하지 않는 의사가 더 많다. 청진기는 호흡기 의사의 전유물처럼 느껴진다. 호흡기실습에서 학생들에게 가장 중요한 것은 청진이다. 그래서 가능한 많은 청진을 해 보라고 하고, 회진을 할 때에도 학생들과 함께 청진을 한다. 처음에는 아무런 소리가 들리지 않다가 점점 소리를 듣게 된다. 일주일이 지나면 자신이 붙는다.

부지런한 학생들은 회진 전에 환자에게 가서 청진을 하고 회의시간에 보고한다. 천명이 들려서 아직 조절이 되지 않았다거나 그 반대의 보고를 한다. 정작 회진에서 청진을 다시 하면 반대의 결과를 보인다. 이럴 때 학생들은 얼굴이 붉어진다. 자신이 분명 천명을 들었는데 지금은 아무소리도 들을 수 없다. 혹시 거짓으로 보고 한 것은 아닌지 부끄러워한다. 천식이 변화무상한 질환이라는 것을 알지 못하기 때문이다. 부끄러움은 계속 배우고 있다는 증거이다.

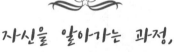

자신을 알아가는 과정, 내 꿈은 무엇인가?

『실제로 환자보고를 하는 전공의 선생님들과 영상, 차트를 보고 있는 교수님들을 멍하니 보고 있으면 내 미래의 모습이 전혀 그려지지 않는다. 저 고지에 오르기까지 얼마나 많은 언덕을 넘어야 하는지 감이 안 온다. 갈 길이 멀다는 생각밖에 안 든다.』

세상의 모든 지식은 구글에 있다. 구글에 없는 것은 나만의 생각이다. 학생들의 생각도 구글에 없다. 임상실습에 앞서 학생들은 대부분 지식이 부족함을 걱정한다. 물론 그렇다. 임상실습도 여행처럼 아는 만큼 보인다. 교수와 전공의가 주고받는 대화를 이해하려면 지식이 필요하다. 이제 임상실습 나온 의대생의 지식은 많지 않다. 학생이 지식이 아무리 많아도 실전에 쓰이지 못하는 지식이다. 현재의 지식으로 이해되지 않는 부분을 보완하는 것이 임상실습이다. 지식을 머리로 이해하는 것이 아니라 마음으로, 몸으로, 손과 발로 이해해야 한다.

실제 환자를 보면서 지식이 없음을 깨닫는 것 그리고 어떤 지식을 습득해야 할지 인지하고, 원하는 지식을 얻기 위하여 행동하는 복잡한 과정이 임상실습이다. 그러나 마치 임상실습을 과정학습의 반복으로 판단하여 자신의 지식이 없음을 걱정하는 학생을 볼 때면 임상실습의 목적을 이해하지 못하는 것 같아 안타깝다. 그럴 때면 늘 하는 말이 있다.

지식이 없어서 문제인가요? 지식은 구글에 있다.

어떤 지식을 원하는가? 무엇을 왜 어떻게 하느냐를 모르기 때문이다. 학생들은 어떤 지식이 모자라는지 모른다. 임상실습은 미지의 도전이고 모르는 것을 찾으려는 시도이다. 임상실습에서 모르는 자신을 발견하는 것이 최고의 목표이다.

선물상자 같은 성찰
-성찰을 통해 성장한다.

『흔히 인생을 선물상자에 비유하곤 한다. 어떤 선물을 맞이할지 모르니 말이다. 아직까지 나에게 있어서 병원은 낯설지만 새로운 것들로 가득 차 있는 미지의 공간이다. 하루하루가 고달프지만 새롭다. 병원의 가장 흥미로운 점 중 하나는 내가 의과대학에서 막연하게 지식적으로 익힌 내용들이 온전히 활용되는 것을 내 두 눈으로 확인할 수 있다는 점이다. 직접 환자를 맞이하고 나니 머릿속이 하얘진다. 지식이 없으면 아무것도 할 수 없다. 이는 마치 총알을 장전하지 않은 군인이 전장에 망연자실하게 서 있는 느낌과 비슷하겠다. 공부를 안 하면 어떻게 되는지 몸소 체험해 본 느낌이다.』

성찰은 단순한 사건과 사고(생각)가 아니라 내면의 더 깊은 생각으로 자신만이 갖고 있는 의견을 말하는 것이다. 무엇을 어떻게 할지 계획이 필요하다. 단지 사건을 기록하고 느끼고 말면 같은 일이 반복된다. 왜 그렇게 되었는지에 대한 철저한 분석이 필요하다. 현상을 말하는 것은 매우 쉽다. 사람들은 현상을 원인이라고 생각한다. 현상 아래 깔려 있는 진짜 원인을 찾아보기 바란다.

성찰은 인생의 선물상자

『오늘 전공의 선생님께서 청진하기 위해 옷을 올릴 때 환자한테 기대지
말라고 주의를 주셨습니다. '나는 지금 잘하고 있어'라고 생각해왔기에
전공의 선생님의 말씀을 듣고 정말 깜짝 놀랐습니다.』

의대생은 육체적으로도 정신적으로도 힘들다. 때로는 너무 진지하여 실습
기간에 죽음을 생각할 정도로 힘들다고 하소연한다. 사람에 따라 여러 가지
이유로 의과대학에 들어왔고 또 의사가 되려고 하지만, 생각한 것보다 쉽지
않기 때문이다. 과정이 힘들수록 자신이 부족함을 느끼게 된다. 같은 동료와
비교하여 열등감에 휩싸이기도 한다. 어디론가 도망가고 싶은 심정일 것이다.
현재의 삶이 만족스럽지 못하고 힘들어한다. 스스로 무기력함에 지쳐 허무주
의에 빠지는 것이다. 자기비하로까지 치닫는 성찰을 읽고 있으면 마음이 아
프다.

『죽음과 삶이 양쪽에서 당기고 그 사이에서 나는 변하지 못하고 있다.』

의과대학을 다니면서 버텨온 고무줄이 한계에 다다른 듯하다. 이들에게
성찰은 이런 자신을 돌아보게 만든다. 물이 차올라 더 이상 숨을 쉴 수 없는
지경에 이르른 사람에게 무슨 말을 해야 할까? 다음날 학생들과 함께 맛있는
저녁식사와 맥주 한잔으로 용기를 가지라고 하는 말 이외에 아무런 말을 하
지 않았다. 오랫동안 버텨왔던 그들에게 2-3주의 기간 동안에 커다란 변화
를 바라는 것이 욕심이라는 생각이 든다. 천천히 변해 가는 그들을 보면서 조
용히 응원할 뿐이다. 스스로 이겨 나가야 하기 때문이다. 학생들에게 필요한
것은 자신감이다. 다른 사람이 된다면 왜 나는 안 되는가?

죽을 만큼 성찰한다면 못할 일이 있을까? 어려울 것으로 생각하여 시도하
지 않는다면 결과는 없다. 해보지도 않는 것이 포기이다. 정주영 회장은 어려

운 일에 봉착했을 때, 직원들에게 해봤냐고 물어 보았다. 해보지도 않고 어떻게 어려운지 알겠는가? 도전해 본다면 어려운 일도 어렵지 않을 수도 있다. 공부를 한다는 것은 오늘 불가능했던 일을 내일은 가능하게 해 주는 힘을 말한다. 현재의 자신을 뛰어 넘어 미래의 자신에게 꿈을 심어 주는 것이 공부이다. 마음에서 생각이 나오고 생각에서 말이 나오고 말에서 행동이 나와야 하는데 진정으로 생각이 나오지 않으면 행동으로 이어지지 않게 된다. 반복된 행동은 습관과 성격과 운명을 만들어 간다. 생각을 행동으로 옮겨 보자.

『지금까지의 하루를 되돌아 봤을 때 한 가지 마음에 걸리는 것이 있습니다. 오늘 같은 조원인 동료학생이 아프다고 병원에 못 왔는데도 지금까지 제대로 신경조차 못 쓰고 있었다는 점입니다. 지금도 결국엔 학생 스스로가 이겨내야 할 부분이라고는 생각하지만, 힘들어 하실 때 고민도 들어주고 한 번 재밌게 웃어넘겼더라면 조금은 나아지지 않았을까요. '나'라는 한계를 벗어나 '너'를 바라볼 수 있는 제가 되길 희망합니다.』

좋습니다. 좋습니다. 학생의 마음이 정말 좋습니다. 오늘 당장 실천해보는 것이 어떨지요? 조금 일찍 마치고 동료를 찾아 가는 겁니다. 안될 거라는 생각은 버리고 무조건 해 보는 겁니다. 왜냐하면 학생들은 젊고 용기가 있기 때문입니다. 좋습니다. 좋습니다.

아픈 동료를 만나고 오느라 수고 많았습니다. 무엇이 옳은지 판단할 수 있다고 생각합니다. 바른 생각과 그에 따른 행동은 스스로에게 말할 수 없는 힘을 갖게 하고 또한 다른 사람에게도 보이지 않는 영향을 미칩니다. 누군가 학생에게 지적을 해 준다는 것은 학생이 지적을 해주는 사람으로부터 무한한 사랑을 받고 있는 것입니다. 애정이 없다면 어떤 조언도 하지 않을 것입니다. 길을 가다가 이상한 행동을 하는 사람을 바라볼 때 학생은 어떤 생각을 합니까? 나는 그 사람이 참 고마운 사람이라고 생각합니다. 왜냐하면 그런 이상한 행동을 하면 다른 사람을 불편하게 할 것이라고 내게 가르쳐 주고 있기 때문입니다. 늘 주변 사람들로부터 배우면서 살아가길 바랍니다.

『지금 당장은 제가 피아노를 치는 것에 사로잡혀 있습니다. 잘 치지는 못하지만 좋아하는 곡 정도는 꾸준한 연습 후에 칠 수 있는 정도입니다. 시간가는 줄 모르고 치다가 해야할 일을 미루는 일도 종종 생기고 있습니다.』

좋습니다. 하지만 또 의문이 드는 군요. 학생이 감동 받고 느끼고 생각하고 행동하고 앞으로 가야 할 길에서 Why, why, why? What for, what for, what for?라고 물어 보고 싶네요. 각각의 행동의 목표점이 무엇인지 그림을 그려 보세요. 아직도 마음속에서 들리는 소리에 더 집중해 볼 필요가 있어요. 마음의 소리가 들리나요?

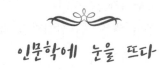

인문학에 눈을 뜨다

　의대생들은 바쁘다는 핑계로 책을 읽지 않는다. 책을 읽는 것은 다른 사람과 소통을 의미한다. 혼자 사는 세상이 아니라면 분명 누군가와 소통을 해야 한다. 그런데 의사들은 늘 동료 의사들과 소통을 하며 소통이라고 한다. 그것만 해도 바쁘다고 호들갑을 떤다. 왜 의사를 이해하지 못하느냐고 마치 철없는 아이처럼 소리친다. 혹시라도 아플 때를 대비해서 많은 사람들이 이런 치기를 받아 주긴 하지만 속으로는 '뭐 저런 놈이 다 있어?', ' 한심한 놈', '대화가 안 되는 집단', '자신들만 아는 이기주의자들', '잘 난체하는 놈들', '재수 없는 인간' 등등 세상의 시각은 늘 곱지 않다. 이런 문제를 논하려면 3일 낮밤을 꼬박 새워도 다 못한다.

　다시 본론으로 가서 책을 읽지 않았기 때문에 다른 사람의 생각을 이해할 수 없다. 책에는 수없이 많은 사람들의 다양한 생각이 담겨있다. 책은 사람들을 이해하게 만들어 주고 나의 사고의 깊이와 넓이를 배가시켜 준다. 유명한 서점에서 오래 보아도 질리지 않는 광고 문구가 '사람은 책을 만들고 책은 사람을 만든다.'이다. 책은 사람을 더욱 단단하게 만들어 준다.

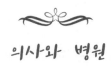

의사와 병원

『단골 가구 가게에서 책장을 구입했다.
가구 가게에서 책장을 산 게 아니라 가구제작자의 양심과 철학을 샀다.』

병원은 무엇을 파는 곳인가? 학생들에게 이런 질문을 한다. 반대로 환자는 병원에서 무엇을 사러오는가? 너무 상식적인 질문에 학생들은 당황한다. 질병을 진단하고 치료하는 곳이 병원이다. 하지만 병원이 팔고 싶은 가치와 환자가 사고 싶은 가치가 다르다.

맥도날드는 햄버거보다 장난감 가게이다. 스타벅스는 커피가게가 아니라 통신회사이다. 와이파이문화를 파는 곳이다. 요양병원은 부모님께 효도를 대신 서비스해 주는 곳이다. 운동화를 제조하는 회사 나이키의 가장 큰 적은 아디다스가 아니라 닌텐도이다. 레브론(Revlon)은 화장품이 아니라 희망을 판다.

내가 팔고 싶은 것이 아니라 소비자가 사고 싶은 것을 판다고 생각하면 된다. 그리 어렵지 않은 발상이다. 삼성전자 이건희 회장의 말이다. 호텔은 장치산업이다. 일반적으로 생각하면 서비스업인데, 그게 답이 아니다. 당연히 호텔은 서비스를 제공하는 곳으로 생각되지만, 그것을 넘어 정작 소비자가 요구하는 부분을 고려해야 한다.

그렇다면 대학병원은 무얼 파는 곳인가?

병원이 팔고 싶어 하는 것과 병원을 이용하는 사람들이 사고 싶은 것은 어떻게 다를까?

병원은 서비스업인가?

사람들은 병원에서 무엇을 사고 싶을까?

환자들은 화장실 청결도를 보고 들어가 보지도 않은 병원의 수술 실력을 가늠한다. 미역국이 맛있는 병원에서 분만을 하고 싶어 한다. 의사들이 착각하는 것이 여기에 있다. 환자들은 진단과 치료라는 가치를 자신이 누려야 할 안전, 시설, 서비스, 청결, 친절, 설명 등의 가치와 동일시한다. 사람들은 이런 가치에 비용을 지불할 준비가 되어 있다.

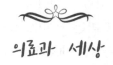

의료과 세상

『흉부 영상사진을 판독하는 법을 배웠다. 정상 사진과 비교하여 이상이 없는지 확인해야 한다. 자세히 알 수도, 모를 수도 있지만 정상이 정상임을 알기 위하여 정상 사진을 많이 보아야 한다. 담당 환자의 흉부 영상 사진은 정상 소견으로 판독이 되어 있다. 비정상처럼 보이지만 판독이 정상이라 정상으로 봐야 하는지 궁금하다.』

학생들은 질병을 가진 환자를 본다. 처음부터 비정상을 통하여 정상을 인지한다. 그래서인지 몰라도 정상을 잘 이해하지 못한다. 병을 가진 환자를 먼저 접하기 때문이다. 환자의 결과를 무조건 이상할 것이라고 혼돈하기도 하고, 비정상 결과를 정상처럼 착각한다. 오히려 환자이기 때문에 비정상이 되어야 할 결과가 정상으로 나왔을 때 더 이상하게 생각해야 한다. 하지만 숫자에 매몰된 사고는 쉽게 고쳐지지 않는다. 그래서 의학은 단순하면서도 복잡한 면이 있다.

의학만 그렇다는 의미는 아니다. 무엇이든 복잡하지 않은 것이 없다. 복잡하면서도 단순하기는 쉽지 않다. 특히 사람이 그러니 사람을 다루는 의학도 단순하면서도 복잡하다. 무엇이 정상이고 무엇이 비정상인지 칼로 무자르듯 명확하면 배우기 쉽다. 정상 소견이라 하더라도 어떤 상황이나 어떤 질환에서 그것이 비정상이 될 수 있다.

정상 소견을 머릿속에 사진을 찍듯 그림을 그리고, 그 다음 처음 찍은 사진과 다르면 무조건 의문을 가진다. 정상인지 비정상인지를 구분한다. 정상 흉부 사진을 수천장 보기 전에는 정상이 무엇인지 알기 어렵다. 비정상의 사진만 관심을 갖지 말고, 정상을 이해하도록 정상사진을 많이 보아야 한다. 하루에도 수없이 많은 사진과 검사를 하지만 대부분이 정상이 나온다. 일부만 비정상의 소견이 관찰된다. 정상으로 나올 검사를 왜 하나 싶지만 정상을 정상이라고 판정하는 것이 의학이란 것을 아는 것이 진정으로 의학을 이해하는 것이다. 환자가 증세가 있음에도 검사가 정상이라면 이것도 뭔가 이상이 있는 것이다. 기대하는 상황과 다른 결과를 보인다면 분명 이상이 있는 것이다. 환자에게 정상이란 결과는 정상 이상의 의미이다.

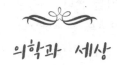

의학과 세상

『의학적 최선, 의학적 합리를 익히는 것은 의사로서의 의무이자
기본 소양이다. 환자의 합리를 이해하고 배려하는 것은 정말 어려운 일이다.
나는 환자들이 가던 길을 멈추지 않는 채로, 그들의 바퀴를 고치고
기름칠할 수 있는 존재가 될 수 있기를 바란다.』

　살아가면서 수없이 많은 결정을 해야 한다. 선과 악이 분명한 경우 판단은 어렵지 않다. 두 가지 선의 가치가 충돌할 때가 어렵다. 마치 자장면과 짬뽕을 선택해야 하는 것처럼 무엇을 선택해도 후회는 남는다. 최근 전공의 특별법이 시행되고 나서 한 가지 문제가 발생되었다. 전공의 수련시간과 임신 전공의의 모성보호문제이다. 훌륭한 전문가를 탄생시키기 위한 필수적인 시간이 임신 전공의에게 모성보호를 하기에 맞지 않다. 전문가 교육과 모성보호 모두 선의의 가치가 있는 일이다. 자장면과 짬뽕처럼 기호에 맞게 선택해도 좋을 문제도 아니다. 어느 것이 더 선의의 가치와 지켜야 할 가치가 있는지 판단해야 한다.

　합리의 충돌 그리고 사회적 존재로서의 환자라는 의미가 매우 신선했다. 우리의 성찰은 여기에서 멈추어서는 안 된다. 여러 가지 충돌에 대한 의미와 해결방안을 고민해야 한다. 선진국에서 사회적 존재로서 환자를 치료하기는 이미 의료에 접목되고 있다. 병원에서 환자와 의사의 단순한 관계를 넘어서

야 한다. 병원에서는 환자가 사회적 존재의 가치를 상실한 상태이다. 상실은 단순히 사회로 보내는 것만으로 해결되던 시절이 지났다. 예를 들면 퇴원한 환자가 무엇을 타고 집으로 돌아갈 수 있는지, 돌아갈 집과 돌봐 줄 사람이 있는지를 고민하지 않는 무방비의 사회로 환자를 내모는 것은 환자를 다시 사지로 내모는 것과 같다.

일차적으로 입원시점에서 퇴원계획을 세우라고 하는 것도 환자를 사회적 존재로서 인정하는 것이다. 병원은 단지 질병을 관리하기 위하여 잠시 머무는 곳일 뿐이다. 입원의 궁극적인 목적은 퇴원이고, 사회로의 환원이다. 환자를 본다는 개념을 확대해야 한다. 의사와 환자의 단순한 관계가 아니다. 약사, 영양사, 간호사, 물리치료사, 생리치료사, 사회사업가, 중재자가 포함된다. 환자를 사회적 존재로 되돌리기에는 의사 혼자의 힘으로 부족하다. 모든 사회적 가치의 도움이 필요하다.

'불새여인이 죽기 전에 죽도록 웃겨 줄 생각이야'라는 책을 한번 읽어 보기를 권한다.

성찰은 나에게 질문하는 것?

『새로 입원한 환자에게 문진을 시행하였다. 환자가 이전에 간암을
진단받았던 사실을 알게 되었다. 개인의원에서 초음파를 시행하였다.
의사선생님이 간암이라고 아내와 같이 있을 때 확진하듯이 말하셨다고 한다.
나쁜 소식 전하기라는 중요하다는 것을 깨달았다.』

무엇이 잘못되었을까? 왜 그랬을까? 어떻게 해야 할까? 이번 사례로 많은
이야기를 할 수 있을 것 같다. 이런 질문에 대한 답을 찾기 바란다. 성찰이 발
전하고 있다. 원인은 여러 가지일 수 있고 그래서 결과도 다양하다. 물론 과
정도 매우 복잡하다. 학생이 생각하는 것처럼 세상일이 한 가지로만 설명되
면 좋겠다. 상황이 다르고 시각이 다르고 사람이 다른데 한 가지 사실만 진실
이라고 단정 지을 수 없다. 다른 쪽 이야기를 들어 보기 바란다. 2차 대전에
서 독일군의 검문을 통과하여 한사람의 목숨을 구하는 거짓말을 하는 사람에
게 사람은 거짓말을 절대 하면 안 된다고 말할 수 있을까? 살인은 나쁜 짓이
라고 하면 안중근 의사는 어떻게 의인이 되나? 이렇게 극단적이지는 않지만
특히 의료에서 상황과 환경은 매우 다를 수 있다. 상황을 알지 못하고 단정을
하는 것은 더 큰 오해를 부를 수 있다. 입장에 따라 다른 판단에 대한 이야기
는 1950년대 일본영화 '라생문'이라는 영화를 보기 바란다. 한 가지 일에 대
하여 4명의 입장이 모두 다르다. 심지어 영화에서 억울하게 죽은 영혼의 말도
다르다.

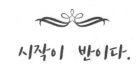

시작이 반이다.

『새롭게 폐렴 진단을 받으신 환자분을 담당하게 되었습니다. 처음에는 솔직히 반갑지 않았습니다. 호흡기 내과를 돌면서 2분 정도 폐렴 환자분과 문진을 하게 됐는데 몸 상태가 불편하셔서 그런지 학생의사에 대해 거부감을 느끼시고 귀찮게 대하신다고 느꼈던 경험 때문이었습니다.』

 환자를 처음에 접근할 때 어떻게 하는지 궁금하다. 늘 시작이 반이라고 시작이 중요하다. 마찬가지로 문진이라는 여행을 가기 전에 어떤 계획을 세우는지도 궁금하다. 2번의 박대에 대하여 무엇이 문제였는지 성찰의 시간을 가졌는지 궁금하다. 어떻게 보완을 하여 성공했는지 원인을 알아야 한다. 실패의 원인을 알아야 하듯 성공의 원인도 기억해야 한다.

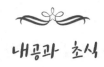

내공과 초식

『실습을 하며 많은 것을 배웠지만 그중에서도
'깊이 있는 학습법'을 알게 된 것 같습니다.』

　깊이 있는 학습법을 깨달은 것만으로 실습의 효과를 본 듯하다. 조금 시간이 걸릴지도 모른다. 마음으로 알게 된 지식은 시험만 보고 나면 날아가는 얕은 지식과 다르다. 질병의 원리를 이해하기 때문에 자신만의 구도를 갖게 된다. 이러한 구도 위에 또 다른 환자가 왔을 때 여러 가지 방법으로 응용 가능하게 된다.

　처음 질병의 원리나 자신만의 구도를 무협지 용어로 내공이라고 한다. 내공을 쉽게 말하면 기초체력이나 기본기라고 할 수 있다. 기본기가 잘되어야 어떤 초식(무술의 종류)을 연마하더라도 잘 할 수 있다. 어떤 종류의 무술로 공격을 받아도 막아 낼 수 있고, 상대의 장점을 쉽게 내 것으로 만들게 된다. 지극히 당연한 이야기이다. 세상에는 두 가지 길이 있다. 빨리 성공하고 결과를 보고 싶은 길과 느리지만 단단히 다져가면서 결과보다 과정을 중요하게 생각하고 멀리 더 멀리 내다보는 길이다. 짧은 생이지만 살아보니 그리 오래지 않아 후자의 삶이 더 좋다는 생각이 절절이 든다. 학생들이 성찰을 보내면 교수도 성찰하게 된다.

의사의 환자에 대한
책임은 어디까지인가?

『흡입제를 배우면서 느낀 점은, 증상이 없을 때 제대로 하는 사람은
거의 없을 것 같다. 당장 효과가 눈에 보이지 않기 때문이다.
마찬가지로 행동할 때 당장의 변화는 보이지 않더라도 먼 미래에
나의 변화된 모습에 대해 생각하고 행동해야겠다.』

성찰은 생활 속에서 의료를 배우게 하고 의료에서 생활의 지혜를 배우게 한다. 많은 환자가 흡입제를 잘 사용하지 않는다. 왜냐하면 생소하기도 하고 흡입으로 치료가 될 수 있을지 의심을 하기 때문이다. 반면 흡입을 열심히 해서 효과를 본 사람은 흡입기를 중요한 치료제로 신뢰하게 된다. 아직도 국내에서 흡입기 사용률은 의료 선진국의 절반 이하이다. 학생들은 흡입기를 사용하지 않는 여러 가지 이유를 알아낸다. 그리고 분명 효과적인 치료제를 환자들이 사용하지 않는 것이 마치 자신의 생활에서 하루쯤 공부를 하지 않아도 사는 것에 비유하게 된다. 이런 성찰을 만나게 되면 즐겁다.

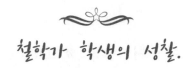

철학과 학생의 성찰.

『사람이 살아가는 이유와 공부를 해야 하는 이유가 다르지 않다면,
사람이 살아가는 이유를 생각해보아야 공부를 해야 하는
이유를 알 수 있을 것 같습니다.』

　사람이 살아가는 이유도 공부를 해야 하는 이유와 다르지 않다. 살아가는
이유를 알고 사는 것과 공부를 해야 하는 이유를 알고 공부를 하는 것이 오랜 길
을 가는 사람에게 등불처럼 목표를 갖게 하는 것이다. 공부를 왜 하나요?

『좋아하는 운동을 할 때에도 어떻게 하면 기술이 잘 들어갈 수 있을까?
어떻게 하면 힘들어도 버텨서 다음 라운드로 올라갈 수 있을까?
단순한 생각만 하였습니다. 운동을 고안하고 전통에 숨은 정신에
대하여 깊게 생각해 본 적이 없었습니다. 편협했던 제 마음의
각도를 넓혀 주셔서 감사합니다.』

　시작이 있으면 끝이 있다. 임상실습이 끝난 뒤 나의 모습을 상상하라. 시
작할 때 끝을 생각해 보아야 한다. 무슨 일을 계획하든지 시작에서 즐거움 보
다 끝이 날 때 성취감이 더 소중하다. 무엇이 달라졌나? 무엇을 배웠나? 앞으
로 어떻게 해야 하는가라는 물음을 시작할 때 끝남을 상상하여 일찍 시작했

성찰은 인생의 선물상자

더라면 끝마무리에서 처음 예상과 실제의 나와의 비교는 형언할 수 없는 감정을 느끼게 한다.

> 『아무리 의식이 없고 고통을 느끼지 못하는 중환자라고 하더라도
> 내가 동맥혈을 찔렀을 때 잘못 찌르면 아파할 것은 당연하다.
> 내게 힌트를 주었던 얇은 피부 아래 눌러 붙은 피멍과 주사바늘
> 자국들은 아직도 잊혀지지 않는다. 사람이 아프지 않으면 좋겠다.』

　환자와 표준 환자는 다르다. 학생은 임상실습에서 어떻게 달라져야 할까? 강하고 아름다운 것이 살아남는 것이 아니다. 변하는 것이 살아남는다. 100년 전에 찰스 다윈이 한 말이다. 학생이 발전하기 위하여 어떤 노력을 더해야 할까? 어떻게 변하기를 원하는가? 목표는 무엇인가? 계획이 없으면 실패를 계획하는 것과 같다. 학생의 계획은 무엇인가?

　처음이라 고민이 많죠? 참관하면서 자신감을 갖게 하려면 지식이 많은 것보다 나 자신을 인정하는 것이다. 나는 임상실습 학생이다. 의료에 대하여 잘 몰라서 지금 배우고 있다. 환자에게 당당하게 말할 수 있어야 환자와 학생의 관계가 생기고, 자신감을 갖게 된다. 환자도 충분히 이해할 것이고, 주치의나 교수에게도 못할 이야기를 할 수도 있다. 중요한 정보가 무엇인지 아는 것도 중요하다. 지쳐서 쓰러질 만큼 해보기 바란다. 한 번쯤 독하게 해 보면, 다른 일들이 쉬워져서 자신감이 생긴다.

　성공하더라도 목표가 없으면 무감각해진다.

　어떤 목표를 갖고 있나?

　왜 목표를 가져야 하나?

　내일 더 나아질 것을 기대하려면 무엇을 해야 하나?

　내일은 나아질 것이라는 기대의 근거는 무엇인가?

유도선수를 꿈꾸는 의과대학생

『정상을 알아야 비정상을 구분할 수 있을텐데 아직 정상 호흡음에 대한 지식도 정립되지 못하였다는 생각에 지금까지 내가 했던 공부는 필드에서 소용이 없는 '죽은' 학습이었나 싶어서 좌절할 뻔 했다. 그와 동시에 부족함을 스스로 깨닫고 학습 의욕을 충전시킬 수 있는 계기가 되었습니다.』

첫 번째 성찰이지만 아주 잘했다. 유도선수가 꿈인 학생은 운동선수를 위한 주치의가 되고 싶다.

그런 다음에는 뭘 할 건가?

계속 운동선수가 되려는가?

자신을 위한 건가?

왜 내가 그런 일을 해야 하나?

운동을 했기 때문에 운동선수의 심정을 더 잘 이해할 거라는 근거는 무엇인가?

그러기 위해 정말 자신이 어떤 노력을 하였고 할 것인가?

그런 다음에는 만일 그렇게 된 다음은? 그것이 정말 최종 목표일까?

운동으로 다져진 몸처럼 정신도 같이 다져지길 바란다. 운동 연습을 매일 하는 것처럼 정신도 공부도 연습이 필요하다. 정신을 단련하는 방법은 무엇일까? 운동의 마지막 순간을 극복하는 것처럼, 공부도 극한 상황까지 가본다면 다른 상황들은 좀 더 쉬워 보이지 않을까? 극한의 운동을 할 때처럼.

성찰은 인생의 선물상자

『천식 진단을 작년에 받고 계속해서 상태가 악화되어 입원과 퇴원을 반복했던 분입니다. 증상이 악화되고 힘들게 병원생활을 계속했을 텐데도 환자는 밝은 모습을 보였습니다. 병의 치료를 위해 긍정적인 태도가 좋은 영향을 줄 것 같다는 생각이 들었습니다. 좋은 태도가 치료에도 좋은 영향을 줘서 환자분이 빨리 호전이 되었으면 좋겠습니다.』

구체적인 계획이 부족하다. 단지 열심히 하겠다는 것만으로 정말 열심히 했는지 어떻게 알 수 있을까? 구체적인 목표와 계획을 수립하여 작은 성취를 하도록 만들어야 한다. 임상실습에서 목표와 의과대학에서의 목표 그리고 인생에서의 목표를 설정하고, 이를 실천하기 위한 수단을 구체적으로 작은 목표로 삼아 실천해 나간다면 한 가지씩 성취할 것이다. 작은 성취가 더 큰 동기를 유발하여 큰 성취로 이어진다. 도중에 실패할 것을 두려워하지 마라. 반대로 너무 가벼운 아령으로 운동하는 것처럼 너무 작은 목표를 세우면 근육이 커지지 않는 것처럼 실패를 감수하더라도 더 큰 목표를 세워 보기 바란다.

『실습을 하면서 또 한 가지 깨달은 점은,
실습에서는 '아는 만큼 보인다'는 것이었습니다.』

지식이 없는 선은 약하고 선이 없는 지식은 위험하다. 혹시라도 학생이 후자를 쫓고 있는 것은 아닌지 늘 자신을 돌아 봐야 한다. 자신을 돌아보기 위한 자신을 분리하는 방법은 아담스미스의 도덕 감정론을 재해석한 책 '내안의 나를 찾아서'?를 읽어 보기 바란다.

지금까지 모르고 있는 것이 있다는 것을 알게 된다. 단순히 지식을 알게 된 것이 아니라 지식을 배우는 방법을 알게 된다. 그런데 이것이 다일까? 또 무엇이 있지 않을까? 과연 내가 모르는 것은 어디까지일까? 지식은 구글에 있다. 하지만 지식을 어떻게 사용할지 그리고 어떤 지식을 왜 사용해야 할지는 내가 결정한다. 지식이 없는 선은 약하고 선이 없는 지식은 위험하다.

『교수님께서 생각하지 않으면 사는 대로 생각한다고 하셨습니다.
저는 지금까지 사는 대로 생각한 것 같습니다. 왜 그런가 생각해보니
생각하려는 노력을 지금껏 하지 않은 것 같습니다. 중, 고등학교 때부터
남들 하던 대로 공부만 하다 보니 습관이 굳어졌습니다.』

한 가지 착각은 의사가 되어도 실패를 거듭한다는 것이다. 의사들은 실패
를 최소화하기 위하여 노력한다. 때로는 사람의 힘으로 어쩔 수가 없을 때도
있다. 시스템과 원칙을 지키는 것이 무엇보다 중요하다. 원칙은 저절로 생기
지 않는다. 원칙을 공부하는 것이고 원칙에서 공부해야 할 이유를 찾는 것이
공부이기도 하다.

*Gogito Ergo Sum.*이라고 했다. 생각하기에 사람이다. 그리고 생각을 실행
하고 성공하기도 하고 실패하기도 한다. 보통은 실패했을 때 누가, 왜 그랬을
까?라고 생각한다. 실패를 경험하기가 쉽지는 않는 삶이지만, 더 어려운 것은
실패로부터 배우는 것이다. 실패의 이유를 모르면 성공한 이유도 잘 찾지 못
한다. 참 아이러니 한 것은 성공했을 때 모든 것이 자신이 잘 했기 때문이라
고 하고, 실패했을 때는 나 아닌 다른 이유를 찾는다. 대부분 성공한 사람들
은 반대로 생각한다. 성공에는 나 아닌 다른 이유를 찾고, 실패에는 자신에게
이유를 찾기 때문에 성공할 수 있다. 구글을 창업한 자에게 어떻게 성공했냐
고 물으면 운이 좋아서 그랬다고 한다. 참 어처구니없는 답이다. 그러나 사실
인 것 같다. 그 운이 좋게 만든 이유를 우리는 주목해야 한다.

인식은 시작이다. 왜 공부해야 하는지를 알아야 어렵고 힘들 때 중심을
잡을 수가 있다. 그게 바로 인식하는 것이다. 아울러 사고하는 것도 기술이
있고 단계가 있다. 말로는 모두 설명하기 어렵다. 분명히 확신하는 것은 오늘의
학생들은 가능하다는 것이다.

『평소보다 많아진 공부양보다, 제게 의미 있었던 것은 '왜?'라는
의문의 가치였습니다. 재미를 쫓고 행복을 쫓는 것보다는 앞으로도
제 행동 하나하나에 '왜?'라는 의문을 가지며 살도록 하겠습니다.
답이 쉽게 나올 수 있다면 그것은 그만큼 인생에 가치가 작다는
이야기일 것 같습니다. 답을 내려고 하는 것보다,
항상 이유를 탐구하면서 살도록 하겠습니다.』

학생이 생각하는 행복은 제한적이고, 막연히 사람들이 말하는 것에 대한 교육적 언변이다. 왜냐하면 행복이 무엇인지를 모르는데 학생이 행복을 추구한다고 하고, 행복해지려고 하고 행복하다고도 한다. 무엇인지 모르는데 어떻게 추구할지 모르겠다. 만일 지금 생각하는 행복이 진정한 행복이 아니라면 학생이 지금 추구하는 방법이 아닐 수도 있겠다. 행복이 무엇인지 알아야 추구할 것이다. 순서가 딱히 정해진 것은 아니지만 알아가는 과정과 추구하는 과정 모두 중요하다.

『저는 여지껏 안일하게 생각했던 것 같습니다.
소극적이고, 내성적이고, 파도 없는 우물 안에서 떠있는 것에
만족했었던 삶이었기 때문에 인생에 대한 궁극적인 의미를 찾으려는
노력조차 하지 못했습니다. 아마도 자만했었던 것 같습니다.』

학생의 성찰에는 붕어빵에 팥이 빠진 느낌이다. 뭔가를 했다고 하는데 뭐를 했는지가 구체적이지 않다. 그저 성찰을 위한 성찰을 하고 있는 느낌이다. 조금 더 구체적이고 실제적인 일을 정확하게 적어야 한다. 철저하고, 완벽하려고 해도 그렇게 되기 쉽지 않다. 사건의 일련 순서로 나열하는 것이 성찰이 아니다. 분석이 필요하다. 간단한 분석 방법은 한 가지 문제를 5W1H로 분석하는 것이다.

『환자에 대한 중요한 정보가 파악이 안 되어 있었다. 적절한 문진과
신체진찰이 빠졌던 것이었다. 그냥 생각으로만 중요하다고 알고 있었고
실천하지 못했다. 이렇게 하다보면 내 실력이 늘지 않고
발전이 없는 사람이 되는 것이다.』

스킬을 배우는 것도 중요하다. 하지만, 근본 원리를 배워야 한다. 학생들에게 임상실습하는 이유와 공부하는 이유는 같다. 실패한다면 실패로부터 뭔가 배우고 점점 다져나가면 된다. 인식없이 성공하면 더 큰 문제가 될 수 있다. 늘 그게 다인 줄 알게 된다. 한참 뒤에 이유없이 공든 탑이 무너지는 경험을 하게 된다면 정말 성공하지 못한다.

『교수님께서 어제 보내셨던 일일성찰에 대한 답장 메일 중에서 '생각만 하는
것은 공상이고, 행동으로 옮기는 것이 중요하다.'라는 말씀이 생각납니다.
당장부터 행동으로 옮기는 학생의사가 되도록 하겠습니다.』

『교수님의 환자를 대하는 자세에서 중요한 점은 두 가지였습니다.
하나는 계속 환자와 눈을 마주치며 아이컨택을 하는 자세였고,
하나는 환자의 말을 끝까지 조용하게 경청하는 자세였습니다.』

마음에 와 닿는 말이 한 가지 있다는 것이 다행스럽다. 모든 것이 마음에 와 닿아야 한다. 마음에 와 닿아야 각각이 담은 의미보다 더 중요한 실천이 동반된다. 더 단단하게 지금까지와 다른 방법으로 시도해보자. 생각만 하는 것은 공상이다. 행동으로 옮기기 바란다.

『스스로 찾아보고 공부하면서, 단순히 암기하거나 발표를 준비하는 것이
아니라, 분명 이 논문에 오류가 있을 것이고, 이 구절에 의문이 든다고
생각하면서 스스로 더 깊게 생각하게 되었습니다. 새로운 지식을 배울
때마다 항상 왜?라는 물음을 함으로서 더 깊게 파고들 수 있다는 것을
알았습니다. 앞으로 미래에 어떤 행동으로서 바른 의사가 될 지, 어떤 지식이
나를 좋은 의사로 이끌지 만을 생각하는 것보다 남들과 다른
내 자신이 현재에 정확히 어디에 있는지 아는 것이
중요하다는 것을 느꼈습니다.』

임상실습 중
스트레스 해소하는 법

『원래 잡생각이 워낙 많아서 비는 시간이 생기면 곧잘 생각에
빠지고는 하는데, 잠도 2~3시간밖에 못자고 바쁜 시간을 보내다 보니
잡생각을 할 시간마저 공부하는 것에 쏟은 것 같습니다.』

『이번 주가 지나면 조금 잠잠해지는 시간이 찾아오고 또 잡생각을 하게 되고, 그러면 지금 이렇게 바쁘게 보내는 시간이 그리워질 것 같기도 합니다. 너무 바빠서 개인적인 시간이 사라지는 것은 아쉽지만, 그만큼 공부도 많이 하고 잡생각을 많이 안 해서 기분도 우울해지지 않았던 것 같습니다.』

『교수님이 말씀해주신 것처럼 책을 통해 공부한 내용을 환자에게 접목시키는 것이 중요한데 경험이 적다보니 제 생각에 확신이 들지 않는 것 같습니다. 모르는 내용이 많아 공부하는 것이 많고, 무기력하다는 생각이 많이 드는 하루였습니다.』

여러분만의 스트레스 해소법을 개발해 보자. 참고로 제가 스트레스를 해소하는 방법을 소개한다. 첫째, 책 읽기이다. 어떤 책이든 저자와 만나는 것은 행복하다. 다른 사람의 생각을 들여다 볼 수도 있고 인생을 대신 살아 볼 수도 있다. 때론 마음에 쏙 드는 책을 읽고 있으면 책장이 넘어 가는 것이 아쉽다. 기분에 따라 소설도 좋고, 자기 계발서도 좋다. 성공한 사람들의 이야기나 고난을 극복한 진짜보다 더 감동적인 이야기도 읽으면서 눈물을 흘리면 눈물에 스트레스가 녹아내린다. 나는 책 읽기에 중독이 되어 있다고 해도 과언이 아니다. 책을 들고 읽기만 해도 내 머릿속에서 흥분제 세로토닌, 도파민, 엔돌핀이 분비되는 것을 느낀다.

둘째는 운동을 하는 것이다. 운동의 종류를 정해 놓지 않았다. 시간이 허락하는 한 운동을 하려고 한다. 주중에 못하면 주말이라도 반드시 운동을 한다. 몸은 게을러 운동을 하지 말라고 하지만 운동 후 주는 즐거움과 건강해지는 느낌 때문에 운동을 한다. 운동을 하는 동안에는 긴장할 만한 다른 생각이 들어올 여지가 줄어든다. 신체적으로 힘든 시간을 보내고 나면 꿀잠이 보장되는 것은 보너스이다. 잠을 잘 자는 것도 운동하는 것 못지않게 중요하다.

셋째는 다양한 취미를 갖는 것이다. 좋아하는 사람들을 만나 수다를 떠는 것도 좋다. 화풀이도 된다. 좋은 사람들과는 굳이 말을 많이 할 필요도 없을 수도 있다. 마음에 맞는 사람들과 예술영화를 한편 보는 것도 잠시 스트레스를 해소하는 효과가 있다. 예술은 마음을 달래는 탁월한 효과가 있기 때문이다. 미술관, 박물관, 유적지 등을 찾아가거나, 뮤지컬, 오페라, 연극을 보는 것은 정기적으로 정신세계의 건강을 유지하는 영양제 역할을 한다. 문화예술 전후에 맛있는 음식 문화도 즐길 수 있다면 금상첨화이다.

마지막으로 권하고 싶은 무엇인가 배우라는 것이다. 사람들은 이 나이에 뭘 배워서 뭘 하겠는가라고 말한다. 하지만 사람은 죽기 전까지 배워야 한다. 단지 한 가지를 배운다는 의미도 있지만 새로운 도전을 하는 것은 생각이 젊다는 것을 의미하기 때문이다.

스트레스는 같은 일을 반복할 때 생긴다. 아무리 얇은 책이라도 오래 들고 있으면 힘들다. 들고 있는 것을 내려놓아야 한다. 움켜진 주먹을 펴고 손바닥으로 세상을 담아내야 한다. 일을 하다가 하늘을 쳐다보는 여유를 가져야한다. 인생은 기나긴 여행이기 때문이다. 멀리 가려면 친구와 함께하는 것이 좋다고 한다. 인생이라는 여행을 함께할 친구는 스트레스를 나눌 수도 있고 행복을 나눌 수도 있다. 행복을 나누면 배가 된다.

눈을 감고 임상실습이 끝난 뒤의 자신의 변화된 모습을 상상해보자. 상상한 모습을 위하여 하나씩 천천히 실천해 나가자. 지금은 아득해 보이고 서투르지만 틀림없이 달라져 있을 것이다. 임상 실습이 지나면 학생들의 고민과 열정이 그대들의 가슴에 고스란히 남을 것이다.

『삼분스피치를 할 때 이해했다고 생각한 내용이 완벽하게
머리로 흡수되지 않았다. 자연스럽게 암기가 되지 않았다.
발표도 자연스럽지 못했다.』

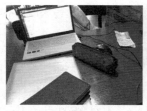
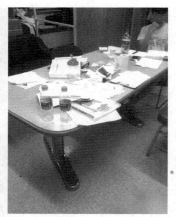
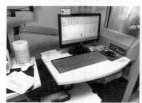

『환자에 대해 알아볼 때도 왜 이 환자가 이 질환을 가지게 되었는지에 대해 알아보고 옛날에는 어떤 질환을 앓았는지 등에 대해 알아보아야 하는데 너무 환자의 검사결과나 수치에만 집착하였던 것 같다.

환자를 완벽하게 조사하기에는 시간이 모자랄 수도 있겠다.

교과서를 갖고 공부를 하려니 실제 환자와는 안 맞는 부분이 많다.

텍스트에 의존한 것은 아닌지 고민을 해봐야겠다.』

『수요일이 되니 점점 몸은 지치고 자신감이 없어져간다.

어제 담당환자의 폐기능검사 소견이 이해가 계속 가지 않아서 다시 책과 컴퓨터를 붙잡고 밤새 앉아있었으나 별다른 소득이 없었고, 부족한 수면으로 인해 정신이 없을 뿐이었다. 나는 고민을 하고 고민을 더 해보아도 답이 나오지 않아 답답하고 스스로에게 답답함을 느꼈다.』

앞이 보이지 않는 것 같아도 고민하고 성찰하며 나아가면 언젠가 태양이 뜰 것이다. 날이 밝기 전이 가장 어둡다. 어두운 터널을 헤쳐 나가듯 계속 정진하면 날이 밝아진다. 목표도 없이 어딘가로 가던 자신을 목표 앞에서 발견하게 될 것이다. 이제 겨우 며칠 실습을 하고 지치고 힘들다는 학생들에게 이런 말을 전한다. 첫 걸음마를 떼고 스스로에게 실망할 필요가 없다.

『며칠 동안 고민하던 부분에 대하여 답을 찾았다. 너무나 간단하게
해결될 일이었는데 혼자 고민했다. 만성폐쇄성폐질환 환자를 담당하였다.
폐기능 검사에서 제한성소견이 나와 이해하지 못하고 제한성 폐기능 저하를
보이는 질환들을 모두 정리해 보았으나 답을 찾지 못했다.』

글자(Text)를 보지 마시고 내용(context)을 보시기 바랍니다. 조금씩 변화하는 학생의 모습이 진정 아름다운 모습이다. 너무 조급해 하지 말길 바란다. 안개 속으로 한치 앞이 보이지 않는 느낌일 것이다. 하지만 목표는 멀리 있지 않다. 단지 보이지 않을 뿐이다. 목표 가까이 있으니 계속 정진하시기 바란다.

『실습 시간은 매우 빠르게 흘러간다. 앞선 친구들이 호흡기 실습에 밤을
새워가며 발표준비를 하고 수척해져 있는 모습을 보며 겁을 많이 먹었다.
첫날에는 의지가 가득하고 사기가 충만해서 뭐든지 다 받아들이고 할 수
있을 것 같았다. 점점 공부할 것들이 쌓이고 또 환자를 계속해서
확인하고 검사수치를 확인하는 일들이 많아졌다.』

공부하는 습관이 바뀌지 않는 이유 중에 하나는 꿈이 작기 때문이다. 공부하는 습관은 단지 꿈을 실현하기 위한 수단이다. 꿈이 명확하다면 왜 공부해야 하는지를 알게 된다. 왜 공부해야 하는지 안다면 습관은 저절로 고쳐진다. 다시 한번 생각해 보기 바란다. 왜 공부하는가? 무엇을 배울지를 스스로 결정한다. 그것이 목표이다. 지금 목표를 정해 보자. 목표 달성을 위하여 노력하자.

『뚜렷한 목표가 없고 의무, 책임이라고 느끼기 때문에 공부 습관이 바뀌지 않았던 것 같다. 뚜렷한 목표가 없는 대신 그러한 목표가 생기게끔 임상 실습 내내 모든 것에 열심히 임하기로 올해 초에 계획을 세웠다. 교수님 말씀대로 단순히 무언가를 열심히 하기보다 뚜렷한 목표를 잡아야겠다.』

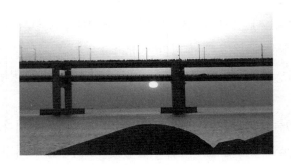

임상실습과 내가 하고 있는 일에 몰입이 필요하다. 만일 노인 천식에 대하여 고민한다면 아침에 일어나서 저녁에 잠들 때까지 밥을 먹을 때도 화장실에 가서도 아니 꿈에서도 노인 천식이 머리에 떠올라야 한다. 이런 것을 불교에서 화두라고 한다. 한 가지 문제에 대하여 골똘히 생각하다 보면 의외의 해결책이 '유레카'처럼 떠오르게 된다. 왜 노인 천식에 대한 내용을 찾지 못하는지도 고민해야 한다. 주변에 있는 것들을 그냥 스쳐 지나면 의미를 찾지 못한다. 아무리 사소한 것이라도 거기 있는 이유가 있다. 만일 이유가 없는 것이 있다면 버려야 한다. 치워도 아무런 일이 생기지 않는다면 거기 있을 이유가 없었던 것이다.

들에 핀 꽃도 다 이유가 있어 피고 지고 한다. 학생이 임상실습에서 병원에 있는 무엇이라도 그냥 넘기지 않았으면 한다. 이것이 여기에 왜 있을까라고 의문을 가져야 한다. 자신만의 의미를 부여할지 선택은 학생의 몫이다. 병원의 새벽은 학생에게 어떤 느낌을 주는지 기억해야 한다. 새벽에 환자를 보는 풍경에서 공감이 가는 부분은 무엇인지 생각해 보기 바란다. 모든 것이 그저 거기 있는 것이 아니라 나와 어떤 관련이 있는지 자신의 주변을 돌아보기 바란다. 병원이 아무리 힘들어도 도서실이 없어지지 않는 이유는 무엇일까? 왜 거기에 있어야 하는가? 생각 또 생각해 보자. '유레카'가 떠오를지 모른다.

『많은 학우들이 의과대학에 들어오고 나서 의사란 직업에서 어떻게 보람을 느끼고, 왜 의사가 되려고 하며, 환자와의 공감등에 대하여 생각을 해보지 않았습니다. 하지만 오늘 처음, 이러한 점에서 의사란 직업에 보람을 느끼고, 책임감을 느끼며 일을 할 수 있겠다는 생각이 들었습니다.』

『임상실습을 돌기 전까지는 의사가 현장에서 하는 일을 배우고, 환자와의 관계형성을 하는 법을 배우는 것이라고 생각을 했습니다. 뿐만 아니라 의사란 직업에 책임감을 가지며, 환자를 보면서 얻을 수 있는 보람감 등을 느끼고, 의학적 지식은 기본적으로 쌓아야 하며, 그 이상으로 도덕심, 공감능력 등을 키우기 위해서 실습이 존재한다는 것을 경험했습니다.』

『외래참관을 하면서 진지한 이야기를 들었다. 초등학교 때 지나간 이야기를 하는 것처럼 자신 있게 말하라고 하신다.』

『어떤 일을 할 때 생각하지 않고 일단은 행동으로 실천해서 후회한 적이 많다. 조금만 생각하면 바로 보이는 것을 그 때는 보지 못하고, 지나간 후에야 후회하게 된다.』

성찰은 나만의 이야기이다. 성찰은 나의 유일한 느낌이다. 누구도 대신 할 수 없는 이야기를 적어야 한다. 누구나 할 수 있는 이야기, 누군가 했을 것 같은 이야기는 성찰이 아니다. 막연히 열심히, 잘 해야지라는 것보다 나는 왜 그랬을까라는 의문을 갖는 것이 성찰이다. 왜?, 왜?, 왜? 그리고 그럼 어떻게? 어떻게 왜? 그럼 뭐가 달라지나? 나는 어떻게 변할까? 등등으로 생각한다. 생각은 변화로 이어진다. 생각만 하고 행동하지 않으면 또 생각만 하게 된다. 같은 실수를 매번 하면서 앞으로 잘 해야지라고 해도 변하지 않는다. 정말 잘 하려면 어떻게 해야 할 지 모든 것이 자신에게 달려 있다.

『배정받은 환자분의 임상증상과 알레르기 스킨 테스트를 보면서 천식을 강하게 의심했는데, 막상 폐기능 검사와 천식유발검사에서 음성이 나와서 많이 당황했습니다. 항상 책에서는 전형적인 증상과 검사결과로 설명이 되있고 케이스도 그러한 케이스만 나와있어서 그런지, 비전형적인 환자를 볼 때 생소하고 당황스럽습니다.』

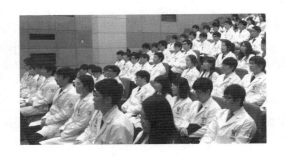

『제가 실습을 한 내과는 신장, 소화기, 호흡기 내과입니다. 그런데 실습을 2주간 했지만, 각 내과마다의 모든 질환을 알지 못하고, 한 질환에서도 병인, 진단, 치료 등의 명확한 기준을 완벽하게 안다고 말할 수 없습니다. 이러한 상황에서 전 범위 내과시험을 보게 되어서 자신감도 없고, 두렵기도 합니다.』

학생의 마음을 담은 내용이 있어 즐겁게 감상했다. 임상실습 중 종합고사로 고민하고 있다. 분명 어떤 문제가 있어 보인다. 시험 성적을 잘 받으려면 족보를 보고 암기를 해야 한다. 임상실습은 환자 중심이 포괄적 학습이다. 공부 방식이 바뀌면서 주는 혼란이 있다. 과정 중 시험 문제가 임상실습을 반영하지 않기 때문이다. 학생 수준에서 특정 과목의 특정 질환만 임상실습에서 보게 되어 있어 유불리가 있다. 임상실습 중 치르는 종합시험의 문제를 잘 지적하였다. 정당하고 논리적인 이야기이다. 학교에서는 학생들이 실습을 열심히 하라고 하고선, 평가하는 시험을 별도로 보고 성적을 평가한다는 우스꽝스런 제도이다. 신뢰의 문제이고 불합리하고 부정적이다. 학교가 학생들이 정말 공부하는지 걱정이 된다면, 평가는 하되 성적에 반영시키지 않는 방법도 있겠다. 교수도 공식적으로 건의 해 보겠다. 학생입장에서도 실습에 방해되는 비교육적 방법이라고 의견개진을 하기 바란다. 부드럽게, 부드러움이 강함을 이긴다. 나중에 알게 되었지만 임상실습 중 종합시험은 폐지되었다. 학생들의 생각이나 교수 개인의 지적도 작용했을 것 같다. 한 사람이 생각하면 상상이지만 여러 사람이 생각하면 꿈은 이루어진다.

『전 낯선 사람들을 대하는 것이 어려웠습니다. 실습을 돌기 전까지
막연하게만 생각했던 환자와의 좋은 관계형성 등이 생각보다
쉽지 않다는 것을 느꼈습니다.』

좋은 의사가 되기 위하여 좋은 사람이 먼저 되어야 한다. 왜 좋은 의사가 되고 싶은 건가? 좋은 의사란 좋은 의사가 무엇인지 고민하는 의사라는 말이 있다. 임상실습 후 변화된 모습을 상상해 보고 목표를 잡자. 꿈은 이루어진다고 한다. 혼자 꿈을 꾸면 꿈에 그치지만 여럿이 꿈을 꾸면 현실이 된다. 이제 어떻게 해야 할지 고민해 보자. 계획하고 전략을 짜고 실행에 옮기는 것이다.

동이 트는 새벽에
찾아오는 자신감

『오늘 3분 발표를 하고나서 "좀 더 자신감을 가지고 당당하게 발표했으면
좋겠다."라는 말을 들었다. 이 이야기를 들으며, 항상 말의 뒤끝이
흐려지는 나의 말투와 교수님들 앞에서 뭔가 모르게 주눅이 들어있는
내 모습이 느껴지면서 '아 내가 자신감이 없구나.
무엇이 문제일까.'라는 생각을 하게 되었다.』

　학생들은 자신감이 없다. 낯선 곳에 가면 그렇듯 이해할 수 있다. 처음 하
는 병원 임상실습에서 자신감이 없는 것은 당연하다. 교수들은 학생들이 하
루 빨리 자신감을 갖기 바란다. 왜냐하면 교육하는 목적은 성장하기 바라기
때문이다. 뭐든 답을 말하기보다 고민하고 공부해 보라고 한다. 고통 없이 얻
는 것은 복권이나 다름없다. 스스로 부딪쳐 답을 찾아야 진짜 공부다.
　학생들이 자신감이 없는 또 다른 이유는 스스로에게 솔직하지 못하기 때
문이다. 학생들은 자신이 가진 것보다 잘 보이려고 한다. 모르는 것은 모른다
고 하고, 아는 것은 안다고 말하는 것이 자신감이다. 모르는 것이 많으니 배우는
학생이다. 학생들에게 이런 마음이 들기까지는 시간이 걸린다. 왜냐하면 처음
에는 무엇을 모르는지 아는지도 모르기 때문이다. 다만 하얀 도화지에 그림
을 그리듯 하나씩 차근히 단계를 밟아 그려 나가면 좋은 그림이 된다. 처음부

터 모르는 그림을 그릴 필요가 없는데 모르는 그림을 그리려는 학생들이 있다. 그래서 자신감이 떨어지게 된다. 하나라도 똑 부러지게 알고 있으면 좋겠다.

자신감은 긍정적 마음에서 생긴다. 요즘 학생들에게 야단은 고사하고 간단한 지적을 한가지 하려고 해도 조심한다. 칭찬에 익숙한 학생들이기 때문이다. 지적을 하는 이유는 실수를 반복하지 않도록 하기 위함이다. 지적을 하면 쉽게 주눅이 들어 말하기가 꺼려진다. 매일 야단 맞던 예전 시절과 달라진 점이다.

발표를 할 때도 자신감은 부족하다. 목소리는 들릴 듯 말 듯하고 주저리 늘어놓아 무슨 말인지 알 수 없다. 대부분 지식이 없어 그렇다고 하지만 3분 발표에서 지식은 중요하지 않다. 형식을 지키고 연습한 대로 3분 동안 말하면 된다. 괜한 걱정과 두려움 때문에 자신감이 떨어진다. 학생들이 자신감 있게 발표할 수 있기를 바란다.

『좀 더 당당하게 내가 조금이라도 아는 것이라면 열심히 참여하였다. 하지만 이번에는 아무것도 모르면서 너무 당당하게 얘기하는 것 같다고, 그렇게 근거 없이 이야기하기 시작하면 어떻게 하냐며 한소리를 들었다. 이렇게 이야기하기까지 가장 필요한 것은 "내공"이라는 것을 느끼게 되었다. 내가 정확하게 알고, 이해하고, 외우고 있는 것이 많아야 다른 사람에게도 전달력 있게 말할 수 있다는 것을 느꼈다.』

학생이 지나친 자신감을 보이는 경우도 있다. 자신 없게 말하기와 지나치게 자신 있게 말하기 중 하나를 선택하라고 하면 후자이다. 자신감 있게 말하다가 지적 한번 받는 게 더 낫다. 야단맞을까 두려워 기어가는 목소리로 말하는 것은 도전을 두려워하는 것과 같다. 때로는 날카로운 지적과 화를 내는 교수도 있다. 옆에서 보면 안타깝다. 과에서 내과 과장으로 강의할 때 이런 말을 하였다. 누군가에게 화를 낼 자격이 있는 사람은 세상 어디에도 없다. 예수님이나 부처님 말고는 없다. 전공의 및 교직원 소통원칙을 정했다. 원칙 1. 잘한 점 먼저 지적하기. 냉소, 거짓 칭찬, 형식적인 칭찬을 하지 않는다. 교수도 지키기 어려우니 연습하고 또 연습해야 한다. 원칙 2. 대안 없는 비판하지 않기. 그래도 지적과 비판을 해야 하면 대안을 제시할 수 있어야 한다. 원칙 3. 1, 2번 원칙을 항상 지키기.

어느 교수가 그렇게 말하였는지 모르겠지만, 세상이 다양한 것처럼 교수도 다양하다. 이런 일을 어떻게 슬기롭게 대처해 나갈지를 배우는 기회가 될 수 있기 때문에 결코 나쁜 경험은 아니다. 지금처럼 고민하고, 생각하고, 판단하고, 내 것으로 만들어야 한다.

사랑이 뭔가요?

『새로운 가르침을 얻었다. 신세 지는 것을 두려워 말아야겠다. 부모에게 신세를 진다는 표현 자체가 모순이다. 미안해 할 것이 아니라 감사해야 한다. 실습에서 의학적 지식도 많이 배워가지만, 인생을 살아갈 방향에 대해서 많은 성찰을 하고 있다. 스스로가 부끄럽기도 하다.』

사랑이 뭐예요? 사랑은 자유다. 사랑은 자유다. 가족과 부모님의 사랑은 나를 지탱하는 힘이다. 아버지와 점심식사가 맛있는 이유는 사랑이 있기 때문이다.

어차피 공부는 누가 시켜 주는 것이 아니라 스스로 해야 한다. 그런데 대부분 스스로 해야 하는 이유와 스스로 하는 법을 모르고 있다. 나는 학생들에게 공부를 하는 이유를 스스로 알게 하려고 노력한다. 우리가 가족과의 관계 속에 있거나, 사회에서 뭔가를 느끼게 된다면, 거기서 내가 공부해야 할 이유를 찾을 수 있다.

내 자리에서 최선을 다하는 것이다. 막연히 해야 되니까 하고 있다면 마치 목표없이 방법에 치중하고 있는 것이다. 제대로 정진하지 못하거나 무한히 열심히 했다고 해도 결국 내가 왜 이러고 있지라는 회의와 공허감만 남을 수 있다. 자신감도 줄어 들어 추진력도 생기지 않을 가능성도 있다. 공부하면서 알기보다 사람들을 만나면서 더 많이 알게 된다. 교회를 다니면서 공부하는 이유를 알게 된다. 사랑은 자유와 함께 간다.

『재채기와 사랑은 감출 수가 없다. 재채기와 기침의 차이가 무엇일까?
재채기는 기침보다 "코"에 더 집중이 되어있는 생리적 반응이다.
재채기는 불수의적인 반면 기침은 불수의적 또는 수의적이며
작용하는 중추와 신경에도 차이가 있다.』

공포의 유격훈련
실습을 마치면서

『실습 동안 배우고 느낀 게 많아서 감사의 말씀을 보냅니다. 하루도 빠지지
않고 답장을 해주셔서 감사했습니다. 너무 피곤하고 졸린 상태에서 써서
허튼소리 같이 느끼셨을 텐데도 좋은 말씀들로 돌려주셔서 참 좋았습니다.
오전 회진 끝나고, 편지부터 읽는 즐거움이 있었습니다. 다음 주부턴 조금
허전할 것 같습니다. 3분 스피치를 통해 배운 것이나, 좋은 말씀 해주신
것들이 기억에 남습니다. 한편으론 너무 부족한 사람이 된 것 같아서
맘이 힘들기도 했고 부끄럽기도 했습니다.』

학생들은 호흡기 임상실습을 유격훈련에 비교한다. 학생들의 성찰에 유격훈련이라는 말이 자주 등장한다. 그만큼 육체적으로도 힘이 든다. 그렇다. 의과대학 임상실습은 체력이다. 의학은 머리로 하는 것이 아니라 엉덩이로 한다는 말이 있다. 그만큼 의사에게 체력은 기본이다. 학생들이 의욕적으로 임상실습에 나와 가장 힘들어 하는 것 중에 하나가 체력부족이다. 때로 어떤 학생들은 이틀도 지나지 않아 몸이 아프다. 새벽부터 돌아가는 병원 환경에 체력이 부치기 때문이다. 많은 학생들이 비로소 체력이 중요함을 느낀다. 한 학생이 보내온 말이다. '이기고 싶다면 충분한 고민을 버텨줄 몸을 먼저 만들어, 체력이 약하면, 빨리 편안함을 찾게 마련이고 그러다 결국 피로감을 견디지 못하면 승부 따윈 상관없는 지경에 이르지' 드라마 '미생'에서 나왔던 말이다. 타인과의 경쟁도 있지만 실습은 자신과의 싸움이다. 집중하지 못하고 공부를 잘 하지 못하는 이유는 동료와의 경쟁 때문이 아니다. 스스로 공부해야 할 체력과 이유를 갖지 못하기 때문이다. 공부해야 할 이유를 찾는데도 체력은 늘 바탕이 되어야 한다. 자신과의 싸움에서 이기고 싶다면 첫째가 체력이 뒷받침되어야 한다.

『오늘은 아침부터 급체를 해서, 열이 나고 어지러워 낮에 비어있는 시간에 아무것도 하지 못했습니다. 아침에는 하루 쉴까도 생각했는데, 오후에 진료를 받고 나서 좀 나아졌고, 역시 하루라도 빠지지 않는 것이 뭔가 하나라도 얻어가는 데 좋은 것 같습니다. 건강도 공부의 연장선인 것 같습니다. 앞으로 몸도 챙겨가면서 실습하겠습니다.』

실습을 마치는 것은 새로운 성찰을 시작하는 것이다. 수없이 많은 학생들이 스쳐지나가듯 왔다가 간다. 왔으면 가는 것은 당연하다. 누구든 그러하다. 시작이 있으면 끝이 있게 마련이고 끝이 있어야 또 새로운 시작으로 힘을 얻어 살아가게 된다. 늘 시작만 있고 끝이 없는 상황이란 상상하기조차 어렵다.

그래도 끝이 아쉽다. 학생들의 졸업식에 가보면 다들 그런 기분이 든다. 끝이 아쉽기는 하지만 새로운 도전이 기다리고 있다.

분명 시간은 지나간다. 시간은 흔적을 남기지 않고 지나가지만 사람은 호랑이처럼 가죽을 남기지 못하기 때문에 무엇을 남겨야 할지 고민해야 한다. 무엇인가를 남기는 것이 우리가 살아 왔다는 흔적과 아울러 앞으로 무엇을 남기고 살 것인가를 보는 좌표가 될 수 있다. 때로는 추억으로 그리워하며 살 수도 있다. 임상실습의 끝은 단순한 끝이 아니라 학생들에게 또 다른 시각을 준다. 학생들이 성찰을 계속 이어 간다면 과거와 현재 그리고 미래까지 볼 수 있는 혜안이 생길 것이다.

『의대에 입학하였을 때 사람을 살릴 수 있는 방법을 배울 수 있는 곳에 왔다는 자긍심이 있었다. 시간이 지날수록 의사의 본질적 마음보다 어느 과가 수입이 더 괜찮은지, 수련을 편하게 받을 수 있는지에 등에 대해 평가를 하고 있다. 실습을 돌면서 만난 환자들을 보며 반성을 하게 되었다.』

『유격 훈련 첫날 배가 고파 잠 못 이루는 밤입니다. 공부하다가 의문을 가졌던 점을 서로 물어보고 의견을 나누는 우리의 모습을 문득 발견하니 호흡기 내과가 시작되었다는 것이 새삼 느껴집니다.』

『배워야 할 지식이 많다는 것을 핑계로 맹목적으로 암기하고 받아들이는데 익숙해 있어서 그런지 생각하면서 공부를 하니 한 페이지를 넘기기가 힘이 듭니다.』

『어리바리하게 오전 회진에 참여하고 분과에 적응하고 이것저것 공부하다 보니 벌써 밤이 되었습니다. 아무런 목적도 없이 그냥 시간이 흘러가기를 바래왔던 지난 시간들이 너무 아깝게 느껴지면서 앞으로 남은 실습을 어떻게 하면 더 알차게 보낼 수 있을까 생각하게 되었습니다.』

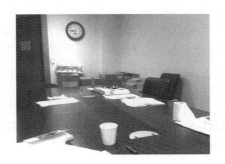

『지금은 새벽 2시. 호흡기 내과 3일째 밤이 지났습니다. 시간이 지나면 지날수록 아는 것 없이 그저 담당 환자만 쫓아다니고 귀찮게 하는 것 같아 마음이 무거워지는 것처럼 느껴집니다. 자신감은 자꾸 없어져가고 교수님들 앞에만 서면 작아져서 머릿속은 하얘지고, 요즘에 이런 제가 답답하기 짝이 없습니다.』

『오늘은 팀원들과 같이 모여서 공부하기로 하였습니다. 일찍 저녁을 먹고 졸리면 대화를 하고 의견을 주고받으면서 잠을 깨기도 하고, 나름대로 열심히 공부를 하고 있는 것 같습니다. 너무 우울해하지 말고 최선을 다해서 공부를 해서 남들에게 피해를 끼치지 않도록 노력해야겠습니다.』

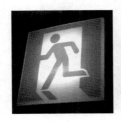 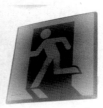

성장이 느껴지는 성찰

『무엇 하나 제대로 한 게 없는데 1주일이 훌쩍 지나가버렸습니다.
환자를 만나는 것도, 환자가 귀찮게 느껴질 정도로 많이 찾아가서 질문만
너무 많이 하고 환자 얘기는 많이 못 들어준 것 같아 아쉽습니다.』

『호흡기내과 실습에 참여하면서 느낀 것은, 너무 도망만 가서는 안 된다는
것입니다. 이제까지 저는 항상 무엇인가를 피해가며 살아온 것 같습니다.
갈등이 생기면 원만하게 풀고, 피하고자 하는 마음보다 극복해보고자 하는
마음이 먼저 들게끔, 그런 식으로 생각을 해야겠습니다.』

『담당했던 환자에 대해서 공부했던 것은 특히 기억에 많이 남아서
좋았습니다. 이것저것 기억 속에 있는 것을 꺼내보고 내려진 결론은,
'정말 공부가 많이 되었던 것 같다'입니다.』

『임상실습을 돌면서 혼도 많이 나고, 잠도 줄여가며 공부를 하면서
스트레스도 받고, 환자랑 얘기도 많이 해보고,
이것저것 하면서 많이 배운 것 같습니다.』

『수면 조절을 잘 못해서 아침에 conference 할 때 자꾸 꾸벅꾸벅 조는데,
어떻게든 잘 조절해서 잘 들을 수 있도록 노력해야겠습니다.』

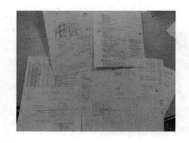

322
성찰은 인생의 선물상자

『체력적으로 조금 더 지치고, 군기가 바짝 깃든 마음이 흐트러지려고 하는 수요일이었다. 첫 날과 같은 마음가짐을 다시금 가지고 기본적인 개념이해부터 다시 시작해야겠다. 며칠 동안 계속해서 늦게까지 공부를 한다고 조금씩 잔 것이 피로가 누적되었던 것 같다.』

『내일부터는 체력적인 안배를 잘하도록 해야겠다. 아침에 항상 10분, 20분 더 자겠다고 아침식사를 거르는 일이 잦았으나 아침도 잘 챙겨먹고, 일과시간 중에 틈틈이 공부내용을 정리해두어 밤에 지나치게 늦게까지 과제를 하다가 잠들지 않도록 할 것이다.』

『이제 8번째 발표준비입니다. 준비를 하면 할수록 준비를 하는데 걸리는 시간이 단축될거라고 생각했습니다. 바람과는 반대로 전혀 준비시간이 줄어들지 않았습니다. 이렇게 3분발표의 주제를 정하게 되는데 걸리는 시간이 2~3시간 정도 걸리게 되는 것 같습니다. 일정표에서는 2시 30분 취침으로 계획하였지만 4시 이전에 누웠던 적이 2주간 1번밖에 없었습니다.』

『호흡기 내과 실습이 이제 내일하고 모레, 2일밖에 남지 않았습니다. 이제까지 뭘 했나 싶을 정도로 시간이 너무 빨리 지나갔고, 그래서 너무 허무하기도 합니다. 공부를 분명 많이 하기는 했는데 그게 진짜 내 머릿속에 들어있는지도 모르겠고 교수님 질문에 대답할 수 있는 건 없고 자신감은 떨어지고, 반복된 하루하루를 보내고 나니 교수님 말씀대로 진짜 '유격훈련'이 끝나가고 있구나 하는 생각이 들었습니다.』

학생들은 호흡기내과 임상실습을 군대 훈련 중 유격훈련에 비유한다. 유격훈련에 비유하는 학생 나름의 이유는 추정가능하다. 처음 이 말을 들었을 때는 양가감정이 교차하였다. 내가 너무 학생들을 힘들게 한 것이 아닌가 걱정을 하였다. 반면에 군사훈련의 꽃이라고 할 수 있는 유격훈련에 비유하는 것이 나쁘지만 않았다. 학생들이 힘든 임상실습의 고비를 겪는 것이 앞으로 의사가 되어 가치 있게 쓰일 수 있다면 보람된 일이다. 돌이켜 보면 교수가 학생들을 힘들게 한 것은 없다. 다만 학생들이 스스로 힘든 것이다. 왜냐하면 호흡기내과 임상실습은 학생들의 완전 자율학습이기 때문이다. 학생들에게 환자를 맡기고 매일 아침 전공의 대신 발표를 시킨다. 발표를 위해 환자 파악을 해야 한다. 얼마나 어떻게 하는지는 학생이 결정한다. 다만 아침 시간에 교수의 송곳 같은 질문에 답을 하려고 노력해야 한다. 매일 한가지 주제를 정하여 3분 발표를 한다. 어떤 것을 발표할 지도 학생이 정한다. 학생들 말을 빌리면 진부하지도 너무 지엽적이지도 않은 주제가 좋다고 한다. 당연히 학생들의 학습목표에 있는 주제가 좋다. 간단할 것 같지만 처음에는 주제 선정에 3시간이 걸렸다고 하는 학생도 있다. 이것저것 살피다가 주제를 정하지만 공부하다 보면 발표하기 어려운 것들이 있다. 또한 3분으로 요약하는 것도 발표를 연습하는 것도 만만하지 않다. 호흡기내과는 중환자실과 각종 검사가 매일 같이 일어나고 환자는 수일 내로 변화가 일어나고 입원하고 퇴원한다. 역동적인 환자의 흐름이 학생들을 바쁘게 한다.

마지막으로 1주일에 한번 담당한 증례 발표와 의학적 논란이 되는 주제를 선정하여 양자토론(debate)을 한다. 찬성과 반대로 나뉘는 토론은 학생이 찬성 또는 반대 모두 학습하여야 한다. 왜냐하면 발표 바로 전에 추첨으로 찬성 반대를 나누기 때문이다. 많은 과에서 지금도 30년 전 내가 임상실습을 한 것처럼 임상실습을 시킨다. 환자를 보고 문제를 제기하여 교수가 물어 보면 학생이 답한다. 한두가지 기억이 나지만 현학적인 교수는 학생들에게 세네 가지 이상의 원인과 설명을 한다. 교과서를 찾아보면 나오는 내용이다. 들을 때는 아차 하고 생각이 나지만 돌아서면 잊어 버린다. 하지만, 3분발표, 토론, 증례발표에서 나오는 이해하는 지식, 발표할 수 있는 지식은 오랫동안 잊지 않는다. 학생들에게 밤을 새워서 공부하라고 한 적이 없다. 간단하게 해도 된다. 그럼에도 불구하고 학생들 스스로 즐거운 게임처럼 잘하고 싶은 마음에 밤도 새고 친구들과 격론을 해 가면서 공부를 한다. 유격훈련이 힘들지만 제대로 된 군인을 만드는 것처럼 유격훈련 같은 호흡기 내과 임상실습은 유능한 의사를 만든다.

> 『시간이 매우 빠르게 흐른 것 같다. 먼저 호흡기실습을 경험하였던
> 친구들이 밤을 새가며 발표준비를 하고 수척해져 있는
> 모습을 보며 겁을 많이 먹었다.』

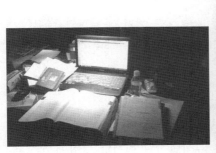 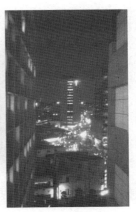

학생들이 야심한 시간에 찍은 사진을 보낸다. 임상실습이 끝나고 이 사진들을 다시 보게 된다면 어떤 감회가 생길지 모른다. 지긋지긋한 감정일 수도 있겠지만 어두운 터널을 지나온 느낌이 들 수도 있다. 자신만이 기억할 것이다.

> 『하루가 어떻게 지나갔는지 모르겠습니다. 제가 무엇을 하고 있는지,

왜 하고 있는지, 무엇을 할 것인지에 대해서 생각해보는 것이
힘들다는 것을 매번 느끼고 있습니다.』

학생들에게 생각하는 습관을 들이라고 한다. 처음부터 잘 되지는 않는다. 처음에는 익숙하지 않아 생각조차 힘이 든다. 하지만 조금만 연습한다면 생각이 또 새로운 생각을 불러일으키기 때문에 자연스럽게 익숙해진다. 아무리 바빠도 잠시 자신을 돌아보는 성찰의 시간을 통하여 하지 못한 것을 아쉬워하기보다 내가 한 일에 대한 의미를 부여하고 내 것으로 만들어 나가면 자신도 모르게 성장한다.

『글로 배운 지식들을 실제 상황으로 직접보고 배우는 시간이고,
배웠던 지식 또한 잊어버리거나 부족해서 걱정이 되었고 자신감이 생기지
않았다. 준비가 부족한 점도 있었지만, 긴장을 많이 해서 부족한 점이 많았던
것 같았다. 많은 사람들 앞에서 말하는 것을 좋아하지 않아서 필요하지
않으면 그 상황을 피하려고만 해 와서 막상 잘 말해야 할
필요가 있을 때는 긴장하고, 어색했던 것 같다.』

마음이 전해지는 성찰입니다. 처음부터 잘하는 사람은 없습니다. 되고 싶은 사람, 의사를 상상해 보시고, 그사람처럼 되기를 상상해 보세요. 하루 5분 아주 훌륭한 의사가 되었다고 생각하고 연기를 해 보세요. 5분 연기하기도 처음에는 쉽지 않을 겁니다. 연기가 잘 되면 일상의 습관이 되고 하루 종일 훌륭한 의사처럼 행동할 날이 올 겁니다. 우리가 위인전을 읽는 것과 같은 이치입니다.

『환자 분이 검사를 많이 하시는 것에 대해 좋지 않은 결과가 나올 것을

성찰은 인생의 선물상자

걱정하고 계셨다. 그런데 오후에 조직검사 결과가 나왔고 암이라는 말을
듣고 마음이 좋지 않았다. 또한 환자분 뵙기가 어렵게 느껴졌고
왠지 미안한 마음도 들었다. 환자 분 뵐 때 어떻게 해야 할지
알 수 없었고 고민이 되었다.』

성찰이 고민되었다로 끝나면서 더 이상 진전이 없다. 무엇을 고쳐서 무엇을 더 배워야겠다는 계획이 있어야 한다. 교과과정에서 배운 나쁜 소식 전하기를 떠올려 보자. 이런 상황은 누구에게나 곤혹스럽다. 교과서에서 배운 대로 하면 된다. 그러나 현실은 녹록지 않다. 교과서와 현실 사이에서 어떻게 균형을 유지하는 것이 의술이란 이름의 예술이고 과학이다. 고민을 하는 이유는 뭔가 발전하기 위한 몸부림이다. 누군가도 학생과 같은 고민을 하였다. 그런 고민을 해결하려면 먼저 고민한 사람들을 만나야 한다. 다행히도 많은 사람들이 이런 고민을 혼자만 알지 않고 기록으로 남겨 두었다. 책에 모든 것이 있지는 않지만 많은 고민을 해결해 줄 것이다. 내가 찾지 못했을 뿐이다.

『내가 아는 것이 정말 아는 것이 아니라는 것을 분명히 알게 되었다.
스스로에게 '이 정도면 되겠다'라는 생각이 있었는데 그것은 착각이었다.』

『머릿속에는 이해가 되어있지만, 말로 표현하는 방법에서 서툴렀던 점이
이제 돌이켜 생각해 보니 너무 아쉬움이 남는다. 짧고 간결하고 남들이
이해하기 쉽게 설명을 하는 연습이 필요하고, 이를 위해서는 명상과 반복
훈련이 필요할 것 같다고 내 자신에게 피드백을 해 보았다.』

『정말 이렇게 글을 써본 적이 너무 오래 돼서 어떻게 써야할지 감도
안 잡히기도 하고 어떻게 보면 설레는 느낌도 드는 것 같다.』

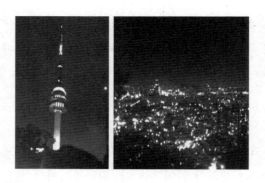

『환자를 파악하고 보고하는 일이 힘들게 느껴집니다. 질병에 대해 모르니
매일매일 하는 검사도 무슨 의미에서 하는지 모르겠습니다. 우선 각
질병들을 확실히 알아야겠다는 생각이 듭니다. 담당환자들의 질병에 대해
책을 읽어봅니다. 잘 모르겠습니다. 베껴 적어봅니다.
왜 검사를 했을까? 아직 잘 모르겠습니다.』

암기한 것은 잊어버린다. 학생은 이해하려고 노력한다. 분명 이해하고 생
각해야 한다. 이해하지 않는 것은 아무리 진실이라 해도 자신의 자산이 되지
못한다. 읽기와 이해는 다르다. 모르는 것을 안다고 믿는 경우가 많다. 끊임
없이 물음표를 달아서 단순 사실과 근거가 있는 논리적 결론 그리고 단순한
의견을 구별해야 한다. 사실이든 논리적 결론이든 저자의 견해이든 구별하지
않고 문자 그대로 받아들이고 암기하면서 뭔가 배우고 있다고 믿지 말라.

새로운 사실을 접할 때마다 기존에 알고 있는 지식 체계와 관련지어 사고
하고 이유를 찾거나 설명할 수 있어야 이해한다고 할 수 있다. 설명이 되지
않으면 곧바로 질문으로 이어져야 한다.

『오늘은 서울 내과의 꽃이라고 불리는 호흡기 파트 실습의 참맛을 느끼게 된
날이었습니다. 현재 시각 새벽 4시이지만 아직 할 일이 산같이 쌓여있는 것을
보면서 많이 힘들고 지치고 졸리기도 하지만 점점 담당환자에 대해서

알아가고 쌓여가는 지식 그리고 오랜만에 밤을 새면서 공부를 하니깐 기분이 좋았습니다. 내일 몸이 힘들고 아침 특강시간에 꾸벅 꾸벅 졸더라도 오늘의 뿌듯함은 꽤나 오래 갈 거 같다는 느낌이 듭니다.』

날숨과 들숨

숨을 크게 들여 마셔
숨을 멈추어라.
세상의 공기를 다 마실 때까지

숨을 길게 내 쉬어
일말의 한 줌 공기를 모두 내 뱉어라.
속이 텅 비도록

아주 멀리 내다보면서
천천히 천천히

조급해 지지도,
나태해 지지도 않고
한시도 멈추지 않는
숨처럼
나아가자

처세무기단솔진(處世無奇旦率眞)

『호흡기 내과를 돌면서 이전에 돌던 소화기와는 다르게 환자 보고를 해야 하기 때문에 환자분이 잠들기 전과 아침 컨퍼런스 전에 꼭 환자를 뵈러 갑니다. 교수님께 환자의 상태만이라도 정확하게 보고하고 싶은 마음도 크고, 저에게 증상을 잘 설명해 주는 환자분이 빨리 나으셨으면 하는 바람도 커서 그런 것 같습니다.』

『오전, 오후 환자보고 할 때마다, 자꾸 긴장되어 몇 번씩 마음속으로 되새기고 화장실 가서 혼자 연습하기도 하지만 어떻게 할아버지 상태를 정확하고, 깔끔하게 보고할 수 있을지가 계속되는 숙제입니다. 객관적으로 수치로 말씀드려야 할까? 아님 증상만 호전되었다고 말씀드려야 하나? 등등 머릿속이 복잡했습니다.』

체세무기단솔진(處世無奇旦率眞)이라는 말이 있지요. 솔직한 것이 좋다. 때로는 말을 않는 것이 더 현명할 때도 있다. 내가 몰라서 더 행복해 진다면, 차라리 그런 말은 안 듣는 것이 좋을지도 모른다. 그것이 큰 문제가 아니고 삶에 방해가 되지 않는다면, 사소한 것조차 알고 지낼 필요는 없다. 어떤 것이 현명한 결정인지 좀더 깊은 고민이 필요할 것 같다. 피상적인 판단은 오히려 위험하다. 의사들이 단합이 되지 않는 것처럼 우리나라도 단합이 잘 안된다. 왜냐하면 다들 너무 똑똑해서 그런 것 같다. 나만 옳고 내가 아닌 것은 모두 그르다는 생각 때문이다.

달을 보라 했는데 손가락을 보는 그림을 문월도라고 한다. 내가 말하고 싶은 것은 문월도가 아니다. 달도 아니다. 손가락은 더더욱 아니다. 세상을 살아가는데 솔직함이 더 없이 좋은 처세라는 것이다. 말을 아껴야 할 때도 더 솔직해져서 말을 아끼라는 것이다. 무조건 말을 다하는 것이 정말 솔직해지는 걸까? 글자를 다 믿지 말라고 했다. 성찰은 좋지만, 성찰의 방향과 깊이를 더해야 성찰이 바른 성찰이 될 것이다.

CHAPTER 7

3분 발표와 토론

학생들이 가장 어려워하는 것이 3분 발표이다. 초기에는 학습 주제를 정해 주었다. 예를 들면 '천식과 만성폐쇄성 폐질환의 같은 점과 다른 점'이 발표주제이다. 하지만 몇 년 전부터 발표할 주제를 학생 스스로 정한다. 발표 주제를 정해주면 교과서나 요약 노트를 찾아 정리하면 된다. 주제를 정해 주는 것이 학업 의욕을 꺾는다. 아무리 좋은 것도 시켜서 하면 힘들다. 스스로 문제를 찾아서 내가 부족한 것을 공부하는 것이 학업 성취도를 높인다.

　학생들이 주제를 고르는데 의외로 시간을 많이 쓴다. 발표주제가 진부하지 않으면서도 임상실습과 교육과정에 맞게 선택되어야 하기 때문이다. 매일 새로운 발표 주제를 선정하는 것은 지식과 경험이 많은 사람도 쉽지 않다. 그래서 밤을 샌다. 발표주제 선정에 시간을 보내다가 발표준비를 못하고 자료만 적어 와서 보고서를 읽으려고 하는 사람도 있다. 하지만 발표는 발표이다. 보고 읽는 것을 허용하지 않는다. 자신이 이해하고 있지 않은 것은 내 것이 아니라 종이 적힌 종이의 지식이다.

　저명한 웅변가로 알려진 미국 28대 대통령 우드로 윌슨에게 기자가 물었다.
"5분 정도 연설을 들려주시려면 보통 준비기간이 얼마나 필요하십니까?"
"하루 정도는 밤낮으로 준비해야 합니다."
"그렇다면 30분 정도 말씀하시려면 어떻습니까?"
"3시간 정도는 준비해야 하지요."

"그럼 연설 시간을 2시간으로 늘린다면?"

"두 시간이라고요? 그럼 지금 당장 시작합시다!"

3분이라는 짧은 시간 동안 내가 할 수 있는 말은 매우 제한적이다. 공부한 것을 다 말할 수도 없다.

아무리 많이 알고 있어도 자신이 아는 것을 조리 있게 말하기가 어렵다.

학생들이 3분 스피치를 어려워하는 이유는 다양하다. 학생들은 3분이라는 짧은 시간 동안 중요한 내용을 요약하여 발표해야 한다. 즉, 3분 스피치의 첫 번째 목적은 요약하는 능력을 키우기 위함이다. 하지만 발표할 내용은 무한하다고 할 만큼 많다. 매일 같이 쏟아지는 의학정보를 하나라도 더 이해하려면 시간과 싸움을 해야 한다. 그래서 논문을 읽을 때도 요약된 초록만 읽는다. 읽어야 할 논문이 워낙 많기 때문이다. 초록도 제목과 결론을 먼저 읽는다. 원하는 결론이 있으면 초록 전체를 읽고, 결론이 마음에 들면 논문 전체를 읽게 된다. 그만큼 요약은 중요하다. 아무리 공부를 많이 해도 자신이 공부한 것을 3분에 요약하지 않으면 말할 기회조차 없고, 말하는 순서가 지리멸렬하면 듣는 사람을 졸리게 한다. 상대에게 내가 말하고 싶은 것을 전달하는 것이 발표의 목적인데, 상대가 듣지 않으면 허공에 대고 말하는 것과 같다. 두 번째 목적은 말하기에 있다. 상대의 관심을 끌 수 있는 말하기 연습이다. 의사는 수련과정에나 수련이 끝나고 어느 방면에서 어떤 일을 하던지 말을 하면서 사는 직업이다. 상대에게 정보를 전달하는 말하기는 학습의 기초 체력과 같다. 읽기와 암기에 익숙한 학생들은 3분 스피치라는 말하기 교육을 무척 어려워한다. 불편함을 이겨야 배우는 것이다.

학생들은 듣는 사람이 이해하기 쉽게 요약해서 발표해야 한다. 환자들로부터 필요한 정보와 필요하지 않은 정보를 걸러낼 줄 알아야 한다. 필요한 정보를 이끌어낼 수 있도록 있도록 질문을 통하여 병력을 알아내는 것은 한 가지 증거라도 놓치지 않겠다는 수사관의 심정이 되어야 한다. 마지막 3분 스피치의 목적은 시간 지키기에 있다. 3분이라는 마감 시간은 중요하다. 많은 학생들은 내용이 장황하고 길게 발표하여 마감시간을 지키지 못한다. 시간을 지키지 못하는 의사는 등교 시간에 지각하는 학생과 다를 바가 없다. 환자와의 약속을 철저하게 지키는 습관을 배우게 한다. 의사 생활을 할 때 더 효과적이고 효율적인 진료를 하도록 습관을 키우는 것이다.

임상실습은 대부분 두 사람이 한 조로 진행된다. 한사람이 발표하는 동안 다른 사람은 자신의 발표 준비를 한다. 긴장한 탓에 다른 사람 발표에 별로 신경을 쓰지 않는다. 첫 발표가 끝나면 뒤에 발표하는 사람에게 앞의 발표를 요약해 보라고 한다. 학생들은 당황한다. 발표를 잘하려면 상대의 말을 잘 들어 자신의 것으로 만들어 자신의 의견을 표현할 줄 알아야 한다. 발표를 잘하려면 우선 잘 들어야 한다.

3분을 위해 밤을 새운다.

『3분 스피치의 주제를 선정하고 자료를 찾았지만 실패하였다. 다른 주제를 준비하느라 밤을 새웠지만 부실하게 되었다. 밤에 아예 잠을 자지 못하였습니다. 오늘 하루가 시작부터 꼬이고 마음먹은 대로 계획을 진행하지 못하였습니다. 능동적으로 탐구할 주제를 선정하여 공부해 본적이 없다는 것이 스스로 이상하게 생각되었습니다.』

『3분 발표 주제를 선정하고 그에 대해 학습을 하면서 어떻게 공부를 할지 알아가고 있습니다. 숙소에서 공부를 하다가 궁금한 것이 생기면 즉시 환자에게 찾아가 확인합니다. 환자에 대한 검사결과와 영상 및 병리소견 등을 바로 볼 수 있습니다. 임상실습이라는 엄청난 기회를 통해서 학습할 주제로 선정할 내용은 무궁무진하다는 생각을 합니다.』

『앞선 조들 인계를 보면 참신한 주제를 하는 것이 좋다고 합니다. 아무리 생각해보아도 참신한 주제가 쉽게 떠오르지 않았습니다. 밤잠을 포기하고 준비하였습니다. 하지만 제가 생각하기에도 발표는 성공적이지 못했습니다. 잘 모르는 것을 발표한다는 느낌을 스스로 받았습니다.』

한번 실패를 하면, 다음에는 더 잘 할 것이다. 함정은 도처에 있다. 매일 3분 발표가 얼마나 어려운지 모른 채 도전했기 때문이다. 3분 발표는 원래 어려운 것인데 3분 정도는 쉽게 생각했기 때문이다. 발표에도 원칙과 방법이 있는데, 3분 정도 대충 말하면 되겠지라고 생각한다. 의대생의 좋은 머리로 말할 주제를 암기한다. 머리로 외운 것은 아무리 명석한 사람도 쉽게 잊어버린다. 말하기와 기억하기를 동시에 하기도 쉽지 않다. 많은 학생들이 정리를 해서 메모를 보고 읽는다. 하지만 3분 발표에서 읽기는 허용되지 않는다. 내가 이해하고 정리하여 요약한 것이 마음에서 나오지 않으면 내 것이 아니다. 종이에 적힌 것은 종이의 지식일 뿐이다.

『3분 스피치 내용을 외우기는 쉽습니다. 그러나 주제를 정하고 공부를 하는 데는 많은 시간이 걸립니다. 학습 효과가 있을 주제를 선정하기가 쉽지 않습니다. 단순 암기가 아니라 공부를 하고 이해한 부분을 말하는 것이 어렵습니다. 아마도 주어진 틀에서 지식을 습득하기만 했던 공부 방식에 길들여져 있었던 것 같습니다. 어떤 주제는 너무 쉽고 어떤 주제는 너무 어렵습니다. 오래 고민을 하다 보니 정작 학습할 시간이 줄어들어 후회하였습니다. 한 가지 주제를 정하고 이에 대하여 이해하는 시간을 갖는 것이 3분 스피치를 잘 준비하는 것이라고 생각됩니다. 아무리 준비를 열심히 해도 막상 발표를 하려고 하면 아무런 생각이 나지 않습니다. 암기위주로 공부해서 잊어버리게 되는 것 같습니다. 생각 위주의 공부를 실천하겠습니다.』

학생들이 3분 스피치를 하고나서 공통적으로 하는 말이 있다. 발표 중간에 암기한 것을 갑자기 까맣게 잊어버린다. 하늘이 무너지는 기분이었다. 말문이 막혀 머뭇거리며 시간을 보냈다. 머리가 하얗게 되어 아무 생각이 나지 않았다. 당황해서 쉬운 것도 말하지 못하고 시간에 쫓기어 마무리도 흐지부지하게 되었다. 머릿속에서 생각이 맴돌지만 말로 표현이 되지 않는다. 대부분의 학생들의 첫 발표는 실패한다. 불행하게도 학생들은 말을 못한다고 생각하게 된다. 발표는 원래 어려운 것이라고 선입견과 두려움을 갖게 된다.

3분 스피치에서 가장 어려운 것은 주제선정

『3분 스피치를 외우는 데는 많은 시간이 걸리지 않지만, 주제를 정하고 그 부분에 대하여 공부를 하는 데는 많은 시간이 걸리는 것 같습니다. 3분 스피치인 경우도 공부에 대한 수동적인 접근이 아니고 능동적으로 제가 공부하고 싶은 내용을 하게 되어서 주제선정이 제일 어려웠습니다. 얼마나 수동적인 공부에 익숙해져 있는 제 자신을 보게 되었습니다. 제 입장에서는 정말 공부하고 싶은 내용인데, 교수님과 선생님들에게 너무 쉬운 내용을 공부했나라고 노심초사 같은 마음이 있습니다. 교수님들과 선생님 앞이라

떨리는 마음이 크고, 정말 제가 이해가 되었는지에 대한 끝없는 의문을 가진 체 발표를 하는 것 같습니다. 질문을 받는 것에 대한 부담감도 있지만, 질문은 제가 미처 생각하지 못한 부분을 다른 선생님께서 끄집어 주셔서 좀더 주제에 대한 지식은 넓어지는 것 같습니다.』

『전날 거의 밤을 새우다시피 준비했더니 다행히 3분 스피치를 하는 동안 심하게 버벅거리지 않았다. 짧은 시간 동안 제대로 준비할 수 있다면 좋을 텐데 남들보다 더 많은 시간을 투자해야 하니 잠을 제대로 못 자 피곤했다. 다행히 교수님과 선생님들께서는 오늘이 첫날이라는 것을 고려해서 그냥 넘겨주셨지만, 앞으로의 일이 걱정된다.』

『삼분스피치를 준비하는 일도 이제는 능숙해져서 주제를 선정하기만 하면 정리하고 암기하는 일은 그리 어렵지 않게 느껴진다. 오늘 주제를 제외하고 이제 3번의 발표가 남았는데, 남은 3번의 발표에 대해서 후회가 안남도록 잘 정리하고 준비하도록 해야겠다.』

『오늘은 후회되는 일이 많다. 삼분스피치를 할 때에도 이해했다고 생각한 내용이 완벽하게 머리로 흡수되지 않아서인지 자연스럽게 암기가 되지 않았고 발표할 때도 버벅거렸다. 그리고 환자에 대해 알아볼 때도 왜 이 환자가 이 질환을 가지게 되었는지에 대해 알아보고 옛날에는 어떤 질환을 앓았는지 등에 대해 알아보아야 하는데 너무 환자의 검사결과나 수치에만 집착하였던 것 같다.』

『이제 삼일 밖에 안남은 시점에서 끝까지 환자를 완벽하게 연구하기에는 시간이 모자랄 수도 있겠으나 지금까지의 노력보다 더 큰 노력을 기울이고 고민해야겠다. 텍스트로만 공부를 하려니 실제 환자와는 안 맞는 부분도 많고 스스로 고민할 부분들이 많은데, 너무 텍스트만 믿었던 것 같다. 머리를 쓰도록 해야겠다.』

학생들은 고작 3분 발표를 위해 밤을 새운다. 그만큼 3분 발표는 어렵다. 3분 발표는 종합예술이다. 주제를 선정하고, 결정하여, 학습하고, 요약하고, 정리하여 발표한다. 대체로 학생들이 3분을 막힘없이 준비하려면 1－2시간 이상의 준비시간이 필요하다. 처음에는 주제를 선정하는 것도 쉽지 않다. 왜냐하면 좀 더 멋진 주제를 선정하고 싶기 때문이다. 때로는 준비하기 적당한 주제를 선정하려고 결정을 늦춘다. 첫 3분 스피치는 대부분 실패한다. 자신의 능력을 고려하지 않고 잘 하겠다는 의욕이 앞서기 때문이다. 주제 선정에 시간을 다 보내기도 한다. 이런저런 고민에 빠져 정작 발표 준비를 못한다.

『서너 시간이라고 말씀은 드렸지만, 3분 스피치, 성찰을 끝내는데 사실 그것보다 오래 걸린다. 저번 주에는 더 많이 걸렸던 것 같다.』

『3분 스피치에 대한 주제를 선정하고 공부하다 보니 다소 어려운 주제를 접한 것 같다. 전반적인 기전에 대해 의문점이 생기고, 왜 진단, 치료가 이렇게 되는지 계속 궁금해진다. 이렇게 계속 의문점이 생기고 그것에 대한 답들을 찾다보면 시간은 금방 지나가버린다. 시간 활용을 어떻게 해야 할지 아직 잘 모르겠다.』

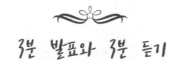

3분 발표와 3분 듣기

『자신을 낮추고 정직하게 학습을 해야 합니다. 학생은 배우는 신분입니다.
모르는 것은 죄가 아니겠지만 모르는 것에 대해 의문을 품고
공부해볼 생각을 하지 않는 것은 죄입니다.』

학생들이 자주하는 실수는 다른 사람의 발표를 전혀 듣지 않는 것이다. 발표를 잘하기 위해 다른 사람의 발표를 듣고 배워야 한다. 잘하는 점은 배우고 잘 못하는 부분은 교훈을 삼아야 한다. 대부분 동료 학생이 발표할 때 대충 듣는다. 동료 학생이 발표 후 무슨 내용을 들었는지 물어 보면 들은 내용이 없다. 질문도 당연히 없다. 잘 들어야 발표도 잘한다는 것을 명심해야 한다. 발표를 들으면서 자신이라면 어떻게 하겠다는 생각을 조금이라도 한다면 다음에 자신의 발표를 더 쉽게 잘할 수 있다.

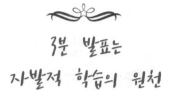

3분 발표는
자발적 학습의 원천

『오늘 나의 3분 스피치 주제는 "진폐증에서 일어나는 분진의 침착에 영향을 미치는 물리적 작용에 대하여"였다. 의과대학에 들어와서 줄곧 진폐증이 왜 생기는지 궁금하였다. 생물학적 기전은 이해가 갔었지만 왠지 뭔가 찝찝한 구석이 남아 있었다. 먼지가 인체에 들어가게 되는 물리적인 힘, 중력, 관성, 확산 및 브라운운동 필터링, 정전기의 작용 등이 궁금하다. 내가 공부하고 싶은 것을 직접 선정하고 공부하는 재미가 쏠쏠하다. 게다가 공부한 것을 다른 사람들에 발표하니 전공의선생님과 교수님도 잘 모르는 것을 알게 되었다고 재미있어 해서 더 보람되었다.』

게임이 재미있는 이유는 자발적인 선택에 있다. 의대생은 원래 뛰어난 인재이다. 틀에 박힌 의과대학 교과과정에 짓눌려 창의성을 보이지 못했을 뿐이다. 임상실습에서 발표는 학생들에게 학습의 즐거움을 깨닫게 해 준다. 평소 궁금했던 것에 대한 답을 찾고, 발표를 하는 것은 지적 게임처럼 흥미롭다. 자발적 학습의 즐거움을 느꼈다면 그것으로 성공이다. 임상실습은 누가 내게 주입식 강의를 해주는 것이 아니다. 과정 수업시간에는 분명한 학습목표가 제시되었다. 변변한 강의도 없다. 혼자 목표를 정하고 도전하고 또 다른 목표를 향해 매진해야 한다.

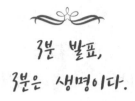

3분 발표, 3분은 생명이다.

『이전 학생들이 발표를 짧게 한다고 들었다. 열심히 공부해서
충분히 발표하려고 준비했다. 내 욕심 때문에 3분을 초과하여
너무 길게 발표했다. 진부한 내용을 오랫동안 발표했다. 발표를
길게 하는 것도 나의 욕심 때문이다. 내 삶과 신앙에 대한
태도도 나의 욕심으로부터 벗어나게 해야겠다.』

품질은 자존심이고 마감은 생명이다. 3분 발표를 하기로 했으면 3분을 지켜
야 한다. 학생들은 3분을 위해 5분 정도의 내용을 준비한다. 주제에 대한 전
반적인 기본 지식과 기전을 이해하기보다 발표에 더 전력한다. 주객이 전도
된 느낌이다. 공부를 위한 발표가 아니라 발표를 위한 공부가 되고 만다. 발
표주제를 잡기 위해 3분 정도 말할 거리를 찾기보다 공부를 하던 중 마음에
드는 주제가 있거나 의문이 가는 주제를 발표해야 한다. 마차가 말을 끄는 상
황이 생기면 안 된다. 주제를 정하기도 어려운 이유가 여기에 있다. 주제의
내용이 이해되지 않아도 문제이고, 진부해도 안 된다. 적절히 요약할 수 있는
주제를 정하기 때문에 주제를 정하기까지 시간이 걸리게 마련이다.

발표주제를 정하면 그 부분만 공부한다. 이렇게 발표를 위하여 편협된 공
부를 하면, 주제 발표 후 주제에 대해 조금만 벗어나 이런저런 질문을 받으면

아무 것도 생각이 나질 않아 대답을 할 수 없다. 발표를 위한 공부를 하기 때문이다. 반대로 공부를 한 것을 자랑하기 위해 3분에 도저히 할 수 없는 분량의 내용을 주저리 장황하게 말한다. 결론을 말하기 한참 전에 3분이 초과되어 발표는 중단된다. 스스로도 무슨 말을 하는지 목적도 주장도 없다. 학생이 지식이 많거나 공부를 많이 했다고 스스로를 속여 버리는 꼴이 되고 만다. 이런 상황이 오면 통렬한 성찰이 필요하다.

『오전에 3분 발표를 처음으로 하였다. 시간을 적당히 맞출 수 있도록 분량을 조절하였다. 잘 해보고 싶어 발표 내용 이외에도 질문에 대답할 수 있도록 늦게까지 공부도 하였다. 교수님 앞에서 발표를 시작할 때 긴장이 돼서 목소리가 좀 떨리는 것이 느껴졌다. 긴장했다는 것을 숨기고 편하게 말하는 것처럼 보이려는 마음에, 말하는 속도가 느려지면서 예상시간 내에 발표를 끝내지 못했다. 열심히 준비했는데 아쉬움이 많이 들었다. 다음 발표 준비를 할 때는 제가 느린 속도로 발표한다고 생각하고 준비해야겠다.』

발표를 잘 하려면 우선 발표 내용을 잘 알아야 한다. 그래야 자신감도 생긴다. 발표하는 태도는 자신감의 표현이다. 여유 있는 표정과 목소리에 힘이 있어야 한다. 발표하는 태도와 자세도 발표의 신뢰도를 높인다. 발표할 때는 보통 말할 때보다 더 크게 말할 필요가 있다. 다른 사람들이 말을 듣고 싶도록 하기 위해서다. 말하기와 발표하기에도 기술이 있다. 발표 방법에 대한 서적이 즐비하게 나오는 이유이다. 발표가 습관처럼 되려면 많은 연습이 필요하다. 저절로 되는 것은 없다. 발표할 때 자신감 있는 마음가짐이 중요하다. 자신감은 무엇보다 피나는 훈련과 연습으로부터 나온다.

3분 발표를 잘하는 법

『제 스스로 평가해 본 오늘 3분 발표는 만족스럽지 않다. 많은 내용을 3분 안에 쏟아내야 한다는 부담감 때문에 쫓기는 듯 한 발표였다. 교수님께서 피드백 해주실 때, 명상이라는 방법을 알려주셨는데, 아직까지 생각지도 못하여서 꼭 해봐야겠다. 어떻게 내가 공부한 내용을 잘 전달할 수 있을지 고민한다. 마음속에서 내용들을 정리하고 중요한 내용을 앞에서 제시하고 좀 더 세분화된 내용을 뒤에 덧붙여 설명하는 방식이다.
앞으로 전달력을 높이는 데에 힘써야 할 것 같다.』

발표를 처음 하는 학생들은 위축되고 자신 없어 한다. 교수 앞에서 발표하는 것이 학생 입장에서 두렵기 때문이다. 때로는 지나치게 긴장하여 얼굴이 빨개지거나, 땀을 흘리고, 입이 마른다. 이런 경우 말이 빨라지고 무슨 말을 하는지도 모르게 지나간다. 교수도 이런 경험을 했기 때문에 학생들의 심정을 모르지 않는다. 발표에서는 우선 마음가짐이 중요하다. 발표를 듣는 사람들은 나를 좋아한다. 나의 발표를 듣기 위해 왔다. 오랜 친구에게 옛날이야기 하듯 하면 된다. 발표 전 심호흡을 하면서 '천천히'라고 자기 암시를 한다. 모든 사람이 발표하는데 두려움이 있다. 발표를 위해 공부하지 말고, 공부를 위해 발표를 해야 한다. 발표를 잘하려면 자신이 아는 것을 체계화시켜야 한다.

학생들은 발표에서 말문이 막힌다. 발표 요령을 모르기 때문이다. 아무리 짧은 3분이지만, 발표에 줄기가 있어야 한다. 대략 세 가지 정도의 큰 줄기를 잡고 발표하는 것이 발표 중 머리가 하얗게 되는 것을 막을 수 있다. 아무리 긴 것도 다시 분류하여 세 가지만으로 정리가 필요하다. 나중에 익숙해지면 세 가지 이상도 가능하다. 세 가지 정도는 발표 중에 잊지 않을 수 있다.

『오늘 아침에는 회진 이후 1주 동안 파악했던 환자에 대해서 증례발표를 했다. 최대한 많이 파악해서 환자의 상황에 맞는 진단계획, 치료계획, 관리 등의 과정에 대해 설명해보려 했지만 부족한 부분이 많았다. 잘 못 적은 것도 있기는 했지만, 교수님의 피드백, 친구의 질문을 받고 나니 환자의 상태에 대해서 다시 한 번 더 생각해보고 확인할 수 있었던 부분에 대해서, 근거가 부족한 부분들이 많았던 것을 알게 되었다. 다음에는 좀 더 여러 방면으로 많이 생각해보고 확실하게 근거를 가지고 환자의 상태를 파악할 수 있도록 해야 할 것 같다.』

학생들은 단순히 발표를 많이 해보면 잘 할 것이라고 생각한다. 하지만 잘 못된 습관으로 아무리 발표를 많이 해도 발표 실력이 늘지 않는다. 발표에도 기술이 있다. 불행하게도 교육과정에 발표 기술을 가르쳐 주지도 관심도 없다. 대부분 스스로 체득하게 된다. 누구도 가르쳐 주지 않았기 때문이다.

발표를 잘하는 기술이 있다. 마치 운전기술처럼 기본기는 배워야 한다. 물론 많이 해 보면 발표 실력이 늘 수 있다. 어떤 분야이든 기초부터 튼튼히 해야 실력이 쌓인다. 저절로 되는 것은 없다. 발표도 배우고 익혀야 한다. 의학만 중요한 것이 아니라 의학만큼 발표라는 것도 중요하고 발달하였다. 어떻게 잘 하는지 발표 기술이 있는데 발표하는 것이 말하는 것이고 말하는 것은 단지 밥을 먹는 것처럼 배우거나 익히지 않아도 된다는 것이 발표를 잘 못하는 사람들의 생각이다. 우리가 밥을 먹기까지 부모들이 얼마나 많은 세월을 먹였는지 생각해보라. 나는 애플 아이폰을 사기보다 스티브 잡스의 발표를 보기 위해 아이폰 발표회를 본다. 아이폰보다 더 가치를 느낀다. 발표를 잘하기 위하여 많은 사람들이 고민하고 성찰하여 기록을 해두었다. 그것이 책이다. 도서관이나 서점에 가보라. 발표관련 서적이 얼마나 많은지. 이번 기회에 발표와 말을 잘하는 사람이 되길 바란다.

학생들에게 지금까지 소통해야 할 대상이 매우 제한적이었다. 학교에서는 학생의 이야기를 애써 들으려고 하는 사람만 있었다면 임상실습을 하는 지금은 학생의 이야기에 애써 귀를 기울일 사람이 없다. 반대로 학생들이 다른 사람의 이야기를 들어 주어야 할 입장으로 바뀌었다. 갑자기 갑을이 바뀐 상황을 눈치채야 하는데 여전히 학생신분이기 때문에 상황이 변한 것을 모른다. 임상실습의 환경은 학생인턴이라고 할 만큼 모호한 상황이다. 내가 물건을 살 때처럼 아무렇게나 말해도 상대방이 열심히 들으려고 한다면 소통에 문제가 없다. 병원 상황은 반대다. 학생이 대화를 하고 싶은 상대는 매우 바쁘거나 아프다. 임상실습에 나온 학생의 욕구에 관심이 없는 사람들이다. 그렇다면, 학생들이 임상실습에서 백화점 점원같이 물건을 팔아야 한다면, 어떻게 하면 상대가 학생들의 말에 귀를 기울일 수 있도록 만들지 고민해야 한다.

누구나 발표를 두려워한다.

『오전 발표를 위하여 여러 번 연습하였다. 발표 중 갑자기 머릿속이 새 하얗게 되었다. 준비한 것들을 다 말하고 싶다는 욕심에 말을 빠르게 하였다. 선생님들께서 이해할 수 없었다고 한다. 다음에는 더 침착하게 발표를 해야겠다.』

『평소에 발표에 대한 두려움이 있다. 항상 발표를 피하던 나에게 피할 수 없는 3분 스피치 시간이 왔다. 열심히 준비하고 외우는 것이 아닌 이해하는 것을 목표로 하였다. 교수님의 평가는 외우는 것 같다고 하셨다. 발표에 대한 긴장감 때문에 준비한 내용을 계속 보고 읽다 보니 그렇게 보였던 것 같다. 아는 것을 바탕으로 추측하다보니 논리적이지 않은 내용을 말했다.』

발표도 기술이다. 3분 발표를 하고 난 뒤 학생들의 반응은 다양하다. 학생들의 발표에서 시작은 좋다. 미리 알려준 발표하는 방법 안내서를 참고하여 준비하기 때문이다. 하지만 곧이어 발표를 이어가지 못한다. 기구를 타고 허공에서 빙글 돌다 내려온 것처럼 어지럽다. 늘 준비가 아쉽다고 한다. 3분 정도는 쉽게 보고 있다. 3분을 채우려고 필요 없는 이야기를 만든다. 말을 하다 보면 준비한 내용보다 아직 확신이 서지 않는 말을 하게 된다. 준비가 부족한 만큼 욕심도 많다. 발표는 자신의 생각과 느낌을 담아 말해야 하는데 무미건

조한 암기시험을 보는 것 같다. 자료를 보지 말라고 했지만 자료를 손에 들고 있으니 자연스럽게 눈이 간다. 매일 같이 실패를 경험하는 학생들에게는 3분 발표가 무서울 만큼 어렵다. 발표에서 만큼 중요한 것이 자신의 언어와 자신만의 생각이다.

『평소에 발표에 대한 두려움이 있어 항상 발표를 피하던 나에게 피할 수 없는 3분 스피치의 시간이 왔다. 열심히 준비하고 외우는 것이 아닌 이해하는 것을 목표로 하였으나 교수님의 평가는 외우는 것 같다고 하셨다. 발표에 대한 긴장감 때문에 준비한 내용을 계속 보고 읽다 보니 그렇게 보였던 것 같다. 그 외에 다른 부분에서도 아는 것을 바탕으로 추측하다보니 논리적이지 않은 내용을 말했다. 아직 공부해야 할 것들이 많고, 스스로 부족한 것을 지적받고 알게 되어 참 다행이다.』

『호흡기 첫 케이스 발표가 끝났습니다. 지적해주신 것도 많고, 수정해야 할 것도 많습니다. 교수님 말씀을 들으면서 "아 왜 그 생각을 못했을까." "왜 저건 중요한 건데 대충 보고 넘어갔을까..." 하는 생각이 계속 들고 숙소로 돌아오는 엘리베이터 안에서 허탈하고 마음이 씁쓸했습니다.』

발표를 잘하는 습관을 하나 소개한다. 처음부터 끝까지 발표를 차분히 읽어본다. 한 시간이던 두 시간 발표라도 전체 발표를 머리로 간단히 1분 이내 흐름을 요약할 수 있어야 한다. 그리고는 1, 2, 3이다. 첫 번째는 시작이다. 두 번째는 주요 콘텐츠이다. 세 번째는 마무리이다. 머리로 세 가지를 그림 그리듯 말할 수 있어야 한다. 발표 시간이 몇 시간이든 머리로 되새기는 것은 1분도 걸리지 않는다. 발표 전 이것을 한두 번 머릿속에 그림을 그린다. 그러면 발표는 성공이다. 복잡한 발표는 첫 번째 시작에서 또 세 가지 정도로 또 나눌 수 있다. 본문도 세 가지 결론도 세 가지, 그러면 모두 아홉 가지를 순서에 맞춰 조리 있게 말할 수 있다.

『실습을 하며 쌓아온 자료로 증례 발표를 위한 준비를 했다. 발표자료를 만들면서 준비하는데 한 장 한 장 만드는 속도가 더디다. 이런 소리는 왜 났는지, 이런 검사는 왜 했는지, 이 검사결과는 왜 이렇게 나왔고 그 의미는 무엇인지. 그날 그날 공부 한다고 했지만 여전히 정확하게 알지 못하고 넘어간 것 투성이였다. 내가 몰랐던 것을 하나하나 찾아보고 물어보면서 완벽하게 공부하면서 나의 것으로 만들면서 공부하는 것이 정말 어렵고 힘들다는 것을 알았다. 하지만 이런 학습 습관이 나의 것이 된다면 나는 훌륭한 의사가 되기 위한 큰 조각을 하나 맞춘 것이라고 생각한다.』

의학계와 달리 인문학 강의는 대체로 강의 자료도 없다. 그 흔한 파워 포인트 슬라이드 영상도 없이 하는 경우가 허다하다. 어떻게 자료도 보지 않고 청산유수 같이 말을 잘하는지 알 수가 없다. 처음부터 훈련이 되어 있기 때문이다. 발표 자료가 없으면 한마디도 못하는 학회 연자를 보면 발표자가 자신의 일을 정말 이해하고 있는지 의문이 간다. 학회장에서 기술적인 문제로 슬라이드가 나오지 않는 경우라도 자신이 준비한 발표라면 간단히 요약 발표할 수 있어야 한다. 그만큼 발표 내용을 발표자가 이해하고 있는지가 중요하다.

『발표를 잘 하는 것은 역시 힘들다. 오늘은 잘 할 수 있을 거라고 기대했다. 여러 사람들 앞에 서니 방금 전까지 알던 것도 기억이 나지 않았다. 첫 주보다 덜 긴장한다. 긴장을 덜하긴 하지만 제대로 된 발표라고 하기에는 부족한 점이 많다. 중간중간 끊기기도 하고 내용도 틀리고 있기 때문이다. 비판에 대한 두려움이 있다.』

『'긴장할 필요 없고 편하게 하면 된다'
실패 했다는 말은 안되는 방법을 한 가지 찾아 낸 것이다.
계속 발전해 나가는 과정이다.』

  학생들이 준비한 만큼 발표를 잘하지 못하는 것이 정상이다. 발표는 사람을 긴장시킨다. 밤을 새워 준비해도 마찬가지다. 가능한 많은 시간을 투자하는 것이 좋겠지만 다른 일도 해야 하니 1−2시간 정도 준비를 하는 것이 좋다. 주제를 정하는 것은 평소 의문이 있어야 한다. 만일 의문이 없다면 10분 정도만 고민해 보자. 요약을 세 가지 정도로 하여 20분 안에 끝내고, 나머지 30분은 거울 앞에서 가상의 청중을 보고 연습을 반복한다. 자, 이제 준비가 되었다. 잠들기 전에 3분의 공연 준비를 머리로 그려보면서 잠에 들자. 내일 아침에 일어나 다시 한 번 1분 연습을 한다. 성공이 기다리고 있을 것이다.

『저녁에는 흉관삽관(tube thoracostomy)을 보았는데, 굉장히 침습적이라서
놀랐습니다. 성음진탕(vocal fremitus)과 타진, 청진 소견과 x-ray 소견을
가지고 흉관을 연결할 수준을 결정하는데, 신체진찰 능력이 부족한 저로서는
소리가 달라지는 수준을 알아내기가 너무 어려웠습니다.
신체진찰에 대한 공부와 연습이 필요할 것 같습니다.』

3분 발표는 암기과목이 아니다.

『자신에 대해서 잘 모르면 성장의 가능성도 없다는 것을 요즘 들어 느끼고 있습니다. 소크라테스가 한 말 중 '너 자신을 알라'라는 말이 와 닿습니다. 자신이 아무것도 모른다는 것을 아는 것 또한 중요하며 이로써 성장을 가능케 합니다. 환자에 대해 공부를 할 때면 분명 모르는 것이 나오고 막히는 부분이 있는데 이를 내가 모른다는 사실을 넘기지 않고 호기심을 갖고 찾는 행위가 중요합니다.』

3분 발표는 암기과목이 아니다. 학생들이 메모한 지식은 종이 것이다. 학생들의 소유가 아니다. 그것이 문제다. 임상실습에 대한 정보에 어둡거나 이전 선배들로부터 정보 전달 못 받은 학생들이 있다. 3분 발표를 하라고 하면 종이에 요약하여 읽는다. 당황스럽다. 종이에 있는 것은 종이의 지식이다. 머리로 이해하고 마음으로 소화하여 말을 해야 진정성 있게 느껴진다. 단순 암기도 하지 말라는 3분 발표인데 종이에 적는 것을 읽는 것은 읽기 연습밖에 되지 않는다. 누군가에게 3분을 조리 있게 설명할 수 있는 능력은 매우 중요하다.

『실습에 들어와서 항상 생각하지만 시간이 너무 빠르다. 매 초 간의 간격이 줄어든 느낌이 든다. 조급해 하지 말고, 차분하게, 열심히 하루를 살려는 자세가 필요할 것 같다.』

너 자신을 알라. 철학자 소크라테스가 말한 "너 자신을 알라"라는 의미는 자신의 내면에 대한 앎을 말한다. 자신의 내면을 알기 위하여 성찰이 필요하다. 철학자의 말은 단순하지 않다. 게다가 희대의 철학자라면 더 그렇다. 이 말의 내면에는 언제나 어디서나, 누구나 지켜야 할 보편적 진리가 있다는 철학적 함의가 담겨 있다. 소크라테스는 자신이 다른 철학자들보다 나은 점이 있다면, '자신이 아무것도 모른다는 것을 잘 알고 있다는 것'이라고 했다.

『오늘은 삼분스피치에서 많은 것을 느꼈는데, 핵심은 내가 이해했다고 생각한 것이 이해한 것이 아니라 실제로는 그저 암기한 것에 불과할 수 있다는 것이었다. 표나 수치의 단순한 암기는 생각해보니 시험 문제를 한두 문제 더 맞추는 것에 도움을 줄 수는 있어도 실제 임상상황에서 스스로 주치의로서 환자를 치료하는 것에 도움을 얼마나 줄 수 있을지는 미지수인 것 같다. 내가 공부하려고 하는 자료나 글들이 사실인지에 대해서도 생각하던 것보다 더 많이, 조금 더 깊이 고민하고 탐구해보아야 한다는 사실을 깨닫게 되었다.』

『부족함을 채워가는 과정이고 이렇게 공부한 내용은 머릿속에 확실히 박혀서 제대로 공부한 느낌이 들어 만족스럽기는 하지만 신체적으로는 약간의 과부하가 걸려있었던 것 같습니다. 이제 마지막 이틀밖에 남지 않았습니다. 마지막까지 열심히 해서 유종의 미를 거두고 호흡기를 마칠 수 있도록 노력하겠습니다.』

잘하려고 해도 잘 되지 않는 것이 3분 발표이다. 학생들이 발표에 훈련이 되어 있지 않기 때문이다. 3분 발표를 잘하려면 자신감이 중요하다. 자신감은 암기가 아니라 이해에서 출발한다. 기억나지 않아도 이해하였다면 다른 말로

성찰은 인생의 선물상자

표현할 수 있다. 주의할 점은 결론부터 말하기이다. 연습에서 3분을 초과하지 않도록 해야 한다. 더 말하고 싶은 것이 있어도 질문에 대한 대답을 활용해야 한다. 공부를 많이 한 것을 억울해 하지 말고 발표는 짧게 한다.

『3분스피치에서 제가 부족한 것이 무엇인지 고민해 보았습니다. 첫번째로 교수님이 말씀하셨듯이 발표를 한다는 것이 남에게 제가 아는 것을 전달하기 위한 것인데 제가 한 것은 단순히 혼자서 공부하고 기억을 되짚으면서 저의 공부한 내용을 입으로 말했을 뿐이라는 생각이 들었습니다.』

3분 발표의 핵심은 감정 전달이다. 학습에 대한 사실에 대한 나의 느낌을 전달하는 것이다. 학생들은 성격 탓을 한다. 내성적 성격이라 발표를 못한다는 것이다. 감성 소통은 사람의 성격과 관계없다. 왜냐하면 내성적인 사람도 친한 사람과 열정적 대화를 한다. 발표, 즉 말하기는 기술이고 교육과 연습을 통해 잘할 수 있게 된다. 언제나 논리를 바탕으로 감정적으로 말하는 연습을 해야 한다.

『의사라는 직업은 스스로 잘 알아야 하는 직업일 뿐 아니라 자신이 아는 것을 환자에게 전달할 수 있어야 한다. 남에게 설명하고 전달하려고 하면, 자신이 단순히 아는 것을 넘어 더욱 잘 이해하여 말할 줄 알아야 한다는 생각이 들었다. 한 가지에 대하여 공부를 하더라도 단순히 외우기 위하여 공부하는 것이 아니라 남에게 설명할 수 있을 정도로 자세히 공부하고 이해하고 있어야 한다.』

『다른 사람 앞에서 이야기하는 것이 익숙하지 않는 것 또한 부족한 점이라고 생각되었습니다. 의사로서 환자를 보지 않고 살아간다는 것은 거의

불가능하기 때문에 꼭 고쳐야하는 점이라는 생각이 들었습니다. 교수님이
메일로 말씀해 주셨듯이 환자를 대하는 것이 하나의 스킬인 것처럼
남 앞에서 이야기하고 발표하는 것도 현재는 익숙하지 않는 기법이
있을 것으로 생각합니다.지금까지는 그저 타고난 약점이라고 생각했었지만,
고칠 수 있고, 연습하여 변할 수 있다고 생각하고
바꾸기 위하여 노력하겠습니다.』

어느 분야라도 힘들지 않은 곳이 없다. 하지만 무엇보다 의사가 되는 과
정은 분명 힘들다. 의대생들의 이러한 노력과 고뇌의 과정을 사회는 알고 있
다. 이러한 과정을 밟는 의대생들은 더욱 실감하게 된다. 이러한 노력이 단단
한 의사를 만들어 가는 과정이라는 것을 알아가기 때문에 열심히 하지 않을
수가 없다. 지금은 잘 느끼지 못할 지라도 시간이 지나가면 의사의 길이 무엇
인지 알게 된다. 알게 되면 의사의 일이 다르게 보인다. 단순하게 힘든 것이
아니라 힘든 것 이상 보람이 있다는 것을 느낀다. 보람은 사명감으로 이어진
다. 그렇다고 해도 욕심은 금물이다. 인간의 체력은 한계가 있다. 최근 사회
가 의사의 사명감을 요구한다. 인간의 생명에 대한 사명감을 요구하려면 생명처럼
존중 받는 의료 환경이 조성되어야 하는 것을 잊지 않아야 한다.

3분 발표가 좋은 점 10가지

『3분 스피치를 너무 만만하게 봤던 것 같습니다. 할 말이 물 흐르듯이
자연스럽게 나오도록 연습해야 하는데, 평소에도 말을 단답형으로 해서
그런지 머릿속에 있는 생각을 정리해서 말로 표현하는 것이 쉽지 않았습니다.
물론 요령도 없었지만, 남들 앞에서 얘기할 때마다
너무 긴장을 많이 해서 준비한 것에 너무 못 미친 것 같습니다.』

3분 발표를 하는 것은 다음과 같이 다양하고 유익한 장점이 있다.

1. 자신이 머리로 알고 있는 것을 마음으로 전달한다.
2. 단순 암기가 아닌 이해하는 공부를 한다.
3. 자신감을 심어 준다. 막연한 두려움을 용기로 바꾸어 준다.
4. 요약하는 역량을 키운다. 아무리 긴 것도 3분으로 축약한다.
5. 의사소통 능력을 키운다. 발표 후 질문까지 생각한다.
6. 자율 학습의 의욕을 높인다.
7. 다른 사람을 학습시켜 준다. 지식은 나누면 줄어드는 것이 아니라 배가
   된다.
8. 단순한 지식을 완전히 내 것으로 만든다. 내가 발표한 것은 오랫동안
   잊지 않는다.

9. 나의 학습 능력을 평가할 수 있다.

10. 스스로 공부하는 깨달음과 즐거움을 발견한다.

『평소에 발음도 좋지 않고, 말주변도 없는데, 3분 스피치를 준비하면서,

스피치 능력이 많이 좋아진 것 같다. 여전히 많이 부족하다.

하지만 더더욱 연습해야겠다.』

발표를 못하는 것은 타고 난 것이 아니라 연습이 부족한 것이다. 한 번도 해 보지 않은 일을 처음부터 잘 할 수 없다. 안타깝지만 우리나라에서 말하기 교육은 거의 없다. 좋은 발표를 하려면, 자신이 머리로 알고 있는 것을 상대의 머리가 아니라 마음에서 마음으로 전달해야 한다. 문장의 글자가 아니라 의미를 전달해야 한다. 표현은 달라도 내가 이해하고 있으면 전달력은 강해진다. 개념의 이해는 단순 암기보다 오래 기억되고 활용된다. 발표에 대한 막연한 두려움은 발표를 통하여 용기로 바꾸어 준다. 누구와의 대화에서도 자신감을 심어 준다.

3분 발표는 아무리 긴 내용도 3분 안으로 축약하는 역량을 키운다. 바쁘게 돌아가는 현대에서 요약 능력은 중요한 업무 능력이다. 방대한 의학적 지식을 잘 요약하기만 해도 좋은 논문을 쓸 수도 있고 사업을 성공시킬 수도 있다. 지루하면 아무도 관심을 갖지 않는다. 3분 발표에는 발표만 있지 않는다. 발표는 의사소통의 시작이다. 발표 후 질문을 받는다. 대부분 학생들은 발표도 못하지만 질문도 잘 못 받는다. 왜냐하면 발표에만 온 힘을 쏟았지 질문을 고려하지 않았기 때문이다. 많은 국제회의나 학술대회에서 욕심 많은 발표를 본다. 가능하지 않을 분량으로 준비해서 시간을 넘긴다. 결국 좌장으로부터 시간 초과되었다는 경고를 받고 정작 말하고자 하는 결론도 제대로 맺지 못한다. 당연히 질문도 없이 다음 주제로 넘어 간다. 적당히 하고 싶은 말을 요

약하고 상대에게 질문할 기회를 주자. 그런 발표가 더 좋은 점수를 받는다.

『매일 아침 3분 스피치를 준비하면서, 공부할 주제를 선정하는 법과, 필요한 정보를 찾는 연습을 할 수 있었습니다. 처음에는 어떤 주제에 대해서 공부해야 하는지, 또 어떤 내용들로 구성해야 하는지 막막하였습니다. 준비를 하면서 방향을 찾아가게 되는 경험을 하였습니다. 앞으로 모르는 것들이 생기고, 공부해야 할 것도 많을 것이고 동기들과 공부한 내용을 나누어야 할 일도 많을 텐데, 이런 방식으로 공부했던 것이 많이 도움이 될 것 같다는 생각이 듭니다. 기본적인 학습법에 대해 참고가 많이 된 것 같습니다.』

3분은 짧다. 내가 3시간 공부한 것을 다 말할 수는 없다. 정말 내가 하고 싶은 핵심을 이야기하고 듣는 사람이 궁금하게 만들어야 한다. 왜 그런 결론을 내렸는지 당장 질문이 나오게 하는 발표가 최상이다. 그러면 내가 질문에 답을 할 차례에 추가적으로 할 말을 하면 된다. 아름다운 발표와 질의 응답시간으로 이어지면 발표자도 청자도 모두 행복하다. 한 가지 주의할 점은 발표자가 질문을 받으면 가능하면 질문을 반복하여 확인하는 과정을 거쳐야 한다. 방금 질문하신 내용은 무엇무엇에 대한 질문입니다. 질문을 명확히 하면서 머리로는 답변을 생각한다. 어느 회의에 가든 갑자기 한 말씀 해달라고 하는 경우가 있다. 이럴 때에도 천천히 일어나면서 또 앞으로 걸어가면서 생각을 해야 한다. 제게 한마디 해달라고 해 주셔서 감사합니다. 이러는 동안 무슨 말을 해야 할지 생각하면 좋은 발표를 할 수 있다.

발표는 혼자 하지만 듣는 사람을 학습시켜준다. 지식은 나누면 줄어드는 것이 아니라 배가 되기 때문이다. 발표를 하면서 확신이 서지 않는 경우가 있다. 발표가 진행 중이기 때문에 잘 못된 정보를 전달할 수도 있다. 다른 사람은 몰라도 발표자는 안다. 발표 후 확인하여 맞으면 다행이지만 틀리면 식은

땀이 난다. 발표자는 잊지 못할 정보를 완전하게 습득하게 된다. 내가 발표한 것은 오랫동안 잊지 않는다. 발표를 통하여 나의 학습 능력을 평가할 수 있다. 발표를 통하여 스스로 공부하는 깨달음과 즐거움을 발견한다.

『매일 아침회진 때마다 교수님께서는 준비한 게 있냐고 물으셨다.
가장 기억에 오래 남을 것 같다.』

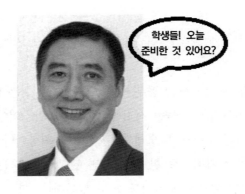

학생들은 발표를 잘 하지 못하는 이유를 암기력이 부족하다고 말한다. 그래서 발표를 위하여 메모를 해온다. 의과대학생이 머리가 좋지 못해 메모를 한다며 나쁜 머리 탓을 한다. 의대생이 머리가 나빠서 발표를 못한다면 믿을 사람이 몇이나 될 지 의문이다. 발표를 잘하지 못하는 이유는 말하기 연습이 부족하고, 지식이 체계화, 구조화되어 있지 않기 때문이다. 학습을 할 때에도 이런 과정 없이 주입식 교육을 받았기 때문에 자신만의 사고가 정착되어 있지 않았기 때문이지 결코 머리가 나쁜 것이 아니다.

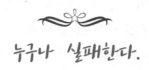

누구나 실패한다.

『어제의 발표는 실패다. 마음이 편하지 않다. 해리슨을 맹신하고 있었기 때문에 지침에 따라 발표했다. 나의 교과서에 대한 믿음을 버리는 순간이었다. 의학은 왜 시시각각 변하는 것일까? 변화란 왜 이렇게 수많은 의학도들을 괴롭히는 것일까? 영원한 진리는 없다. 어제의 진실이 오늘의 거짓이 될 수 있다. 변화 자체를 부정하는 것은 아니다. 다만, 엄청나게 짧은 주기로 변화가 일어나는 지식은 나를 혼란스럽게 한다.』

좋은 성찰이다. 성찰이 성공적으로 이어지려면 행동 계획이 있어야 한다. 반성만 하고 있다면, 생각만 하고 있다면 변화는 일어나지 않는다. 이번 실패를 다음 성공으로 만들기 위해서 어떻게 변해야 할지 생각해야 한다. 행동계획이 세워져야 한다. 이런 성찰을 계속 한다면 서서히 변화가 일어나고, 성경 말씀대로 시작은 미미하지만 결과는 창대할 것이다. 아무리 작은 변화라 하더라도 하나하나 쌓여 간다면 학생은 몰라보게 변해져 있을 것이다.

학생들은 욕심이 많다. 3분 발표를 하면서 하루 만에 천식 진료지침을 모두 섭렵하려고 한다. 기본 지식이 있다면 가능하다. 하지만 단편적인 지식으로 많은 양의 진료지침을 파악하기는 쉽지 않다. 그래서 공부 범위를 적절히 정해야 한다. 발표를 위한 요약과 발표 연습도 없이 발표를 한다. 그런 발표는 실패한다. 하지만 실패했다고 실망할 필요가 없다. 왜냐하면 발표를 실패하는 한 가지 방법을 알게 되었기 때문이다. 하지만 학생들은 한 번의 실패에 매우 우울해 한다. 표정부터 그렇다. 어려서부터 칭찬에 중독되어 있거나 실패를 용인하지 않는 교육체계에 적용되었기 때문이다.

　의학 지식의 양은 많다. 의과대학 학생들은 지식이 많음에 한탄한다. 엄청난 지식의 양에 압도당하고, 마치 밑 빠진 동이에 물붓기라고도 하며, 바위를 끊임없이 올리는 시지프스의 모습에 비유한다. 그래서 의미 없는 지식암기를 하지 말라고 한다. 많은 학생들은 이해보다 암기에 익숙하다. 초, 중, 고등학교에서 주입식 교육에 익숙해져 있기 때문이다. 생존하기 위하여, 경쟁에 뒤처지지 않기 위하여 암기를 포기할 수 없었다고 말하는 의대생을 이해하게 된다. 이해가 안 되면 문장을 통째로 외웠다고 하는 학생들에게 말한다. 의과대학은 고등학교의 연장이 아니다. 암기 위주 학습을 버려야 한다.

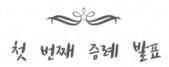

첫 번째 증례 발표

『오늘은 임상증례 발표를 한 날이었다. 발표를 마치고, 피드백을 받은 후 여러 가지 생각이 들었다. 임상증례 발표라는 행위에 대하여 고민스러워졌다. 임상증례 발표란 무엇일까? 환자에 대한 공부일까? 병에 대한 공부일까?

　나는 임상증례 발표는 논리라는 결론을 내린다. 나의 머릿속 논리를

성찰은 인생의 선물상자

보여주는 것이다. 형식을 중요시하거나, 내용을 꼼꼼히 중요시 하거나, 흐름을 강조하시는 분도 계셨다. 하지만, 나는 무엇보다 임상증례 발표를 통하여 내가 생각하는 흐름과 논리를 보여주고, 상대에게 그 환자에 대하여 완벽히 알려주는 것이다. 단순히 정보를 펼쳐 놓는 것이 아니라 이해시키는 것이다. 임상증례 발표에 있어서 더 많은 고민을 할 것 같다.

과연 내 머리 속의 논리를 어떻게 발전시키고,

어떻게 보여드려야 하는지 말이다.』

참 멋진 성찰이다. 성찰에 더 이상 추가할 말이 없다. 교수라는 직업적 한계 때문에 이런 성찰에 한마디 거들지 않을 수가 없다. 내가 학생 때 이런 성찰을 할 수 있었을지 의문이 들고 부럽기까지 하다. 그렇다. 증례발표는 형식이 있고, 여러 가지 자료를 제시하고 해석해서 이것들이 가지는 의미에 대한 자신만의 생각을 펼치는 것이다. 그것이 타당하게 합리적 추론으로 끝이 나는지 평가를 받게 되는 것이다. 이러한 것은 수없이 많은 증례 토의를 거쳐 완성되어 가는 것이다. 배우는 과정에서 잘 못된 판단이라도 있다고 해도 스스로의 판단을 해야 한다. 배움은 고칠 수 있는 기회를 제공하기 때문이다. 하지만 틀리는 것이 두려워 판단을 미루면 영원히 맞추지 못하게 된다.

『“좀 더 자신감을 가지고 당당하게 발표했으면 좋겠다.”

항상 말의 뒤끝이 흐려지는 나의 말투와 주눅이 들어있는 내 모습보다

친구들과 여름방학을 맞아 여행 갔던 기억으로 발표를 해야 한다.』

아는 것과 아는 것을 전달하는 것은 다르다. 달라도 많이 다르다. 읽기 말하기 쓰기를 따로 가르치는 이유다. 읽으면 이해할 수 있다. 이해한다는 것과 그것을 다른 사람에게 의미 있게 전달하는 것은 다르다. 전달하는 것은 말하

기 영역이다. 우리나라 교육에는 말하기를 소홀히 한다. 암기와 이해 위주의 교육이다. 사회에 나온 초년생들은 언제나 말하기에서 주눅이 들기 마련이다. 호흡기 교육은 처음부터 말하기 교육이라고 선언한다. 왜냐하면 말을 하려면 읽고 이해하고 최소한의 지식을 계층화하여 암기해야 하기 때문이다. 그래서 말하기가 어렵다. 하지만 말하기에도 요령이 있다. 우선 말하기에 대한 자신감이다. 누구든 말하기는 떨린다. 말은 뱉으면 수정하기 어렵기 때문이기도 하고 말하기 연습이 부족하기 때문이다. 말을 잘하는 능력을 타고난 사람도 있다. 그러나 대부분의 달변가들은 처음부터 말을 잘 하지 않았다고 한다. 그들도 노력과 말하기 요령을 알기 시작했기 때문에 말을 잘하게 되었다.

말을 잘하려면, 말에 대한 연습과 계획이 필요하다. 최소한 내가 무슨 말을 할 예정이고 시나리오는 어떤 방식으로 흘러갈지에 대한 구상을 머릿속에 그림을 그리듯 스토리를 그려 보아야 한다. 한두 번 연습하고 나서 전체 흐름을 따라가는 상상을 하는 것이다. 아무리 긴 강의를 하여도 이러한 과정은 발표의 완성도를 높이는데 매우 중요하다.

3분 발표는 자신감을 갖게 되는 것

『교수님께 아무것도 모르면서 너무 당당하게 얘기하는 것
같다는 핀잔을 들었다. 의기소침해졌다.』

　학생들은 어떤 교수가 근거 없이 말한다고 해도 주눅 들지 말기 바란다. 교수님은 단지 열심히 하라는 말을 어렵게 돌려서 한 것뿐이다. 아무리 발표를 잘해도 교수들의 질문은 학생들이 모를 것 같은 것을 골라한다. 잘 아는 것도 교수가 물어 보면 당황해서 답변을 못할 수도 있다. 교수도 모든 것을 잘 알고 질문하지 않는다. 교수도 잘 몰라 질문하는 경우도 있다. 교수들에게 말한다. 학생들이 답변을 못한다고 야단치는 교수들은 처음부터 잘 했는지 묻고 싶다.

　내가 인턴 때 마취과에서 생긴 일이다. 내 인생에서 의료인의 선배는 이렇게 후배에게 대해야 한다고 신념을 갖게 해준 사건이다. 병원에 유명한 성형외과 교수님이 계셨다. 유명하신 분이라 수술이 저녁 10시까지 밀려 있었다. 저녁 식사시간에 수술 방을 지키는 사람은 당연히 인턴이다. 심전도 줄이 끊어져 생긴 인턴의 실수를 따뜻한 위로를 해주신 교수님의 말씀을 30년이 지난 지금까지 간직하고 있다. 배우는 사람들에게 교수들의 지적보다 지혜가 필요하다.

아는 것보다
말을 더 잘하는 학생

『강의실에 앉아서는 배울 수 없는, 직접 환자들과 마주하고 소통하면서 쌓을
수 있는 경험을 배우고 싶습니다. 병원에서 교수님과 전공의 선생님들의
업무를 참관하여 나 자신이 지향하고자 하는 의사상에 대한 청사진을
그려나가는 것이 실습하는 동안의 목표입니다. 이러한 생각들을 가지고
교수님께 앞으로의 계획을 말씀드렸을 때 교수님께서는 '아주 잘
설명했습니다. 그래서 그걸 이루기 위한 구체적인 계획이 뭐지요?'라고 다시
여쭤보셨는데, 저는 그 질문을 받고 아무 말을 할 수가 없었습니다.』

발표를 잘하는 학생들은 자기소개를 하고 실습의 목표를 설명할 수 있다.
여기에서 한 단계 넘어 질문을 하면 말문이 막힌다. 늘 질문과 답변하는 대화
에 익숙하지 않기 때문이다. 아무리 잘 준비하여도 질문을 계속 한다면 모든
질문에 답을 갖고 있을 순 없다. 자신이 하는 일과 상대의 질문의 의도를 파
악해야 한다. 그래야 환자와의 소통을 잘 할 수 있다. 미국에서 대학 면접을
할 때면, 실력과 비전 그리고 꾸준함 세 가지를 본다고 한다. 학생들은 비전
이 있는 것처럼 말을 한다. 비전은 실행계획이 없으면 공허한 메아리가 된다.
교수가 보기에 학생이 갖춘 실력은 비슷하다. 가장 차이점은 꾸준함이다. 어
떤 문제에 대하여 성실하며 꾸준하게 접근하는 지가 당락을 결정한다. 우선

목표를 달성하기 위한 구체적인 실행계획을 세워 보자. 불가능한 것 같지만 도전해보면 가능하다는 것을 알게 된다.

수사학은
그리스 로마시대 학문이 아니다.

『오늘 교수님께서 해주신 말씀 중 대화를 할 때에는 'you'라는 주어를 쓰는 대신 'I'라는 주어를 쓰는 것이 좋다고 말씀해주셨다. 항상 'you'라는 주어를 쓰는 것에 익숙해져있었다. 다른 사람의 흥미를 돋게 하거나 설득을 하기 좋은 주어는 'I'를 사용하는 것이며 설명을 할 때에도 훨씬 자세하고 생동감 있게 설명할 수 있다는 것을 깨달았다. 또한 'I'라는 주어를 사용함으로 대화의 주도권을 가져올 수 있다는 것을 알게 되었다.』

수사학(rhetoric)에 대한 오해가 있다. 모 경찰서 형사과장이 수사학회에 전화를 했다고 한다. 학회 참가하려면 어떻게 하느냐고 문의를 했다고 한다. 여기서 수사는 형사들이 하는 수사가 아니다. 수사학이라고 하면 그리스시대

소피스트 철학가들이 말하는 궤변처럼 평가 절하하는 사람도 있다. 수사학은 필요가 없다고 생각하기 때문이다. 말을 있는 그대로 하면 되지 꾸밀 필요가 없다고 주장한다. 물론 진심으로 말하면 통할 때가 있다. 하지만 사람의 진심을 알기에 우리는 너무나 바쁘다. 세상에는 수사학적으로 말하는 사람이 많다. 잘 못하면 여기에 쉽게 넘어 갈 수 있다. 수사학적 기술 없이 진심으로 사람과 소통하더라도 어설픈 수사학적 기교에 넘어가서는 안 된다. 그래서 수사학을 알아야 한다. 나의 진정성을 전달하기 위하여도 필요하다. 자료와 근거로 말하여도 진실을 받아들이지 않을 때 감성으로 말할 수밖에 없을 경우가 있다.

그럼에도 불구하고 수사학은 안 되는 말을 억지 주장하는 것처럼 취급된다. 말을 하는 이유는 의미를 전달하기 위함이다. 단순히 말을 한다고 나의 의미가 모두 전달되지 않는다. 의미의 전달과 상대의 설득을 위한 현대적 의미의 수사학이 필요하다. 특히 사람들과 대화를 많이 해야 하는 의사에게 수사학은 필수 과목이다. 자신의 말이 상대에게 어떤 의미로 전달되는지 또는 전달되고 싶은지 알고 싶은 사람들은 수사학을 배워야 한다. 말하는 자와 듣는 자가 평등한 세계에 살고 있다. 우리는 말을 자유로이 할 수 있으며, 또 우리에게 말해진 것을 동의하거나 거부할 수 있는 자유를 갖고 있다. 수사학은 '잘 표현하는 기술', '잘 말하고 잘 쓰는 기술', '논증하는 기술', '설득하는 기술', '말을 통한 설득의 기술' 또는 의사소통의 기술이다. 수사적 논증은 귀납법과 연역법이 있다. 주장이 신빙성은 내적 논거에 달려 있다. 귀납법은 예증법과 연역법 삼단 논법으로 대표된다. 연역식 삼단논법은 매우 효과적이다. 왜냐하면 청자에게 생략된 부분을 유추하는 즐거움을 주기 때문이다.

설득의 심리학은 오래전부터 연구되어졌다. 아리스토텔레스는 설득의 수단을 세 가지로 구분하였다. 에토스(ethos), 파토스(pathos), 로고스(logos)이다. 첫 번째는 화자의 인격, 인품(에토스)에 있고, 둘째는 청중에게 비춰지는 올바른 태도(파토스)에 있다. 파토스는 청중의 심리적 감정, 경향, 욕구, 정서 등을 포괄한다. 마지막으로 설득은 논리적(로고스)으로 타당해야 한다. 대부분 현대인들은 논리적으로 타당하면 설득이 될 것으로 생각하지만, 아무리 논리 정연하여도 설득이 되지 않는 경우가 있다. 에토스와 파토스가 부족하기 때문이다. 때로는 법정에서조차도 논리적 주장보다 감정적 주장이 더 설득력이 있다. 판사도 사람이기 때문이다.

3분 발표를 성찰한다.

『3분 스피치를 발표하고 정량적인 표현을 사용하면 좋겠다는 피드백을 받았다. 이전에도 의학적인 용어보다 일반적인 표현과 축약어를 사용하여 지적을 받았었다. 이번에는 구체적으로 내가 무엇을 어떻게 고쳐야 하는지를 알게 되어 기쁜 감정마저 들었다. 무엇을 못하고 있는지조차 모르고 방황하면서 불안한 마음이 한순간 해소되는 느낌이다. 이 부분을 고치면 더 발전할 수 있을 것 같은 자신감이 생긴다. 표현 오류의 습관을 고치기 위하여 주의를 해야겠다. 무엇이든 정량적으로 표현하는 연습을 해야겠다.』

통계는 거짓말을 하지만 숫자는 거짓말을 하지 않는다. 많다 적다고 하는 것은 주관적이다. 아직 경험이 부족한 학생들의 표현은 두루뭉술하거나 정성적이다. 특히 발표를 할 때는 이런 현상이 더하다. 구체적인 자료의 숫자의 의미를 해석하기 어렵기 때문이기도 하거니와 상대에게 전하려는 메시지가 명확하지 않기 때문이다.

성찰은 위에서 말한 자신만의 이야기를 통하여 자신만의 생각을 정리하는 것이다. 이것이 왜 문제가 되고, 어떤 문제인지를 성찰하는 것이다. 정말 고쳐야 한다면 어떻게 고칠 것인지 이런 질문에 답을 찾아가는 것이 성찰이다. 제대로 된 성찰은 답을 찾을 수 있고 스스로 변화하는 계기가 된다. 3분 스피치는 성찰의 단골 메뉴이다. 3분을 우습게 보기 때문이다. 아는 만큼 보인다고 했다. 학생들이 하는 일을 좋아하게 된다면 알게 되고, 알게 되면 그때부터는 이전과 달리 보이지 않는 것이 보인다. 보는 시각도 깊이도 달라진다.

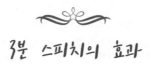

3분 스피치의 효과

『3분 스피치는 깊이 있는 학습법입니다. 3분 스피치를 준비하는 과정에서 또는 담당 환자에 대해 공부하는 과정에서, 시중에 나와있는 요약지나

네이버 블로그와 같은 reference를 이용한 학습은
많은 한계가 있다는 것을 깨닫게 되었습니다.』

궁금한 것에 대한 답을 얻었는지요? 어떤 일이든 뒤집어 생각해 보는 것도 좋을 듯하다. 15년 전쯤 일이다. 우린 배를 타고 가면서 멀어지는 섬을 바라보고 있었다. 어느덧 섬을 벗어나서 섬 전체가 바라보이는 거리까지 오게 되었다. 나는 무심코 그 청년에게 '아까 보던 섬의 모습과 지금 섬의 모습이 다르다'고 하였다. 청년은 어떤 사물이든 생각이든 가까이서도 보고 멀리서도 바라보는 것이 좋다고 스스로 해석했다. 20년이 훌쩍 지난 지금 그 청년은 아주 훌륭한 변호사가 되었다. 나는 기억나지도 않은 말을 내게 전했다. 그 청년은 15년 전 내가 한 말의 해석 '한 가지 사실에 대하여 가까이서도 보고 멀리서도 보라는 말'을 명심하고 살고 있다고 한다. 어떤 문제에 부딪혔을 때 늘 그 때 내가 해준 말을 기억하고 또 실천하고 있단다. 뒤통수를 한대 맞은 느낌이었다. 나의 말 한마디가 다른 사람에게 얼마나 큰 영향을 미치는지 소름 끼치듯 느끼게 되었다. 살면서 우리는 누구나에게 영향을 주고 누구로부터 알게 모르게 영향을 받고 살고 있다. 서로에게 미치는 영향은 상호적이다. 나도 학생들과 수없이 많은 대화를 통하여 나를 생각하고, 되돌아보는 시간을 갖게 된다. 학생들로부터도 배울 점이 많다. 학생들이 발전하는 즐거운 상상이 나를 기쁘고 행복하게 한다. 다들 무더위 건강 조심하길 바란다. 여름 방학도 임상실습처럼 눈 깜짝할 사이에 지나간다. 여름 방학 계획을 잘 세워보고, 무엇을 하였는지 무엇을 남길지 생각하고 또 생각하기 바란다.

『실습이 중반에 이르렀다. 그동안 스트레스 받은 부분도 꽤나 있었다. 정말 많은 것은 배운 느낌이 든다. 호흡기 관해서는 꽤나 자신감이 붙었다.
환자 보고 교과서와 논문을 읽고 근거를 찾을 수 있다.
환자가 왜 이런 증상을 나타내는 지를 연결하는 것은 아직 어렵다.

하지만 시험 문제 푸는 것 정도는 쉬운 일이 된 것 같다.
남은 한주를 마무리하고 처음 다짐했던 목표를 생각한다.』

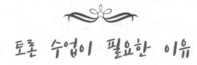

토론 수업이 필요한 이유

학생들에게 강의를 한 지가 벌써 25년이 지났다. 첫 번째 강의 시간에 무척 떨리고 힘들었던 기억이 생생하다. 최근까지도 학생들에게 강의를 하는 것은 가슴 떨리는 일이긴 마찬가지다. 그럼에도 불구하고 오래 강의를 하다 보니 정말 중요한 것이 무엇인지 알게 되었다. 어떻게 강의를 하던 받아들이는 사람에 따라 교육효과가 결정된다고 한다. 강의자가 얼마나 잘하는지보다 학생들이 얼마나 잘 받아들이는지가 더 중요하다는 의미이다. 돌이켜 생각해 보면 젊은 신임교수 시절에 수없이 많은 실수를 한 것 같아 그 때만 생각하면 얼굴이 절로 붉어진다. 지금은 실수를 해도 자연스럽게 넘어 갈 수도 있고, 오랫동안 지식과 경험에서 나오는 강의가 완숙해 짐을 스스로 느낀다.

학생강의에서 언제나 변하지 않는 것이 있다. 학생들의 반응이다. 의과대학 강의는 구조적으로 그럴 수밖에 없다. 설명해야 할 내용은 방대하고 시간은 턱없이 부족하다. 한 시간에 중요한 주제 세네 가지 정도만 다루라고 권고한다. 강의를 할수록 이와 근접해지는 나 자신을 발견한다. 학생들은 늘 말이 없다. 억지로 말을 시켜도 단답형이다. 말하지 않는 지식은 죽은 지식이다. 말하지 못하는 지식은 진정으로 나의 것이 아니다. 그래서 토론 수업을 시작하였다.

의사는 시시각각 명확한 판단이 요구되는 의학의 제반 문제에 직면한다. 문제 해결하는데 필요한 기본 지식과 기능을 유기적으로 통합해야 한다. 혼자서 판단이 어려울 때는 토론이 필요하다. 최근 각광받고 있는 다학제 진료이다. 토론 방식의 다학제 진료를 하려면 우선 임상진료 능력과 과학적 지식에 근거하여 자료를 수집할 수 있어야 한다. 증거와 근거를 그냥 받아 들이는 것이 아니라 비판적인 사고를 통하여 문제해결을 시도하는 것이다. 토론 학습은 이러한 것을 가능하게 하고 리더십과 리더십 및 의사소통 능력도 배양된다.

『뉴욕동부교도소 토론 사례이다. 토론의 중요성에 대한 사례를 소개한다. 토론의 중요성에 대한 의미 있는 사례이다.
동부뉴욕교도소 재소자팀 중 고졸 학력을 가진 이는 레지 채트먼(39)이 유일했다. 18세 생일을 몇 개월 앞두고 2급 살인죄로 25년형을 선고받고 감옥에서 고교 과정을 마쳤다. 반면 1815년 설립된 케임브리지 유니언은 마거릿 대처 전 총리, 로널드 레이건 전 대통령, 달라이 라마 등 쟁쟁한 인물을 토론자로 초빙하기도 한 세계에서 가장 역사가 오래된 대학 토론팀이다. 워싱턴포스트(WP)는 지난 20일 "다윗과 골리앗의 싸움"이라며 두 팀 간 토론 대결을 소개했다. 토론의 논제는 '모든 국가는 핵무기를 가질 권리가 있다'는 것. 재소자팀이 찬성, 케임브리지팀은 반대 입장을 개진하며 대결을 벌였다. 승패가 뻔할 것 같았던 대결이었지만, 놀랍게도 승리를 거머쥔 쪽은 재소자팀이었다.

재소자팀은 열악한 상황에서 토론을 준비했다. 감옥에선 인터넷이 금지되기 때문에 자료 검색은 교도소 안의 빈약한 도서관에 의존했다. 책이 부족해 교도소 측에 주문 요청을 넣으면 도착까지 몇 주씩 걸렸다. 토론을 도와주는 외부 강사에게 필요한 자료를 복사해서 반입해 달라고 부탁하기도 했다. 월스트리트저널은 열악한 환경과 짧은 가방끈에도 불구하고 재소자들이 이 같은 실적을 거둔 요인으로 학생들에겐 부족한 사회 경험을 꼽았다. 워싱턴포스트는 "온라인 검색만 하면 바로바로 답을 찾을 수 있는 시대에 재소자들은 환경적 제약 때문에 어쩔 수 없이 하나의 주제를 깊이, 오랫동안 생각하고, 거기에 집중한 것이 역설적으로 승리한 비결"이라고 분석했다.』

출처: http://news.chosun.com/site/data/html_dir/2019/04/22/2019042203218.html

토론수업(디베이트, debate)은 자율학습

『매일 하는 3분 스피치 대신 디베이트를 준비하였다. 주제를 스스로 고민하여 정하지 않아도 되어 준비하기가 더 쉬우리라고 생각했던 것은 큰 오산이었다. 나의 주장을 관철하고 설득하기 위한 근거를 논리적으로 수집하는 일은, 단순히 지식을 이해하고 정리하여 발표하던 스피치와는 수준이 다른 난이도로 다가왔다. 내가 원하는 자료, evidence로서 충분한 의미와 가치가 있는 자료를 찾고 모으는 일은 정말 어렵다. 의학에서는 새로운 정보를 습득하고 그것을 남들과 나누는 능력이 뛰어나야 한다. 능동적이고 주체적인 의사가 되기 위해 필요한 정보 수집 능력이 부족하지 않나 반성하게 된다. 원하는 자료를 선정하고, 수집하고, 정리하여 나의 것으로 만드는 능력을 갖추기 위해 보다 적극적으로 주체적 자율학습에 임하도록 노력해야겠다.』

토론(debate)은 즉각적이고 상호적인 소통방법이다. 자신이 주장을 대화로 풀어가는 높은 수준의 대화기술이다. 의견을 교환하고, 새로운 길을 발견하게 되고, 주장과 주장에 대한 이유 그리고 이유에 대한 근거를 대는 것이다. 여러 가지 정리되지 않은 여러 가지 정보를 일목요연하게 구조화 할지 생각한다. 반대 주장에 대한 설명과 근거에 대한 반박, 반대 주장도 구조화해야한다. 최종적으로 반론을 만들어 내는 것이다. 미지의 세계를 탐험하는 마음으로 토론을 즐길 수 있다.

토론은 요약하는 방법을 습득하는 것이다. 발표 시간은 늘 제한된다. 그러므로 집을 짓고, 집을 부수고, 다시 집을 짓는다는 생각으로 접근해야 한다. 예를 들어, 집을 지을 때, 지붕을 올리고, 기둥을 세우고, 기초를 단단히 해야한다. 집을 지을 때 순서와 다르지만 토론에서는 지붕(주장, 주제)이고 기둥은 이유이며 기초는 근거가 된다. 집과 마찬가지로 타당한 이유와 강한 근거가 있어야 주장에 설득력이 생긴다. 그래야 반론에 의하여 집이 무너지지 않게 된다.

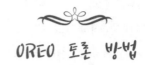

OREO 토론 방법

하버드에서는 OREO 토론 방법을 교육한다. 주장(opinions), 이유 (Reason), 사례(Example), 주장(opinion)을 반복하는 것이다. 주장은 토론의 시작이다. 주장은 주로 세 가지 형태가 있다. 주장은 가치, 정책, 사실에 대한 의견을 말한다. 어떤 것이 다른 것보다 가치가 있다고 주장하거나, 이런 정책 이 옳다거나 어떤 사실이 진실이냐에 대한 주장을 할 수 있다. 간질성폐질환 에서 조직검사보다 고해상단층촬영이 진단적 가치가 있다고 주장할 수 있다. 의사가 흰 가운을 단정하게 입어야 한다고 정책적 주장을 할 수 있다. 마지막 으로 의료기관에서 의료사고가 늘고 있다는 사실에 대한 주장을 할 수 있다. 자신의 주장의 종류가 가치, 정책, 사실의 어떤 종류인지를 명확히 인지하고 주장하는 근거를 찾아야 한다. 자신의 주장을 뒷받침할 근거로 타당한 이유 (reason)를 제시하고, 실제 사례(example)를 들어 설명하면 주장은 완벽해 진다. 이후 주장을 다시 한 번 정리하면 주장이 명확해진다.

성찰은 인생의 선물상자

토론하는 태도

자신의 주장이 옳다는 믿음을 주어야 하기 때문에 강한 태도로 말하는 것이 중요하다. 지루하지 않고 흥미롭게 말한다. 올바른 몸짓과 행동, 눈 맞추기, 자세, 목소리와 적절한 유머가 필요하다.

1. 몸짓과 행동

몸짓은 매우 중요하다. 주장을 다른 말로 표현하는 것이다. 강조할 부분에서 주먹을 쥐거나, 손가락으로 하나, 둘, 셋을 표현하는 것이다. 발표 중 펜을 돌리거나, 머리나 테이블을 만지거나 턱을 괴는 것은 자신감이 부족해 보인다. 몸짓이 필요 없을 때는 손을 편하게 내버려 두는 것이 좋다.

2. 눈 맞추기

눈은 발표를 듣는 상대를 바라보아야 한다. 창문, 바닥, 동료를 보지 않는다. 발표 자료를 볼 수는 있지만 머리를 박고 읽어서는 곤란하다. 말을 할 때는 상대를 바라봐야 한다.

3. 자세

주장에 대한 신뢰를 주기 위하여 자세는 중요하다. 똑바로 서서 균형을 잡아야 한다. 앉아서 발표할 때도 허리를 펴야 한다. 어깨를 뒤로 젖히고 머리를 든다. 구부정하거나, 흔들흔들 거리거나, 탁자에 기대지 않는다. 핵심을 말할 때 한두 발을 움직여도 좋다. 단, 움직이고 나서 핵심을 말하는 것이 좋다.

4. 음성

분명하게 말하는 것은 매우 중요하다. 목소리의 크기는 방에 있는 청중이 모두 잘 들리도록 크게 말한다. 너무 조용하거나 단조로운 발표는 사람들을 긴장하게 만든다. 단조롭다는 것은 말의 크기, 속도, 음정이 모두 같다. 단조로운 발표는 지루하다. 음성에 감정을 실어야 한다. 말의 크기, 속도, 음정을 달리하여야 한다. 예를 들어, 한 문장에서 중요한 단어를 강조한다. 강조해야 할 부분에서 목소리를 크게 또는 아주 작게 말한다. 때로는 잠시 말을 멈추기도 하고 목소리를 변화시켜야 한다.

5. 유머

발표는 즐거운 일이다. 듣는 사람에게 기쁨을 선물하는 것이다. 듣는 사람을 웃게 만드는 것은 좋은 발표이다.

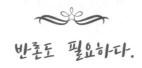

반론도 필요하다.

　토론수업에서 상호 질문하는 시간이 있다. 토론에 익숙하지 않은 학생들은 반론을 펴지 못한다. 오히려 상대 주장을 더 명확히 하는 질문을 한다. 토론은 게임 같기 때문에 반론에도 기술이 있다. 상대의 주장의 허점과 단점을 지적하고 나의 주장에 대한 장점을 최대화해야 한다. 우선 반대 주장이 진실이 아닐 때와 진실이지만 중요하지 않은지를 구분해야 한다. 무조건 사실이 아니라고 우기면 나의 반박이 더 근거 없어 보이기 때문이다. 첫째, 진실이 아닌 경우도 세 가지로 나눌 수 있다. 정말 진실이 아닌 경우, 항상 진실이 아닌 경우와 반드시 진실일 필요가 없는 경우인지를 살펴야 한다. 상대의 주장이 진실이라고 인정할 경우라 하여도 별로 중요하지 않은 진실일 수 있다. 토론의 주제와 관련성(타당성)이 부족한 진실, 중요한 의미가 없는 진실, 진실이지만 쉽게 문제해결을 할 수 있는 경우 등으로 분류하여 생각해 보아야 한다. 반론 발표도 발표순서와 다르지 않다. 우선 무엇을 말하는지 분명하게 말한다. 상대의 주장을 반복한다. 상대의 주장에 대한 자신의 의견을 반박한다. 여기에서 반박은 진실이 아닌지, 진실이지만 중요하지 않은지를 명확히 한다. 자신의 반론에 대한 이유와 근거를 제시한다.

□ 상호 질문 시간

　질문을 잘해야 좋은 답을 얻을 수 있다. 토론에서 질문은 상대를 이길 수 있는 방법이다. 질문의 대상은 상대의 주장에 대한 자료의 출처, 충분한 설명,

자료 생성 날짜, 자료의 통계적 근거, 자료의 전문성, 오류의 가능성 등을 물어 본다.

□ 토론수업 방법과 규칙

　　토론(debate)은 세상과 삶과 지식을 다양한 시각으로 인식하여 비판적 사고력과 상호존중과 협력정신을 배우기 위한 방법이다. 토론을 하는 방식은 다양하다. 학생들에게는 주로 2명이 토론하는 방식으로 진행한다.

학생들의 토론 방법

- 토론의 주제를 받는다.
- 준비과정이 있다. 토론의 주제에 대하여 임상지식, 과학적 지식 및 사회적 지식에 대한 조사 및 학습을 한다. 자료 검토 방법 후 읽고 요약하는 학습을 한다.
- 토론 주제에 대한 찬성과 반대의 입장에서 모두 학습한다.
- 찬성(Pros)과 반대(Cons)의 구분은 토론(debate) 전에 무작위로 추첨에 의하여 결정한다.
- 추첨에 의하여 먼저 찬성/반대를 선택하고, 다른 조는 토론의 순서를 선택한다.
- 평소 본인의 소신과 상관없이 주어진 찬성과 반대 의견을 개진한다.
- 말하기에 대한 자신감을 갖게 한다.
- 상대의 의견을 경청하는 습관을 학습한다.
- 토의후 토의소감을 작성하기 때문에 글쓰기를 학습한다.

<<임상실습에서 토론의 간편 형식>>

	토론그룹 A	토론그룹 B
찬성과 반대 선택	추첨하여 찬반선택 또는 순서선택	
시작과 안내	사회자 안내와 시작을 알림	

⬇   ⬇

	토론그룹 A	토론그룹 B
주장	3분	경청
	경청	3분

⬇

	토론그룹 A	토론그룹 B
반론	경청	1분
	1분	경청

⬇

	토론그룹 A	토론그룹 B
교차질의	1분	답변
	답변	1분

⬇

	토론그룹 A	토론그룹 B
결론	1분	경청
	경청	1분

⬇   ⬇

	토론그룹 A	토론그룹 B
사회자 마무리	토론 요약 및 판정	

□ 토론(debate)을 위한 규칙과 설명
  - 토론(debate)에는 축구처럼 규칙이 있다. 시간과 발표순서 등을 지킨다.
  - 찬성과 반대를 분명히 해야 한다. 단순히 의견을 개진하는 토의
    (discussion)가 아니다.
  - 양쪽의 이론에 대한 자료, 근거 등에 대하여 모두 학습하여야 한다.
  - 논쟁(argument)은 허용되나 비난과 인신공격은 규칙위반이다.
  - 토론(debate)에서 가장 중요한 일은 경청이다. 일방적으로 말하는 것
    은 웅변(speech)이다.

□ 주장 또는 발제
  - 찬성과 반대를 먼저 밝힌다. 찬성 반대 모두의 자료를 준비한다.
  - ① 결론 ② 논거, 근거(왜냐하면) ③ 요약(그래서) 순서로 주장한다.
  - 토론(Debate)은 자기 주도학습의 전형이다. 주장의 근거와 자료를 찾
    는 것은 학습의 시작이다.
  - 사전 조사, 정리, 준비하는 것이 중요하다.

주장 5분	찬성	반대
결론(논점 1, 2, 3)		
근거(왜냐하면) 및 자료		
마무리 및 요약(그래서)		

□ 반론(반박)
  - 나의 강점을 부각시키고, 상대 주장의 허점을 지적한다.
  - 반론의 근거를 제시한다.

- 무조건 반대보다 상대의 주장을 부정할 것인지 아니면 일부 긍정하면 서 자신의 논리가 더 옳은 것인지 판단하여 반론한다.
- 상대의 주장 중에 받아 들일 부분은 인정하고, 절대 받아들이지 못할 부분을 구분한다.
- 주어진 시간을 100% 활용할 수 있다.

□ 교차질의
- 기회는 균등하다.
- 질문 시 1-2문장으로 짧게 질문하고,
- 답변이 예/아니오 등 간단하게 나올 수 있도록 질문한다.
- 질문을 통하여 상대 논리의 약점을 공격한다.
- 다수의 질문을 준비한다.
- 간결하게 질문하고 간결하게 답한다.
- 답변을 길게 할 경우 짧게 해줄 것을 요청한다.
- 매너를 지켜라. 제가 질문해도 될까요?
- 질문을 잘 듣고 기록하라.
- 질문을 길게 하거나 자신의 주장만 하지 말고 간단하게 질문하라. 주 장만 하면 상대를 긴장에서 풀어주는 것이다.
- 답변하기 곤란한 질문을 하라.(예, 만일 당신의 딸/부모라면 어떻게 하 겠는가?)
- 상대가 논제를 벗어나려고 하거나, 프레임(frame)을 전환하려는 시도 에 끌려가지 말고 논제로 돌아와야 한다.

교차질의(5분)	찬성	반대
예상질문(1, 2, 3) 토의중 경청하여 새로운 질문		
예상답변(1, 2, 3) 토의중 경청하여 새로운 답변		

☐ 반론
- 상대의 논리를 부정하라. 간단하다. KISS(keep it simple, stupid!)
- 근거, 예시로 '왜냐하면' 하고 설명한다.
- 상대의 주장, 논리가 일부 맞지만, 이 논제는 나의 주장이 옳다.

반론(2분)	찬성	반대
강점(1, 2, 3)		
약점(1, 2, 3)		

☐ 요약 및 결론
- 한 문장으로 요약한다. 지금 우리에게 필요한 것은 '변화'이다.
- 그럼 그대로 있어도 좋다는 뜻인가? 등등
- 주제에서 벗어난 새로운 논쟁거리를 제시하는 것은 패할 가능성이 높다.

요약(2분)	찬성	반대
나의 강점 토론내용을 반영하여 결론		
상대의 허점 토론내용을 반영하여 결론		

□ 토론(debate)에 필수지식

소통(communication)의 방법은 대화, 토의, 토론, 대담, 논쟁 등 다양하게 나뉜다. 대화(chat)는 가볍고 형식이 없으며, 주제도 다양하고, 결론도 없는 것이 보통이다. 토의(discussion)는 의견을 교환하며, 결론을 목적으로 하지만 결론이 나지 않아도 된다. 자신의 주장이 있지만 명백히 찬반을 나누는 주제가 아니라 여러 가지 의견이 다양하게 전개된다.

토론(debate)은 찬성과 반대를 분명히 한다. 각자의 의견에 자료를 철저히 분석하여 근거를 제시하고 설득력있게 설명하고 의견을 겨룬다. 상대의견에 대하여 정해진 규칙에 따라 경청하면서 자기주장, 반론, 교차질문을 한다. 주로 정답이 없는 사회적, 학술적인 문제를 다룬다. 때로는 논쟁(argument)을 포함할 수 있다. 예를 들면, 서머타임, 낙태, 줄기세포, 투표권나이, 유전자조작, 갑상선종양 수술 등 논란이 되는 문제들이다.

토론(debate)의 장점은 논리적사고력, 분석력, 판단력, 비판적사고력, 의사소통능력, 설득력, 경청능력 등을 향상시키고, 사회적으로나 학술적으로 대립되는 문제들에 대한 통찰력과 통합하는 능력을 갖게 된다. Debate는 결과보다 과정이 중요하다.

토론(Debate)은 일차적으로 승리를 목적으로 하는 경기와 같지만, 궁극적인 최종목적은 승리에 있지 않다. 진정한 목적은 참여와 소통이다. 소통은 상대의 의견을 배려하고 사랑함을 의미한다. 정(찬성) 반(반대)이 모여 합(논제의 본질, 새로운 가치)을 도출하는 데 목적이 있다. 상대와 치열하게 논쟁, 토론을 하면서 논제, 주제의 본질이 무엇인가를 탐구하는 것이다. 아울러 de-bate는 집단지성을 활용한 학습탐구이다.

□ 토론(debate) 주의사항
 - debate는 말싸움이 아니다. 상대의견을 경청하고 설득력을 키운다.
 - 흑백논리가 아니다. 찬성과 반대 모두의 장, 단점을 알게 되어 주제에

대한 이해가 높아지고 합의점을 찾아갈 수도 있다.
- 웅변(speech) 및 토의(discussion)와 다르다.

<알려진 토론(debate) 주제 예시>
☐ 사회적 또는 의료사회적 토론
1. 중등학교 교복을 자율화해야 한다.
2. 환경보호를 위하여 경제성장을 희생해야 한다.
3. 원자력 발전을 중단해야 한다.
4. 인공호흡기에 연명치료를 하는 경우 호흡기를 제거할 수 있다.
5. 의료는 공공의 재화이다.
6. 의료행위를 통한 영리는 정의롭다.
7. 의사는 절대 실수해서는 안 된다.
8. 의료는 검증된 진료를 보장해야 하기 때문에 의료인의 창의성은 중요하지 않다.
9. 의사는 환자나 보호자에게 "미안하다"고 말하면 안 된다.
10. 비영리 조직(non-profit organization)인 의료기관에서 의사에게 제공되는 인센티브는 부당하다.
11. 스포츠 영웅의 병역 면제는 정당하다.
12. 생명존중을 위하여 낙태는 허용하면 안 된다.
13. 의사의 자격을 부여하는 주체로서 국가와 민간전문기구의 장단점은 무엇인가?
14. 평등은 자유를 위협하는가? Freedom(자유)는 Liberty(자유)와 어떻게 다른가?
15. 예술은 과학보다 덜 필요한가?
16. Equality(평등)과 Equity(공평)을 왜 다르게 받아들여야 하나?
    공평해야 할 때 평등하면 발생되는 문제는 무엇인가? 반대의 경우는 존재하는가?

□ 의학적 토론 주제

1. 의료는 공공의 재화이다.
2. 의료행위를 통한 영리는 정의롭다.
3. 의사는 절대 실수해서는 안 된다.
4. 의료는 검증된 진료를 보장해야 하기 때문에 의료인의 창의성은 중요하지 않다.
5. 의사는 환자나 보호자에게 "미안하다"고 말하면 안 된다.
6. 의미없는 생명연장은 중단되어야 한다.
7. 의사는 범죄자의 인권을 보호해야 한다.
8. HIV 환자의 개인정보는 어떤 경우에도 보호되어야 한다.
9. 폐렴환자에게 객담도말(Gram staining) 검사는 반드시 필요하다.
10. 간질성 폐질환 환자의 진단을 위하여 폐조직생검이 필요하다.
11. 유방촬영은 유방암진단에 유용하지 않다.
12. 심정지환자에게 ACLS(advanced cardiac life support) 치료가 필요하다.
13. 위약(placebo)은 실제 효과가 있다.
14. 독감 예방접종은 반드시 필요하다.
15. 기관지 결핵에서 steroid를 사용해야 한다.
16. 기관지확장증으로 출혈한 경우 bronchial artery embolization을 우선적으로 실시한다.
17. 보호자가 60세 환자에게 암이라는 사실을 숨기라고 한다.
18. 중증 COPD 환자에게 경구 스테로이드가 필요하다.

□ 토론(debate)학습자를 위한 Worksheet

- 토론 전 아래의 내용을 미리 준비한다. 어느 쪽이 선택될지 모르니 찬성과 반대를 모두 준비한다.
- 토론 중 경어를 사용해야 한다.

	토론그룹 A	토론그룹 B
찬성과 반대 선택	추첨하여 찬반선택 또는 순서선택	
조별 토의자 논의	각조 3분, 토의자, 반론자, 교차질의자 선정	각조 3분, 토의자, 반론자, 교차질의자 선정
시작과 안내	사회자 안내와 시작을 알림	

□ 토론(debate) 지도자를 위한 비평 및 평가 요령

Debate에서 측정되는 기량은 말하기, 듣기, 자료조사능력, 읽기, 쓰기, 태도 모두를 보는 것이다. 중요한 것은 세 가지로 요약할 수 있다. 첫째 토론의 내용이다. 토론에서 논리적으로 강조되고 있는 내용이 얼마나 강력하고 체계적인지를 본다. 미국식 토론에서 가장 중요하게 본다. 둘째는 영국식은 토론을 강조하는 태도를 본다. 셋째, 호주는 토론하는 방법에 중점을 둔다. 토론의 내용, 방법, 태도 모두 중요하다. 평가는 세 가지를 중심으로 한다.

 - Kiss & Kick & Kiss(칭찬−지적−칭찬)
 - 너의 토론과 논리는 매우 날카로웠다.
 - 하지만 말꼬리를 흐리는 것이 문제다.
 - 그것만 고치면 더 좋은 결과가 있을 것이다.
 - 두 팀 다 최선을 다해 잘하였다.
 - 어쩔 수 없이 한 팀을 골라야 하기 때문에 어쩔 수가 없다.
 - 배려와 사랑의 정신으로 비평한다.

성찰은 인생의 선물상자

CHAPTER 8

멘토링의 위력

66

학장님께 호언장담을 했다. 학교에서 학업성취도가 낮은 학생을 잘 지도해
볼 테니 보내 달라고 청을 드렸다. 사람 한번 만들어 보겠다고 말씀 드렸다. 개
인적인 믿음이 있어서 그런지 지원자가 있어서 그런지 그런 학생들이 몇몇 왔다.
그중에 한 학생 이야기이다. 예상한 대로 학부 성적이 좋지 않았다. 성적 순위를
뒤에서 세는 것이 더 빨랐다. 임상실습 기간 동안 성찰을 통하여 자신감을 불어
넣어 주었다. 이후에 다시 심화실습을 1개월간 다시 만나게 되었다. K군과 첫 면
담에서 나눈 대화 내용이다.

〈K군과 임상실습 첫 면담의 대화〉
학생 : 00과를 하고 싶습니다. 그런데 가능할 것 같지 않습니다. 그래서
　　　 고민입니다.
교수 : 왜 그런가요?
학생 : 성적이 좀 안 됩니다. 안되면 다른 과도 생각 중입니다.
교수 : 왜 성적이 부족하죠?
질문을 하고 학생 성적표를 보았다. 처음에 학생 성적이 어느 정도인지 몰랐
다. 성적을 확인하고 속으로 큰일 났구나. 학장님께 호언장담을 했는데 어쩌
나 난감했다. 이런 성적으로 인기 있는 전공과는커녕 인턴도 장담할 수 없었
다. 학생도 안 된다는 생각이 더 많았던 것 같다. 그래서 안 되면 다른 과도

생각 중이라는 말을 한 것이다. 단지, 학생이 될 수 있다는 긍정적 태도를 갖고 있다는 것이 유일한 희망이었다.

마음을 진정하고, 대화를 이어간다. 학생에게 부정적인 이야기를 할 수 없지 않은가?

교수 : 공부를 안 한 이유가 뭐죠?(라고 돌려 물어 본다.)

학생 : 제가 친구를 좋아해서 노력이 부족했습니다.

교수 : K군은 의과대학 들어 올 때 뒷문으로 들어왔나요?

학생 : 아뇨, 그래도 고등학교에서는 공부를 잘하는 편이였습니다.

교수 : 그렇죠, 소위 0.01%라고 하는 부류의 학생이었죠?

학생 : 근데요. 아무래도 자신이 없습니다.

교수 : 그렇죠, 바로 그거예요. 자신이 없는 것 그것이 가장 문제입니다.
　　　스스로 0.01%라고 생각하고 자신을 가지고 도전해 보세요.
　　　목표가 정해졌으니 함께 방법을 찾아봅시다.

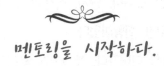

    K군과 매일 성찰을 통하여 자신감을 불어 넣어주었다. 학습 방법과 스스로 학습에 흥미를 느끼도록 하면서 자신이 임상 심화실습 한 달간 스스로 학습과 발표 등을 지도해 주었다. 무슨 일을 하던 목표 의식을 갖도록 했다. 심지어 놀 때도 여행을 할 때도 구체적이고 분명한 계획과 과정의 기록들을 만들어 지금까지의 대충 대처하는 생활 습관을 하나씩 교정해 갔다. 학습보다 대인관계에 더 재주가 많았던 학생이었다. 자신감을 서서히 회복하면서 공부에도 집중을 하였다. 학교 성적보다 국가시험 성적이 더 우수하게 나왔다. 다음 해 본원에 인턴으로 지원하였다. 인턴 과정에서도 본인이 꾸준히 노력하였다. 드디어 원하는 인기학과 전공의에 지원을 하였다. 시험 결과와 전형결과를 지켜보면서 지도교수인 내가 긴장되었다. 본인이 그토록 원하던 경쟁이 치열한 인기학과에 지원하여 당당히 합격하였다. 꼴지도 목표를 세우면 성공할 수 있다. 반대로 일등도 목표가 없으면 실패한다.

    의대생들은 의과대학에 들어와서 더 이상의 목표를 잃어버린 사람들처럼 변한다. 시작일 뿐인 의과대학 생활에서 새로운 목표를 찾지 못해서 방황하기 때문이다. 내과 전문의가 되어서도 진로 문제를 상담한 적이 있다. 그는 더 큰 꿈을 키우기 위하여 영국에서 인류학을 공부하고 나서 국제무대로 진출하기 위하여 감염내과를 선택하게 되었다. 그의 앞날이 기대된다.

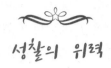

성찰의 위력

『매일 새벽에 일일 성찰을 기록하였다. 잠이 오고 피곤한 상태에서 써서
진지하게 생각하게 되고 고민에 빠졌다. 평소에 일기를 쓰지 않지만
일일성찰을 통해 하루를 되돌아볼 수 있어서 좋았다.』

성찰일지를 받으면 한 개인이 얼마나 성장했는지 짐작이 간다. 장문의 마지막 인사를 곁들인 편지는 나의 성찰이 되고 다음에 올 학생들에게 무한한 에너지가 된다. 쑥떡같이 말해도 찰떡처럼 알아듣는다는 말처럼 오랫동안 생각나는 성찰일기가 많다. 교수는 학생들에게 알려주려고 한 것을 제대로 전달했는지 늘 걱정하고 있다. 내가 말한 것보다 더 잘 이해하고 있는 것 같아 기쁜 마음일 때가 있다. 학생들이 실습을 마치고 새로운 세상이 펼쳐지는 느낌을 받았다고 한다. 지금까지 몰랐던 세계가 있었던 것처럼 또 다른 세계가 있을 것 같은 느낌은 새로운 도전을 만들어 낸다. 임상실습에서 어떤 추억이 남았는지도 돌아보고 누군가에게 소중한 경험을 추억으로만 남기지 않고 생생하게 들려주는 의무감이 생긴다. 학생들도 받은 것을 누군가에게도 나누어 줄 수 있기를 바란다. 좌절할 때도 있었겠지만 실패조차 내 것으로 만들어 성공의 바탕이 되기를 희망한다.

『일일 성찰이 없었다면, 어제 내게 있었던 가슴 따뜻한 일은
없었을 것이다. 매일을 살아가며 성찰하는 것에 필요성을 느꼈다.

이를 통해 하루를 정리하며, 성찰하고, 최대한 솔직하게 적어보았다. 교수님의 답장을 기다리며 은근 설렜던거 같다. 성찰하고 메일 보내는 그 순간만큼은 키다리 아저씨의 소설에 나오는 주디가 되어 설렜었다.』

교수는 선생이다. 선생은 조금 먼저 산 사람이다. 좋은 길 편한 길이 아니라 가치 있는 길에 대해 알고 싶다면, 먼저 산 사람으로부터 받은 지혜를 나중에 사는 사람에게 나누어 주고 싶다.

성찰 후 학생들의 변화

『성찰을 하는 것은 단순히 후향적 의미에서 하루의 가치를 부여하는 것이 아니다. 비록 성찰 일기를 '쓰는' 시간은 하루 일과가 모두 마친 다음이지만, 그 때서야 다급히 불러들이는 하루의 기억이 성찰의 재료로서 충분할 리 없다. 결국 항시 성찰을 '염두에 둔' 생활이 바탕이 되어야 하며 이것은 하루를 확장시킨다. 아침부터 잠에 들기 전까지 모든 신경과 생각의 힘을 곤두세우며 하루를 보내고, 그로써 얻어낸 성찰의 재료들을 거르고, 고르고, 마감하는 것만이 성찰 일기를 '쓸' 때 하는 일이다.』

성찰은 인생의 선물상자

수없이 많은 학생들이 스쳐지나가듯 왔다가 간다. 왔으면 가는 것은 당연하다. 누구나 그러하다. 시작이 있으면 끝이 있게 마련이고 끝이 있어야 또 새로운 시작으로 힘을 얻어 살아간다. 시작만 있고 끝이 없는 상황이란 상상하기조차 어렵다. 그래도 끝은 아쉽다. 학생들의 졸업식에 가보면 다들 그런 기분이다. 나는 학생들에게 자신을 알려면 여행을 떠나라고 한다. 세상 구경을 하고 사람들을 만나 그들에게 사는 이유와 공부하는 이유를 찾으라고 한다. 의과대학에서 공부만 한다고 답을 찾기 어렵다. 오히려 원하는 답은 대학 밖에 있다. 매일 책을 읽고 생각해 보라. 무엇이 지금의 나를 만들었는지. 구도의 자세로 진지하게 찾아보기 바란다.

『성찰거리를 찾는다는 말이 작위적으로 느껴질 수 있다. 어느 시에서 이야기했듯, 그것은 이름을 불러주는 일인 것이다. 하루하루는 항상 반성하고 생각할 거리들로 가득 차있다. 그들 중 어떤 것에 눈길을 주고, 어떤 것에 이름을 불러주었느냐에 따라 그들이 성찰'거리'로서 부상하는 것일 따름이다. 고민과 성찰은 하루를 요리하는 식기 같다. 이는 날 것의 시간이 초침을 따라 흘러지나갈 때, 그것을 재료로서 손질하고 음미하고 섭취하는 일인 것이다.』

『실습을 해보니 드는 생각은
'아무것도 제대로 한 게 없는데 벌써 밤이네.'이다.』

『성찰일지를 쓰는 것 자체도 제 자신에게 정신적으로 큰 지지가 되고,
또 힘이 되었는데 하루도 빠지지 않고 코멘트까지 해주셔서(심지어 저는
항상 새벽 늦게 쓰는데도 말입니다) 감사합니다. 가끔은 너무 졸린 와중에
써서 조금 헛소리 같이 느끼셨을 텐데, 좋은 말씀들로 돌려주셔서
참 좋았습니다. 오전 회진 끝나고, 편지부터 읽는 즐거움이 있었는데,

다음 주부턴 조금 허전할 것 같네요.』

『성찰의 중요성에 대해서 알게 되었습니다. 처음 성찰일기를 썼을 땐 어떤 건지 잘 감이 안 왔지만, 2주간 교수님께서 매일 해주신 피드백을 통해 조금씩 다듬어져가는 것 같습니다. 성찰일기를 쓰면서 별 일 아닌 것으로 넘길 수 있는 순간도 그 원인에 대해서 깊이 생각하다보면 그 과정에서 깨달음을 얻게 되는 것을 느꼈습니다. 그리고 그러한 경험과 깨달음을 타산지석으로 삼아 이후로 더 발전된 모습으로 나아갈 수 있는 것 같습니다. 매일매일이 더 나은 내일을 위한 시간임을 이전엔 미처 몰랐습니다.』
『메일로 피드백 주신 내용들, 직접 말씀해 주신 내용들, 회진 도실 때의 모습, 그리고 3분 스피치와 성찰일기까지 정말 많은 것을 보고 느끼고 깨달을 수 있었습니다. 앞으로도 스스로를 성찰하며 계속해서 발전해나갈 수 있도록 하겠습니다.』

『내일이 호흡기 마지막 날이라고 생각하니 신이 난다. 지난 10일 동안 나는 무엇을 배웠는지 생각해보았다. 학교에서 족보 위주로 정리해가며 공부하는 것과는 역시 많이 다른 것 같다. 새로운 환경에 적응하는 것이 아직 쉽지 않지만 다음 주가 되면 더 잘할 수 있을 것만 같은 근거 없는 자신감이 생겨서 왠지 모르게 기분이 좋은 하루였다.』

학생에게 근거 없는 자신감을 심어 주었다면 임상실습은 성공한 것이다. 다음에는 더 잘 할 수 있다는 마음만으로도 충분하다. 도전하라. 도달하지 못할 것 같은 목표를 세우고 도전하라. 유태인들은 창의적이고 실패를 두려워하지 않는 도전정신이 투철하다. 그들에게는 후즈파(chutzpah) 정신이 있다. 기존의 형식을 과감히 파괴한다. 권위에 대한 도전을 한다. 여러 분야를 섞어

성찰은 인생의 선물상자

새로운 것을 만든다. 위기를 받아들여 기회로 삼는다. 목표에 집중하는 업무를 한다. 결과를 얻기까지 끈기 있게 도전한다. 마지막으로 가장 중요한 것이 남았다. 실패를 하더라도 다른 기회를 포착하는 실패에서 배우는 능력이 있다. 그래서 실패를 두려워하지 않는다. 배울 점이 많은 민족이다.

『학교에서 고용된 정답을 가지고 연기를 하는 모의 환자들로 예진을 연습하고, 큰 변수가 없고 수십 수백번 실수를 해도 상관이 없는 모형들로 동맥혈가스검사나 기관내 흡인과 같은 술기 연습을 하다가 실제 임상에 던져져 '진짜로 아픈' 환자들을 예진하고 문진하고, '진짜로 술기가 필요한' 환자들로부터 동맥혈 채혈을 하고 기관내 흡인을 해보니 책임감이 느껴지는 것은 비단 나 뿐만이 아닐 것이다. 아무리 의식이 없고 고통의 역치가 높아져 있는 중환자실의 환자라고 하더라도 내가 동맥혈을 찔렀을 때 잘못 찌르면 아파할 것은 당연하고, 사실 내가 그 중환자실에 누워 계신 환자의 보호자였더라면 나같은 초보 학생이 동맥혈 채혈을 하게 내버려두지 않았을 것이다. 다행히 한 번에 성공하여 전공의 선생님께 칭찬까지 받았지만, 환자분의 손목에 여실히 남아 이 곳을 찌르면 동맥혈이 잘 나올 것이라고 내게 힌트를 주었던 얇은 피부 아래 눌러 붙은 피멍과 수많은 주사바늘 자국들은 아직도 잊혀지지가 않는다. 사람이 아프지 않으면 좋겠다.』

시험 문제를 풀 때 어려운 문항이 나온다면 그 문제가 풀릴 때까지 고민해야 할까? 그러다가 시험 시간이 다 지나간다. 살다 보면 어려운 시험문항 같은 상황을 맞게 된다. 당장 풀리지 않는 문제를 비켜 놓고 다른 문제를 풀어 가야 한다. 그러다 보면 어려운 문제도 쉽게 풀릴 수도 있다. 한 가지 문제에 봉착했다고 인생을 망치지는 않는다. 그저 한 문제를 못 풀었을 뿐이다.

학생들이 열정적인 마음으로 임상실습에 임해 주어 감사하다. 학생들이 이번에 경험한 것은 시작에 불과하다. 지극히 일부분이다. 교육의 방법은 무척 다양하고 많다. 주입식으로 예전의 도제식 교육을 하고 있는 교수님들도 많다. 또 다른 방식의 교육도 있을 수 있다. 서울백병원 호흡기 내과가 조금 더 흥미로운 이유는 자율적으로 학습을 하였기 때문이다. 자율은 창의성을 북돋우고, 창의성은 스스로 목표를 정하고 성취감을 느끼게 된다. 지겨운 공부가 즐거워지는 순간이다. 언제나 스스로 학습을 한다면, 오늘은 무슨 공부를 할지 얼마나 할지 어떻게 할지 또 공부한 것을 어떻게 발표할지 모든 것이 내가 결정한다. 이런 고민을 하면서 공부를 한다면, 공부가 게임처럼 재미있어진다.

공부가 잘 되기도 하고 때로는 잘 안되기도 한다. 이제 첫 번째 계단에 올랐다. 어느 계단까지 올라갈 지도 계단을 오르면서 스스로 결정해야 한다. 몇 번째 계단에 가서 멈추어도 괜찮다. 하기 쉬운 일을 하는 것도 괜찮다. 하기 어려운 일에 도전하는 것도 꾸준히 정진하여 11번째 계단 위로 올라가 보는 것도 힘이 들겠지만 흥미로울 수 있다. 언제나 도전하는 자세를 갖기 바란다.

『임상실습이 시작되고 몇 주 지나지 않아 나는 스스로 실습에 임하는 태도가 달라졌으며, 실습이라는 드물고 중요한 기회를 그로서 충분히 활용하지 못하고 있다는 점을 자각했다. 이로부터 극복하기 위해 나는 하나의 방법을 고안해냈는데, 그것은 길든 짧든 매일 한 귀씩 병원에서 느낀 점에 대한 글을 써내는 것이었다. 나는 글을 쓰기 위해 하루 종일 병원 여기저기 숨어있는 생각거리들을 찾아내고 다녔다. 익숙해지는 것들도 낯설게 바라보기 위해 노력하였고, 이를 위해 실습생의 입장과 시선에 국한되지 않고 교수님, 전공의 선생님, 환자 등 다양한 입장들에 이입하기도 하였다. 나에게는 스스로와의 약속을 지키기 위한 하나의 게임이자 치열한 분투 과정이었다.』

성찰을 통하여, 만난
꿈을 꾸는 학생들!

『임상실습을 돌고, 목표를 이루고자 하는 것은 제 자신을 위한 일이고, 제 자신의 목표를 이루는 것입니다. 즉, 제 자신에 대해 먼저 생각해봐야겠지요. 호흡기 내과를 돌면서, 교수님 외래에서 제 자신을 위해 살아가야 한다는 말이 마음에 와 닿았습니다. 다른 사람을 위해서 살기 위한 인생 역시도 그 안에서 자신이 행복하고자 하는 마음이 있기 때문에 가능한 생각임을 깨달았습니다. 제가 의사가 되고자 한 이유도 근본적으로는 남을 돕기 위함이었지만, 그 안에서 제가 행복해지는 걸 느끼기 때문입니다. 이 역시 저를 위한 것이었고, 결과적으로 저를 위한 삶인 것입니다.』

『여행을 좋아한다. 여행을 떠난다는 것은 참 멋진 일이다. 다른 문화, 환경에 적응한다는 점에서 성숙의 과정이 될 수 있고, 우리의 일상에서 벗어나 새로운 경험을 통해 우리 삶을 되돌아보고 다시 한 번 우리 삶의 소중함을 느낄 수 있는 경험이 될 수도 있다. 또한 먼 훗날 다시 생각해 볼 때, 주로 행복한 기억으로 남아, 우리 삶을 지탱하는 활력소가 되기도 한다.』

의과대학 학생들에게 원래 꿈이 없었던 것이 아니다. 고단한 의대생활이 꿈을 잊고 살게 만들었다. 성찰을 통하여 잊었던 꿈을 찾아내었다. 의대에 들어 왔으니 의사가 꿈이라는 것은 인간의 삶을 흑백영화처럼 만든다. 피아니스트, 발레리나, 공산주의자, 여행가, 외교관, 음악가, 화가, 법률가, 스포츠 메니저 등 학생들의 꿈은 의사 말고도 너무 다양하다. 실습 중에 아파하면서도 환자가 되어보는 느낌을 성찰한다. 때로는 의사가 되려는 이유도 모르거나 부정하는 학생도 있다. 그들은 꿈이 없었던 것이 아니라 아직도 꿈을 찾아 방황하고 있다.

까만책(The Black Book)

『검정노트를 읽는 동안 제가 오기 전에 수없이 많은 사람들이 호흡기 실습 혹은 과정을 거쳐 간 역사를 만나게 되어 즐거웠습니다. 많은 선배들이 단순히 지식을 얻어가는 것이 아닌 마음가짐 또한 얻어가는 모습을 보았습니다. 실습의 목적에 대해 다시 한 번 생각해 보며 자신의 각오를 다지게 되었습니다. 호흡기 실습을 돌기에 앞서 제 목표는 오로지 호흡기 관련 증상, 질병, 진단, 치료에만 있었습니다. 공부를 하는 마음가짐이나 환자를 대하는 인식에 관하여 준비가 없었습니다. 실습이라는 소중한 경험을 단지 지식을 얻기 위한 것으로 목표를 삼았던 것에 스스로 부족하였음을 느낍니다.』

인제대학교 서울백병원 중환자실 의사 당직실에 가면 '까만책'(Black Book)이 한 권 있다. 원래는 비어 있는 노트였지만, 지난 십수 년간 임상실습을 하면서 거쳐 간 학생들이 깨알 같은 손 글씨로 만든 책이다. 여기에는 임상실습을 하면서 애환과 두려움 그리고 해방의 기쁨이 서려있다. 몇 가지 재미있는 글을 적어 본다. 까만책을 읽고 난 학생들의 느낌도 적어 본다. 호랑이는 가죽을 남기고 사람은 역사를 남긴다. 서울백병원 호흡기 내과역사의 한 부분은 이렇게 남아 있다.

『실습 첫날 염호기 교수님께서는 "생각을 해라.", 박이내 교수님께서는 "자신감을 가져라."라고 하셨다. 염호기 교수님께서 보여주신 '검은 노트'에서 인상 깊은 글귀가 기억난다. "Why?를 다섯 번 외쳐라, 그 후 real why?를 외쳐라.". 생각한다는 것이 어떻게 보면 정말로 어려운 일이다. 하지만 아직 실습은 하루밖에 지나지 않았고 앞으로 많은 날이 남았다. 잠을 1시간 덜 자더라도 생각을 좀 더 많이 하고, 실습에는 좀 더 자신 있게 참여하는 그런 학생으로 성장하고 싶다.』

'까만책'은 이렇게 시작한다. 이 책 이름은 까만책(The Black Book)입니다. 호흡기 내과를 거쳐 가는 여러분은 누구입니까? (책이 묻는다.) 왜 여기 왔습니까? 무엇을 하였고, 무엇을 얻었고, 무엇을 남겼습니까? 시간은 흘러가고 또 새로운 사람들이 여기를 거쳐 갈 것입니다. 거기 가면 내가 쓴 책이 있으니 잘 보라고 한마디 남겨 두길 바랍니다.

『2주간의 호흡기 내과가 끝났다. 까만 책(the black book)에 이런저런 글을 적고 나니 감개무량함이 느껴졌다. 잊지 못할 2주였던 것 같다. 까만책에 들어있는 수많은 선배님들의 이야기에 대해 책을 읽고 든 생각은, 호흡기 내과에서 배워 나갈 것이, 의학지식과 환자를 대하는 태도뿐 아니라 제 인생에 대해 고민하는 방법을 얻어 갈 수 있겠다는 것이었습니다. 항상 매일같이 쓰는 성찰은 제 자신에 대한 생각보다 제가 생각하는 바를 많이 말씀드렸습니다.』

문은 닫혀도 다시 열릴 수 있다. 벽이 있다는 것은 문을 만들 수 있다는 의미이다. 문제가 잘 풀리지 않는 것은 여러 가지 복잡한 우연이 겹치기 때문이다. 문제를 풀려고 하면 결정하고 행동하라.

성찰은 인생의 선물상자

『선배님들의 책을 읽으면서 다들 하는 이야기는 매한가지였습니다. 생각이 깊은 사람이 되는 것이 의사가 되기 위한 과정이다. 의사가 되기 위해 의술만을 펼치는 것 외에 속이 깊은 사람이 되면 좋겠다는 조언이 상당히 많았습니다. 중간중간, 교수님의 몇가지 구절 역시 저에게 많이 와닿았습니다.』

인생을 사는 방법은 두 가지이다. 하나는 아무 기적도 없는 것처럼 사는 것이요. 다른 하나는 모든 일이 기적인 것처럼 사는 것이다. (아인슈타인)

실수를 어물어물 덮어 버리려 들면 실수가 더 커져 보인다. 그 보다는 실수를 솔직하게 인정하고 그 실수를 바로 잡을 수 있는 능력이 있음을 보여 주면 실수가 오히려 재산이 된다. (와칭에서)

내가 하는 모든 것은 다른 사람들의 노고와 우리가 올라 설 수 있도록 어깨를 빌려준 사람들의 성과에 의존한다. (스티브 잡스)

인생은 레퍼런스가 없지만 의학은 레퍼런스가 있습니다. 원칙을 지키는 것이 가장 최선이라는 것을 느끼고 가기를 바랍니다. 여러분은 누군가의 멘토입니다 (박이내 교수)

『그중에 한 가지, 저의 입장에 와 닿는 것은 선함이 있더라도, 지식이 없으면 지식이 있는 악함보다 나쁜 것이라는 말이었습니다. 지금의 저는 지식을 쌓아가는 입장이지만 올바른 의술을 위해서는 지식을 완전히 연마해야 할 것입니다. 선함을 생각하되, 지식을 쌓는 의사가 되도록 하겠습니다.』

성공한 사람들은 다른 사람 것을 베끼고, 위대한 사람들은 통째로 훔친다. (스티브 잡스)

난 단지 선인들의 어깨너머 세상을 바라보았다. (찰스 다윈)

나는 단지 다른 사람이 만든 것을 따라 했을 뿐이다. (월마트 창업자)

『검정노트의 글귀 중 인상 깊었던 문구는 '자기만의 뚜렷한 가치관을 만들어 보는 것'입니다. 자신이 세운 가치관이 인생의 나침반 역할을 해줄 것입니다. 나만의 가치관을 생각해보면 바로 떠오르지 않았습니다. 막연하고 표면적인 문장밖에 생각나지 않은 제 모습을 보며 반성하게 되었습니다. 깊은 성찰 없이 실습을 돌았던 시간이 새삼 아까웠다는 생각이 들었습니다. 하루아침에 저를 잡아줄 가치관이 생기지 않을 것입니다. 책에 나와 있는 대로 나만의 가치관 형성을 위해서 고민하고 생각하는 습관을 기르겠습니다. 또한, 생각에 머무르지 않고 행동으로 옮기도록 노력하겠습니다.』

『같은 증상에도 다양한 진단명이 붙으며 많은 사람들이 흔히들 경험하는 호흡기 증상을 다루는 광범위 하고도 어려운 파트를 한 달 동안 경험해서 많은 것을 얻는 것은 힘든 일일 것입니다.』

자신만의 생각을 갖는 것이 중요하다. 남이 해놓은 것 그것을 따라하는 것이 처음에는 편리하다. 다음에 남의 것을 내가 어떻게 내 것으로 만들지가 중요하다. 그러려면 사고가 유연해져야 한다. 부드러움 속에 강인함이 있기 때문이다. 사고의 유연성은 나와 다른 수없이 많은 사고들을 접해보면서 발전한다. 경험이 부족해서 유연성이 떨어질 수 있다. 아무리 이해하려고 해도 이해되지 않는 다름을 인정할 수 있을 때 사고는 진정으로 유연해지고 폭이 넓어진다. 도전해 보고 또 실패를 경험해 보기 바란다. 지금의 작은 성공보다 실패에서 배우는 것이 더 많을 수 있다.

『나의 행동 가치와 목표는 남들에 의해 설정되었던 것 같습니다.

성찰은 인생의 선물상자

저는 의술을 배우면서도 타인과 끊임없이 대화하고 인격적 소양을 갖추어 실력과 소통능력을 겸비한 사람이 되고 싶습니다. 저는 끊임없이 정진하는 사람이 되고 싶습니다. 의사가 되어 어떤 분야의 전문가가 되었다고 해도, 분명 제가 모르는 것이 있으면 도전하고 싶습니다. 너무 꿈을 크게 가진 것일 수도 있지만, 최신 지견을 아우르며 그러한 최신 지견을 앞장서서 내세우는 학자가 되고 싶습니다.』

의대생에게는 변화가 필요하다. 특히 임상실습은 누에고치가 나비가 되는 과정에 비유된다. 아름다운 나비가 되기 위하여 혹독한 겨울을 지나야 한다. 변화는 귀찮고 때로는 힘들지도 모른다. 하지만 변하지 않으면 돌에도 이끼가 끼는 것처럼 녹슬기 마련이다. 의대생들에게 변화가 필요하다면 그 때는 바로 지금이다. 다른 사람이 아니라 바로 나부터이다.

《글을 맺으며, 성찰을 통하여 만난 사람들》

책을 만드는 작업은 고행의 길이다. 처음부터 쉽지 않다는 것을 예상했다. 하지만 이렇게 처음부터 온몸이 부스러지는 듯 고통을 느끼게 할 줄은 몰랐다. 학생들과 나눈 이메일이 그래도 수백 통은 되겠지 어렴풋이 예상을 했다. 정리를 하다 보니 거의 2000통이 넘는 이메일을 받았다. 답장을 절반만 했다고 해도 3000통의 성찰과 답장을 정리하였다. 분량이 늘어나면서 이렇게까지 할 필요가 있을까 의문이 들었다. 하지만 지금 포기하면 내가 학생들에게 포기하지 말라고 한 말이 우습게 될까봐 마지막까지 왔다. 내가 선택한 길이고 학생들을 위한 길이라고 생각했기 때문이다. 최근 병원일과 학회, 협회, 정부 일을 하느라 학생들에게 소원하였다. 미안한 마음에 생각만 하던 것을 실천으로 옮겼다.

학생들은 답장을 해준 나에게 고맙다는 인사를 하였다. 이제 내가 인사할 차례다. 성찰을 통해서 부쩍 성장한 이들을 생각해 보면 마음이 뿌듯하다. 학생이 있기에 선생이 존재한다는 생각이 절로 난다. 예전에 명문 고등학교 선생들이 훌륭한 이유는 그곳에 들어가는 학생들이 뛰어나기 때문이라는 말이 있었다. 돌이켜 보면 좋은 성찰을 통하여 그들의 고민을 엿보게 해주고 선생으로 어떻게 표상이 되어야 하는지를 가르쳐 주어서 감사하다.

사람을 알아 가는데 2주 또는 4주는 짧지도 길지도 않은 시간이다. 한 사람이 변하는 과정을 관찰하기에는 턱없이 짧은 기간이다. 내면의 성찰을 잘

한 경우는 학생이 변해 가는 모습이 보이기도 한다. 성찰을 하였던 학생들이 몇 년 후 본원에 지원한 경우를 본다. 나와의 성찰 대화를 통하여 그들이 변했다는 것을 알게 되는 순간이다.

지난 이야기를 책으로 옮기다 보니 성찰을 열심히 한 학생들이 서울백병원에 지원을 많이 했던 것 같다. 그들과 소통이 그들을 여기로 이끌었다는 생각이 든다. 그들의 성찰은 아직도 진행 중일 것이다. 왜냐하면 나의 성찰이 끝나지 않았기 때문이다. 마지막으로 의대생들에게 부탁하고 싶은 것이 있다. 의료가 전부가 아님을 알아야 한다. 의학이 워낙 방대하기 때문에 그것이 마치 전부인양 사는 의사들을 보면 안타깝다. 아울러 의사는 사람을 보는 직업이다. 한 사람의 인생에서 병원에서 보내는 시간은 많지 않다. 대부분의 사람들이 아프기 전에는 병원 문턱도 밟지 않는다. 병원보다 영화관에서 사는 시간이 더 길다. 삶에서 병원은 몸이 아플 때 잠깐 들르는 곳이다. 사람을 이해하기 위하여 인문학, 역사, 철학, 종교, 예술, 운동 등 다양한 분야의 이해가 필요하다. 의학만 하기도 버거운데 다른 분야도 하라고 하니 답답할 것이다. 의학을 잘하기 위해 다른 분야도 이해해야 하기 때문이다. 모든 것을 직접 할 수는 없다. 그래서 간접경험이 필요한데 책만큼 좋은 수단이 없다. 잠을 자면 꿈을 꾸지만, 책을 읽으면 꿈이 이루어진다. 학생들의 심장을 뛰게 하는 꿈을 꾸기 바란다.

《박이내 교수에게 감사》

어떤 말로도 감사의 마음이 표현되지 않는 경우가 있다. 박이내 교수에게는 같은 분야에 종사하는 동료이기도 하지만 늘 배우는 스승이기도 하다. 조금이라도 의심스러울 때 박이내 교수에게 자문을 구한다. 언제나 촌철살인의 예리함으로 일침을 준다. 나의 아둔함을 포용해 줄 때면 다른 사람이 보는 박 교수가 맞나 의심스럽다. 그래서 참 이런 사람을 만난 나는 운이 참 좋은 사람이다.

우리는 수없이 많은 사람을 만난다. 살면서 만나는 사람에 따라 인생이 달라진다. 사람이 중요하다. 가족보다 더 자주 오래 만나는 사람이 직장동료이다. 직장생활이 어려운 이유는 동료 때문이라고 한다. 모든 것은 마음먹기 나름이다.

워렌버핏은 주식투자로 유명하다. 투자에 대한 그가 갖고 있는 철학은 분명하다. 한마디로 좋은 주식에만 투자한다. 그의 말에 따르면, 주식은 딱 보면 좋은 주식이 10%쯤 있다고 한다. 그리고 누가 봐도 위험한 주식 또한 10%쯤 된다. 나머지 80%는 자세히 들여다봐야 안다. 하지만 버핏은 말한다. 자신의 인생을 긴가민가한 애매모호한 80%의 주식을 연구하는 데 낭비하지 않는다. 좋은 주식 투자만으로도 바쁘다. 주식 대신 사람을 만나는 기준으로 삼을 만하다. 좋은 사람만 만나기에도 인생은 너무나 짧다. 평생을 인생과 의업의 동반자로 궂은 일이나 좋은 일을 서로 나눌 수 있는 진정한 나의 동료 박이내 교수에게 감사드린다.

not end, to be continued

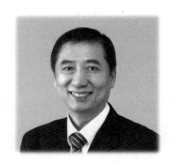

염 호 기

인제대학교 서울백병원 호흡기 내과 및 중환자의학교수
인제대학교 의과대학 호흡기과정 책임교수 역임
인제대학교 의과대학 임상교육 연구부학장 역임
인제대학교 서울백병원 원장 역임
대한내과학회 법제이사
대한수면학회 회장 역임
한국의료질향상학회 회장 역임
대한환자안전학회 회장 역임
대한의사협회 및 대한의학회 정책이사
대한의사협회 코로나 19 대책본부 전문위원장

성찰은 인생의 선물상자-꿈을 잃어버린 의대생에게 보내는 성찰 편지

초판발행   2022년 3월 21일

지은이   염호기
펴낸이   안종만 · 안상준

편 집   배근하
기획/마케팅   조성호
표지디자인   BEN STORY
제 작   고철민 · 조영환

펴낸곳   (주) **박영시**
             서울특별시 금천구 가산디지털2로 53, 210호(가산동, 한라시그마밸리)
             등록 1959. 3. 11. 제300-1959-1호(倫)
전 화   02)733-6771
f a x   02)736-4818
e-mail   pys@pybook.co.kr
homepage   www.pybook.co.kr
ISBN   979-11-303-1536-2   93510

정 가   18,000원